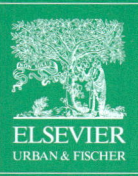

ELSEVIER
URBAN & FISCHER

Simon Hohenester   Manuela Gurdan

Lernkarten
Biochemie

W0108652

URBAN & FISCHER

Zuschriften und Kritik an:
Elsevier GmbH, Urban & Fischer Verlag, z.Hd. Andrea Wintermayr, Hackerbrücke 6, 80335 München

Wichtiger Hinweis für den Benutzer
Die Erkenntnisse in der Medizin unterliegen laufendem Wandel durch Forschung und klinische Erfahrungen. Herausgeber und Autoren dieses Werkes haben große Sorgfalt darauf verwendet, dass die in diesem Werk gemachten therapeutischen Angaben (insbesondere hinsichtlich Indikation, Dosierung und unerwünschten Wirkungen) dem derzeitigen Wissensstand entsprechen. Das entbindet den Nutzer dieses Werkes aber nicht von der Verpflichtung, anhand der Beipackzettel zu verschreibender Präparate zu überprüfen, ob die dort gemachten Angaben von denen in diesem Buch abweichen und seine Verordnung in eigener Verantwortung zu treffen.

Bibliografische Information der Deutschen Bibliothek
Die Deutsche Bibliothek verzeichnet diese Publikation in der Deutschen Nationalbibliografie; detaillierte bibliografische Daten sind im Internet unter http://dnb.ddb.de abrufbar.

Planung: Dr. Dorothea Hennessen
Lektorat: Dr. Kathrin Feyl
Redaktion: Thomas Saller
Herstellung: Christine Jehl
Satz: Mitterweger & Partner, Plankstadt
Druck und Bindung: CTPS Hongkong
Umschlaggestaltung: SpieszDesign, Neu-Ulm

Printed in China
ISBN 978-3-437-43582-9

Aktuelle Informationen finden Sie im Internet unter www.elsevier.com und www.urbanfischer.de

Vorwort

Die Biochemie ist eines der umfangreichsten und auf den ersten Blick unübersichtlichsten Fächer der Vorklinik. Für viele Medizinstudenten ist sie daher die größte Hürde auf dem Weg zum Physikum.

Die nun erstmals vorliegenden Lernkarten Biochemie sollen die gezielte Vorbereitung auf Klausuren und Physikum erleichtern. Dazu haben wir versucht, die Inhalte auf das Notwendigste zu reduzieren, ohne dabei auf prüfungsrelevante Details zu verzichten. Die Lernkarten ermöglichen eine klar strukturierte Wiederholung von bereits erlernten biochemischen Sachverhalten.

Die Konzeption des Werks in Form von Lernkarten erlaubt dabei flexibel und ortsunabhängig freie Zeit zwischen Vorlesungen oder auf dem Weg dorthin zum Lernen zu nutzen.

Wir freuen uns, dass der Verlag es uns ermöglicht hat, diese Lernkarten Biochemie zu verfassen und danken seinen Mitarbeitern für die freundliche Begleitung bei der Fertigstellung. Außerdem bedanken wir uns bei unseren Freunden, die uns mit hilfreichen Anregungen und Kritik bei der Arbeit an den Lernkarten unterstützt haben.

Allen Studentinnen und Studenten, die sich für eine Prüfungsvorbereitung mit unseren Lernkarten entschieden haben, wünschen wir viel Erfolg bei den anstehenden Klausuren und im Physikum.

München, Februar 2005   Manuela Gurdan und Simon Hohenester

Abbildungsverzeichnis

[1] Kreutzig, T.: Kurzlehrbuch Biochemie. Urban & Fischer, 11. Auflage 2002.

[2] Löffler, G./Petrides, P.: Biochemie & Pathobiochemie. Springer, 7. Auflage 2002.

[3] Zeek, A.: Chemie für Mediziner. Urban & Fischer, 5. Auflage 2003.

[4] Buchta, M./Sönnichsen, A.: Das Physikum. Urban & Fischer, 1. Auflage 2003.

[5] Emmig, C.-T./Keppler, B./Ding, A.: GK1 Chemie für Mediziner. Thieme, 15. Auflage 2003.

[6] Berg, J./Tymoczko, J./Stryer, L.: Biochemie. Spektrum Akademischer Verlag, 5. Auflage 2003.

[7] Hick, C./Hick, A.: Kurzlehrbuch Physiologie. Urban & Fischer, 4. Auflage 2002.

[8] Oethinger, M.: Kurzlehrbuch Mikrobiologie und Immunologie. Urban & Fischer, 11. Auflage 2004.

[9] Löffler, G.: Basiswissen Biochemie. Springer, 4. Auflage 2001.

[10] Markl, J./Campbell, N./Reece, J.: Biologie. Spektrum Akademischer Verlag, 6. Auflage 2003.

[11] Schmidt, R./Thews, G./Lang, F.: Physiologie des Menschen. Springer, 28. Auflage 2000.

Inhalt

Alkohol	$R-OH$	Ethanol	CH_3-CH_3-OH
Aldehyd	$R-C\begin{smallmatrix}\diagup\!\!\!\!\diagup O \\ \diagdown H\end{smallmatrix}$	Acetylaldehyd	$CH_3-C\begin{smallmatrix}\diagup\!\!\!\!\diagup O \\ \diagdown H\end{smallmatrix}$
Keton	$\begin{smallmatrix}R \diagdown \\ R' \diagup\end{smallmatrix}C=O$	Aceton	$\begin{array}{c} O \\ \Vert \\ CH_3-C-CH_3 \end{array}$
Thiol	$R-SH$	Ethanthiol	CH_3-CH_2-SH
Amin	$R-NH-R'$	Methylamin	CH_3-NH_2
Ether	$R-O-R$	Diethylether	$C_2H_5-O-C_2H_5$
Carbonsäure	$R-C\begin{smallmatrix}\diagup\!\!\!\!\diagup O \\ \diagdown OH\end{smallmatrix}$	Acetat	$CH_3-C\begin{smallmatrix}\diagup\!\!\!\!\diagup O \\ \diagdown OH\end{smallmatrix}$
Acetal	$\begin{array}{c} R_2 \\ \vert \\ O \\ \vert \\ R_1-C-O-R_2 \\ \vert \\ H \end{array}$		

Abb. 1.1: Strukturformeln wichtiger funktioneller Gruppen

1.1   Grundlegende Strukturen

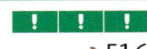

F16

Funktionelle Gruppen

Alkohol

Aldehyd

Keton

Thiole

Amin

Ether

Carbonsäure

Acetale

1.1 Grundlegende Strukturen

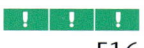

F16

Variation funktioneller Gruppen

Nomenklatur der Kohlenwasserstoffe

Stickstoffverbindungen

Keto-Enol-Tautomerie

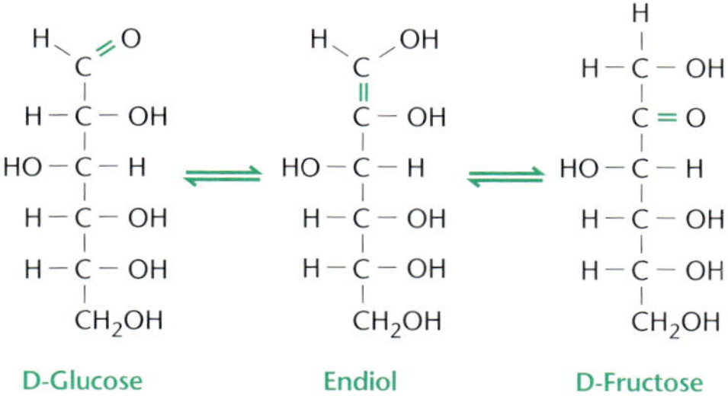

$$
\begin{array}{ccc}
\text{D-Glucose} & \text{Endiol} & \text{D-Fructose}
\end{array}
$$

Abb. 1.2: Keto-Enol-Tautomerie

Nomenklatur der Kohlenwasserstoffe: Die Benennung der Kohlenwasserstoffe erfolgt nach dem Vorkommen von Einfach-, Doppel- und Dreifachbindungen.

- Alk**an**: ausschließlich **Einfach**bindungen (z.B. Ethan, CH_3–CH_3)
- Alk**en**: Vorkommen mindestens einer **Doppel**bindung (z.B. Ethen, CH_2=CH_2)
- Alk**in**: Vorkommen mindestens einer **Dreifach**bindung (z.B. Ethin, $CH\equiv CH$)

Stickstoffverbindungen: Auch in Stickstoffverbindungen kommen Einfach-, Doppel- und Dreifachbindungen vor.

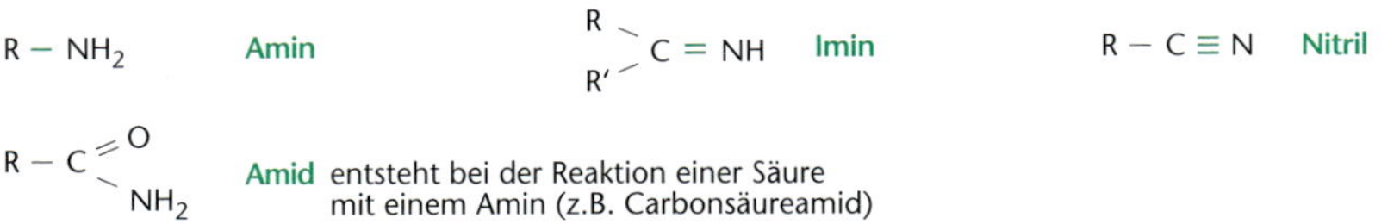

$R - NH_2$ **Amin** $\begin{matrix} R \\ \ \\ R' \end{matrix}\!\!\!\!\diagup^{\!\!\!\!\!C\,=\,NH}$ **Imin** $R - C \equiv N$ **Nitril**

$R - C{\Large{\diagup}}^{\!\!O}_{\!\!NH_2}$ **Amid** entsteht bei der Reaktion einer Säure mit einem Amin (z.B. Carbonsäureamid)

Abb. 1.3: Stickstoffverbindungen

Die **Keto-Enol-Tautomerie** ist eine Form der Isomerie (↗ Karte 6). Dabei lagert sich eine C=O-Bindung zu einer C=C-Bindung um, wobei ein H^+ vom C- zum O-Atom wechselt (oder umgekehrt). Alle Ketogruppen mit einem α-ständigen H-Atom, welches an dem C-Atom neben der Carbonylgruppe hängt, können in eine Enol-Form umgelagert werden. Durch doppelte Keto-Enol-Tautomerie ist so die Umlagerung von Glucose zu Fructose möglich (↗ Abb. 1.2).

1   Chemische Grundlagen

1.1   Grundlegende Strukturen

Heterozyklen

Benzol

Phenol

Pyridin

Pyrrol

Imidazol

Thiazol

Naphthalin

Tetrahydrofuran

Tetrahydropyran

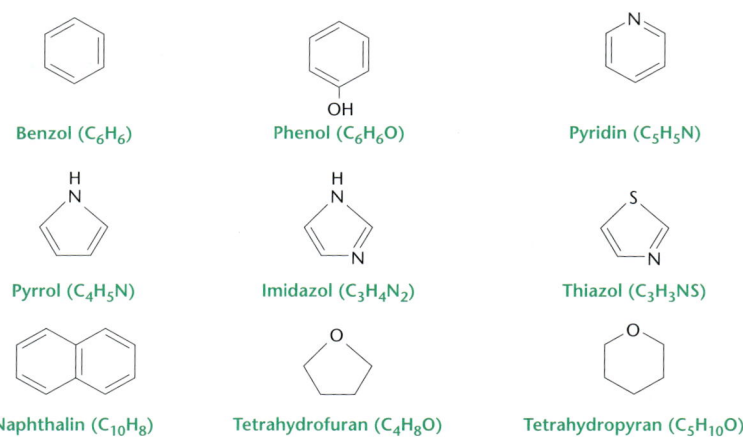

Abb. 1.4: wichtige Heterozyklen

Aromaten (vom Benzolring abgeleitet): Benzol, Phenol, Pyridin, Pyrrol, Imidazol, Thiazol, Naphthalin

Nicht-Aromaten: Tetrahydrofuran, Tetrahydropyran

1.1 Grundlegende Strukturen

! ! !

F16

Erkennung funktioneller Gruppen an Beispielen

Salbutamol

Tetracyclin

Riboflavin

Adriamycin

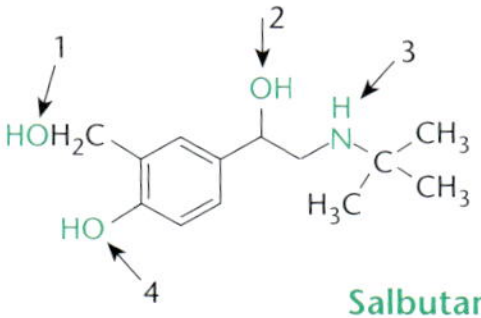

Salbutamol

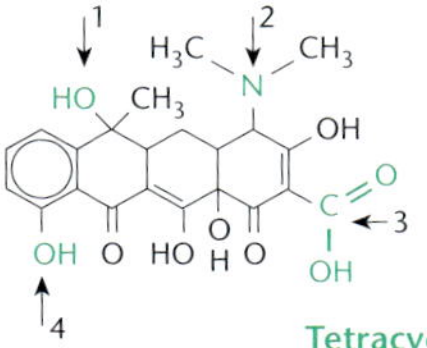

Tetracyclin

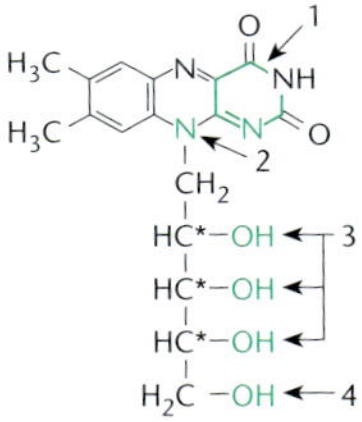

* Chiralitätszentrum

Riboflavin

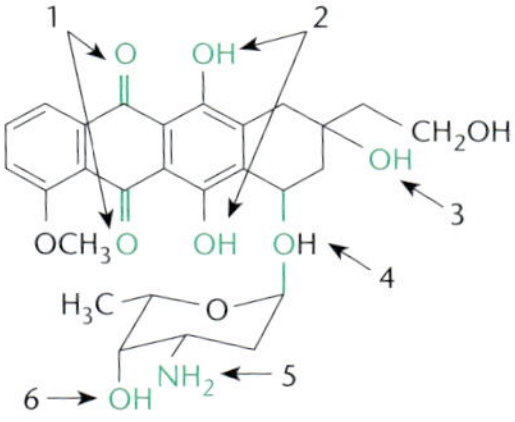

Adriamycin

Abb. 1.5 a: Benennung funktioneller Gruppen

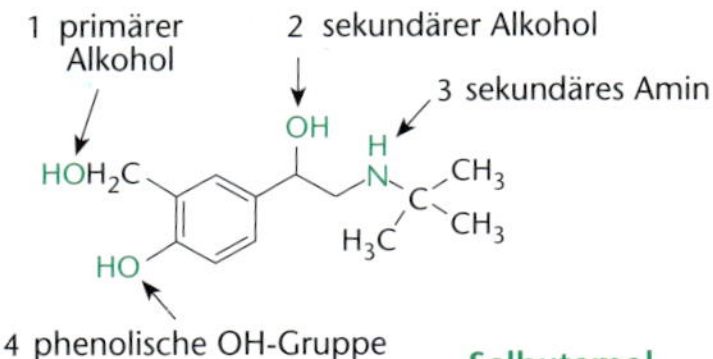

1 primärer Alkohol
2 sekundärer Alkohol
3 sekundäres Amin
4 phenolische OH-Gruppe
Salbutamol

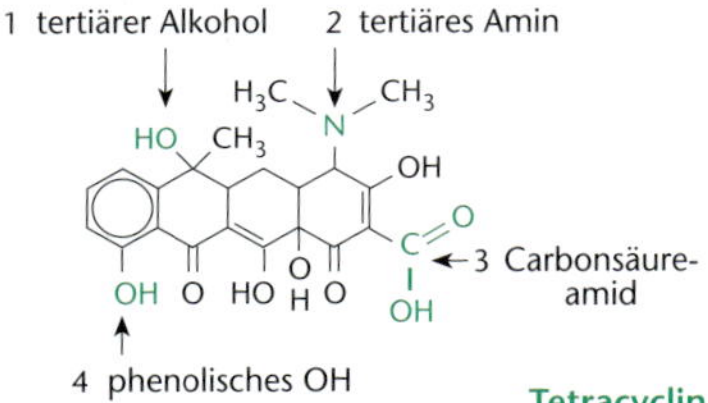

1 tertiärer Alkohol
2 tertiäres Amin
3 Carbonsäureamid
4 phenolisches OH
Tetracyclin

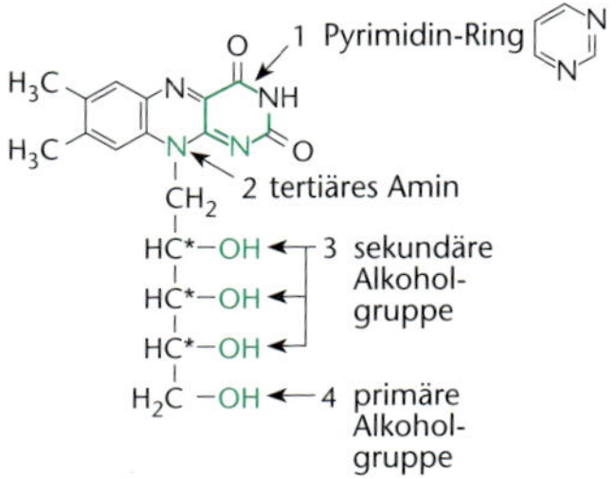

1 Pyrimidin-Ring
2 tertiäres Amin
3 sekundäre Alkoholgruppe
4 primäre Alkoholgruppe
* Chiralitätszentrum
Riboflavin

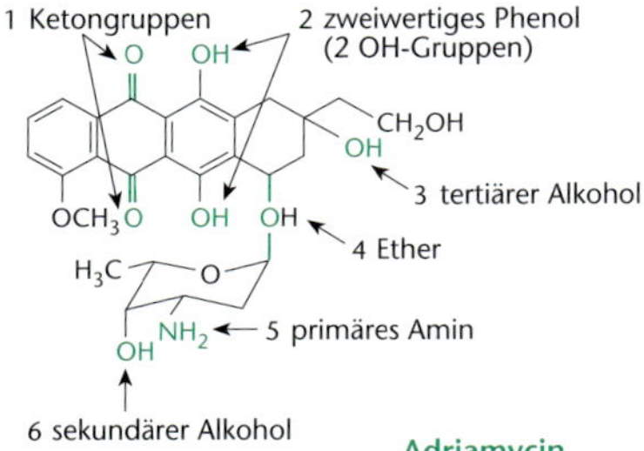

1 Ketongruppen
2 zweiwertiges Phenol (2 OH-Gruppen)
3 tertiärer Alkohol
4 Ether
5 primäres Amin
6 sekundärer Alkohol
Adriamycin

Abb. 1.5b: Benennung funktioneller Gruppen (Auflösung)

1.1 Grundlegende Strukturen

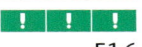

F16

Bindungstypen

Elektronenpaarbindung

Hydrophobe Wechselwirkungen

Van-der-Waals-Kräfte

Ionenbindung

Wasserstoffbrückenbindung

Disulfidbrücken

Ester, Thioester

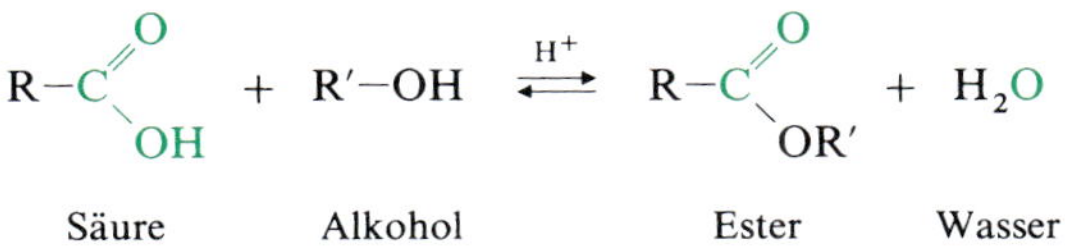

$$R-\underset{\underset{OH}{|}}{\overset{\overset{O}{\|}}{C}} + R'-OH \underset{}{\overset{H^+}{\rightleftarrows}} R-\underset{\underset{OR'}{|}}{\overset{\overset{O}{\|}}{C}} + H_2O$$

Säure   Alkohol   Ester   Wasser

Abb. 1.6: Esterbildung [3]

Elektronenpaarbindung (Atombindung, kovalente Bindung): Ausbildung eines gemeinsamen Elektronenpaars zwischen zwei Atomen, wobei jeder Bindungspartner ein Elektron für das Elektronenpaar zur Verfügung stellt.

Hydrophobe Wechselwirkungen: Hydrophobe Molekülbestandteile werden in Wasser zusammengedrängt, so dass sie sich aneinander lagern.

Van-der-Waals-Kräfte: Minimale Kräfte entstehen durch kurzzeitige Dipolbildung in den Elektronenwolken einzelner Atome.

Ionenbindung: Positiv und negativ geladene Teilchen (Ionen) ziehen sich gegenseitig elektrostatisch an.

Wasserstoffbrückenbindung: Schwache Wechselwirkung zwischen H- und O-Atomen aufgrund der „Anziehungskraft" des leicht negativ polarisierten Sauerstoffs eines H_2O-Moleküls zum positiv polarisierten Wasserstoff eines anderen H_2O-Moleküls.

Disulfidbrücken: können zwischen Molekülen mit SH-Gruppen enstehen: R–S–S–R.

Ester, Thioester: Bei der Reaktion von Säuren mit Alkoholen entstehen Ester (↗ Abb. 1.6). In Thioestern sind die Kohlenstoffketten über ein Schwefelatom verbunden.

1.2   Stereochemie

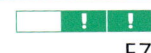

F7

Isomerie

Konstitutionsisomerie

Stereoisomerie

Konfigurationsisomere

Konformationsisomere

cis-2-Buten

trans-2-Buten

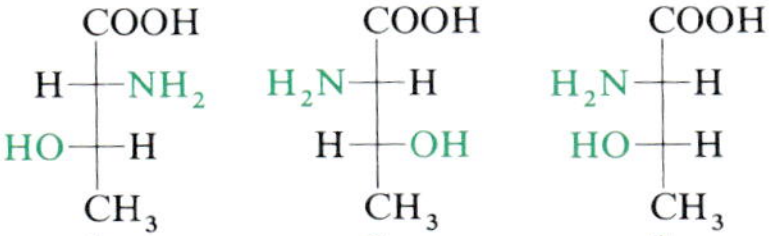

$$
\begin{array}{ccc}
\text{COOH} & \text{COOH} & \text{COOH} \\
\text{H} - \text{NH}_2 & \text{H}_2\text{N} - \text{H} & \text{H}_2\text{N} - \text{H} \\
\text{HO} - \text{H} & \text{H} - \text{OH} & \text{HO} - \text{H} \\
\text{CH}_3 & \text{CH}_3 & \text{CH}_3 \\
\mathbf{1} & \mathbf{2} & \mathbf{3}
\end{array}
$$

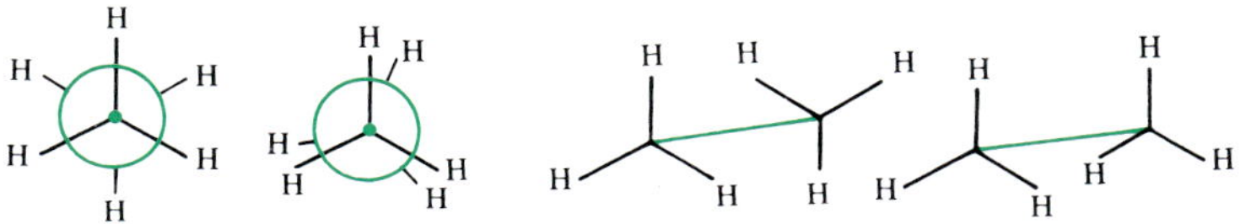

Newman-Projektion   Sägebock-Schreibweise

Abb. 1.7: Konfigurations-, Konformationsisomere

Konstitutionsisomerie: Moleküle besitzen die **gleiche Summenformel**, haben aber **verschiedene Bindungsmuster.**
Beispiel: Ethanol ($H_3C–CH_2–OH$) und Dimethylether ($H_3C–O–CH_3$)

Stereoisomerie: In Stereoisomeren sind identische funktionelle Gruppen (= **gleiche Summenformel** der Moleküle) auf **gleiche Bindungsart** miteinander verknüpft. Sie unterscheiden sich lediglich in der **räumlichen Anordnung** einzelner Atome oder Gruppen.

- **Konfigurationsisomere:** Sie lassen sich in der Stellung einzelner Atome an einem **Chiralitätszentrum** (C-Atom mit 4 unterschiedlichen Substituenten) unterscheiden. (↗ Abb. 1.7)
  - **cis-/trans-Isomere:** unterscheiden sich in der Stellung ihrer Substituenten an C–C-Doppelbindungen.
  - **Diastereomere:** Die Substituenten sind an den Chiralitätszentren unterschiedlich angeordnet.
  - **Enantiomere:** Die Substituenten sind an allen Chiralitätszentren entgegengesetzt angeordnet → Spiegelbild.
  - **Epimere:** Diastereomere mit mehreren Chiralitätszentren, die sich aber nur an einem Chiralitätszentrum in der Stellung der Substituenten unterscheiden

- **Konformationsisomere:** Diese unterscheiden sich durch die Stellung ihrer Substituenten im Raum an frei rotierbaren C-C-Einfachbindungen.
  Nomenklatur: **ekliptisch** bzw. **gestaffelt** (anti, gauche)

1.3 Säure-Basen-Eigenschaften

pH-Wert

Säuren

Basen

Ampholyte

pK-Werte

Dissoziationskonstante

Berechnung

Der **pH-Wert** ist der negativ-dekadische Logarithmus der Protonenkonzentration
$pH = -\log [H^+]$

Säuren: sind H^+-Donatoren (können Protonen abgeben): z. B. $HCl \rightarrow H^+ + Cl^-$

Basen: sind H^+-Akzeptoren (können Protonen aufnehmen): z. B. $NaOH \rightarrow Na^+ + OH^-$

Ampholyte: sind gleichzeitig H^+-Akzeptoren und H^+-Donatoren, z. B. $H_2PO_4^-$
$HPO_4^{2-} + H^+ \leftarrow \mathbf{H_2PO_4^-} + H^+ \rightarrow H_3PO_4$

pK-Wert: Der pK-Wert ist der negative dekadische Logarithmus der Dissoziationskonstante K und damit ein Maß für die Stärke von Säuren und Basen.
$pK = -\log K$

Berechnung der Dissoziationskonstante am Beispiel: $HCl \rightarrow H^+ + Cl^-$

$$K = \frac{[H^+] \cdot [Cl^-]}{[HCl]}$$

pH-Berechnung:
- starke Säuren: $pH = -\log [\text{Säure}]$
- schwache Säuren: $pH = \frac{1}{2} (pK_S - \log [\text{Säure}])$
- starke Basen: $pH = 14 + \log [\text{Base}]$
- schwache Basen: $pH = 14 - \frac{1}{2} (pK_B - \log [\text{Base}])$
- Pufferlösungen: $pH = pK_s + \log [\text{Base}] / [\text{Säure}]$
- Ampholyte: $pH = \frac{1}{2} (pK_{S1} + pK_{S2})$

1.4 Redox-Reaktionen

F1

Definitionen

Oxidation/Oxidationsmittel

Reduktion/Reduktionsmittel

Oxidationszahl

Redox-Reaktion

Biochemische Redoxreaktionen

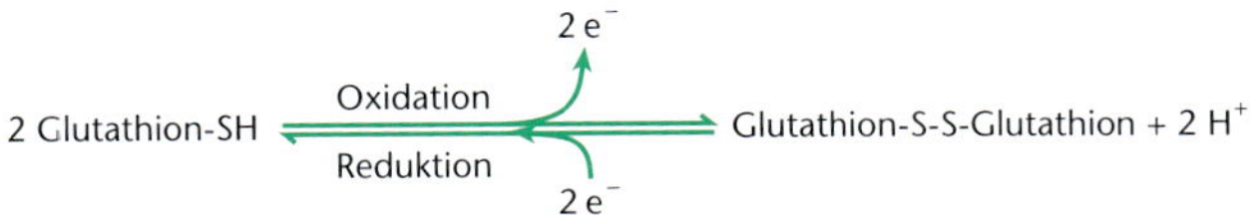

Abb. 1.8: **Glutathion-Disulfid-Reaktion** [1]

Oxidation: Abgabe von Elektronen, Erhöhung der Oxidationszahl
Oxidationsmittel: oxidiert ein anderes Element, wird dabei reduziert (**nimmt e⁻ auf**)

Reduktion: Aufnahme von Elektronen, Erniedrigung der Oxidationszahl
Reduktionsmittel: reduziert ein anderes Element, wird dabei oxidiert (**gibt e⁻ ab**)

Oxidationszahl: Als Berechnungsgrundlage der Oxidationszahlen der Elemente in Molekülen dient die Festlegung der Oxidationszahl von $H = +1$ und $O = -2$. Die Oxidationszahl ist
- bei freien Elementen immer 0,
- bei Ionen immer gleich der Ladung,
- in ungeladenen Molekülen in der Summe immer 0.

Redox-Reaktion: Oxidation oder Reduktion können niemals getrennt voneinander stattfinden, da von einem Reaktionspartner abgegebene Elektronen (**Oxidation**) vom anderen Reaktionspartner aufgenommen werden müssen (**Reduktion**).

Biochemische Redoxreaktionen:
- Citratzyklus: Oxidation von Succinat zu Fumarat; Malat zu Oxalacetat (↗ Kap. 4)
- Pentosephosphatweg: Oxidation von Glucose-6-Phosphat (zu 6-Phosphogluconolacton) (↗ Kap. 3)
- Glutathion-Disulfid-Reaktion (↗ Abb. 1.8)

1.5 Energetik

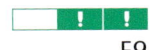

Grundbegriffe

Enthalpie

Entropie

Gibbs' freie Energie

Endergone Reaktion

Exergone Reaktion

Endotherme/exotherme Reaktionen

Enthalpie (ΔH): Sie beschreibt die Reaktionswärme einer Reaktion.

Entropie (ΔS): Jedes System strebt nach maximaler Unordnung. Die Entropie beschreibt die Änderungen des Ordnungsgrades eines Systems. Dabei ist
- $\Delta S > 0$ eine Erhöhung des Ordnungsgrades,
- $\Delta S < 0$ eine Erniedrigung des Ordnungsgrades.

Gibbs' freie Energie (ΔG): maximal freiwerdende Energie exergoner Reaktionen, bzw. zu investierende Energie endergoner Reaktionen

Endergone Reaktionen: laufen nur unter Energiezufuhr ab ($\Delta G > 0$)

Exergone Reaktionen: setzen Energie frei ($\Delta G < 0$)

Endotherme Reaktionen: verbrauchen Wärme ($\Delta H > 0$)

Exotherme Reaktionen: setzen Wärme frei ($\Delta H < 0$)

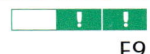
Gibbs-Helmholtz-Gleichung

Berechnung Gibbs' freier Energie

Knallgasreaktion

Berechnung Gibbs' freier Energie:

$\Delta G = \Delta H - T \times \Delta S$ (**T**: Temperatur in Kelvin)

Die Gleichung beschreibt die Abhängigkeit der freiwerdenden bzw. zu investierenden Energie einer Reaktion von der Änderung der Reaktionswärme und des Ordnungszustandes.

Knallgasreaktion: $2H_2 + O_2 \rightarrow 2H_2O$

$\Delta H = -286$ kJ/mol
$T \times \Delta S = +49$ kJ/mol (Ordnungsgrad erhöht)
$\Delta G = -237$ kJ/mol

Aus der Gleichung und dem Beispiel wird ersichtlich, dass bei manchen Reaktionen ein Teil der potentiell frei werdenden Reaktionswärme ΔH in den Aufbau eines höheren Ordnungsgrades (ΔS) investiert werden muss, so dass nur ein Teil davon wirklich als ΔG freigesetzt wird.

(Frei werdende Energiebeträge werden in der Chemie durch ein Minus gekennzeichnet.)

1.6 Kinetik

Reaktionsordnung

Reaktion 0. Ordnung

Reaktion 1. Ordnung

Reaktion 2. Ordnung

Reaktion pseudo-1. Ordnung

Reaktion pseudo-0. Ordnung

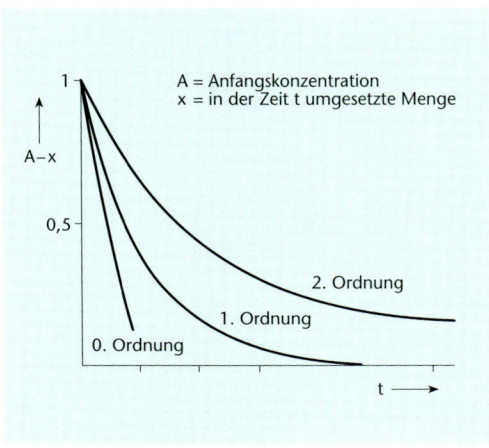

Abb. 1.9: Reaktionskinetik [5]

Reaktionen werden nach der Abhängigkeit der Reaktionsgeschwindigkeit von der Substratkonzentration und nach der Zahl der beteiligten Substrate eingeteilt (↗ Abb.1.9):

Reaktion 0. Ordnung: Dieser Reaktionstyp läuft linear immer mit der gleichen Reaktionsgeschwindigeit unabhängig von der Konzentration der Substrate ab. Die meisten biologischen, enzymkatalysierten Reaktionen laufen nach 0. Ordnung ab.

Reaktion 1. Ordnung: Die Reaktionsgeschwindigkeit ist abhängig von der Substratkonzentration, nur ein Substrat (A) ist beteiligt: Substrat A → Produkt P

Reaktion 2. Ordnung: Die Reaktionsgeschwindigkeit ist abhängig von den Konzentrationen zweier Substrate: A + B → P

Reaktion pseudo-1. Ordnung: Liegt einer der Reaktionspartner im Überschuss vor, spielt seine Konzentrationsabnahme im Laufe der Reaktion keine Rolle für die Reaktionsgeschwindigkeit.

Reaktion pseudo-0. Ordnung: Liegen bei einer enzymkatalysierten Reaktion beide Reaktionspartner im Überschuss vor (weit über der für V_{max} nötigen Konzentration), ändert sich die Reaktionsgeschwindigkeit mit der Abnahme der Substratkonzentration nicht.

Massenwirkungsgesetz (MWG): Für die allgemeine Reaktion A + B $\leftrightarrows$ C + D gilt im Gleichgewichtszustand eines geschlossenen Systems das MWG: $K = \dfrac{[C] \cdot [D]}{[A] \cdot [B]}$

Gleichgewichtskonstante K:

- **K > 1** $\rightarrow$ das Reaktionsgleichgewicht liegt auf der Seite der **Produkte**
- **K < 1** $\rightarrow$ das Reaktionsgleichgewicht liegt auf der Seite der **Edukte**
- Erhöht man z.B. die Konzentration von A, so erhält man folglich höhere Konzentrationen von C und D, da K konstant bleibt.

Gekoppelte Reaktionen: Wird das Produkt einer Reaktion sofort in einer weiteren Reaktion als Substrat verwendet, so spricht man von einer gekoppelten Reaktion.

Aus der Reaktion **A $\leftrightarrows$ B $\leftrightarrows$ C** resultiert die Gesamtreaktion **A $\leftrightarrows$ C**.

Wird eine **endergone** Reaktion dabei mit einer stark **exergonen** Reaktion **gekoppelt**, so läuft die **Gesamtreaktion freiwillig** (ohne Energiezufuhr) ab und ist damit exergon.

Fließgleichgewicht: Physiologische Reaktionen laufen in offenen Systemen ab. Im offenen System wird von der gekoppelten Reaktion A $\leftrightarrows$ B $\leftrightarrows$ C das Produkt C entfernt, so dass sich kein Gleichgewicht einstellen kann. Wird im selben Maß Edukt A der Reaktion zugeführt, so bleibt B konstant (= steady state), es liegt ein Fließgleichgewicht vor.

1.6 Kinetik

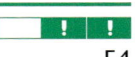

Chemisches Gleichgewicht

Massenwirkungsgesetz

Gleichgewichtskonstante

Gekoppelte Reaktionen

Fließgleichgewicht

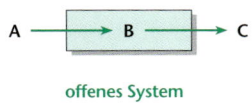

offenes System

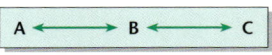

geschlossenes System

Abb. 1.10: Vergleich offenes und geschlossenes System

2.1 Grundlagen

F4

Charakteristika

Definition

Eigenschaften

Struktur

Coenzyme

Definition: Enzyme sind **Biokatalysatoren**, welche die benötigte Aktivierungsenergie chemischer Reaktionen herabsetzen und so die Reaktionsgeschwindigkeit um ein Vielfaches erhöhen. Dabei wird das Reaktionsgleichgewicht nicht verschoben, nur die Einstellung des Gleichgewichts wird beschleunigt.

Eigenschaften:
- Enzyme gehen unverändert aus der Reaktion wieder hervor.
  Enzym + Substrat ↔ Enzym-Substrat-Komplex ↔ Enzym + Produkt.
- Enzyme arbeiten **substratspezifisch**, setzen also nur ein bestimmtes Substrat um.
  - **Stereospezifität:** bei isomeren Molekülen wird nur eine Form (D oder L) umgesetzt.
  - **Gruppenspezifität:** nur Moleküle mit bestimmter chemischer Gruppe werden umgesetzt.

Struktur:
- Die meisten Enzyme sind **Proteine.**
- **Aktives Zentrum:** vertiefte Stelle an der Enzymoberfläche, an der das Substrat spezifisch gebunden und umgesetzt wird.

Coenzyme (Synonym: Cosubstrate): Hilfsmoleküle, die bei einigen Enzymen zur Erfüllung ihrer Funktion erforderlich sind (↗ Karte 14).
- niedermolekulare Verbindungen, oft von Vitaminen abgeleitet, *keine* Proteine
- für viele Enzyme sind Metallionen notwendige Coenzyme
- übertragen Elektronen, Ionen und Molekülgruppen
- **Prosthetische Gruppe:** Coenzym, das kovalent an das Enzym gebunden ist.
  $\implies$ **Apoenzym** + **Coenzym** → **Holoenzym**
      (inaktives Enzym)   (prosthetische Gruppe)   (aktives Enzym)

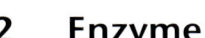

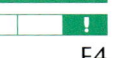

F4

Wichtige Coenzyme

Name

Funktion

Wichtige Coenzyme (↗ Kap. 10)

Name (Abkürzung)	Funktion
Nikotinamidadenindinukleotid (**NADH/H⁺**)	H⁺-Übertragung
Nikotinamidadenindinukleotidphosphat (**NADPH/H⁺**)	H⁺-Übertragung
Flavinadenindinukleotid (**FADH$_2$**)	H⁺-Übertragung
Flavinmononukleotid (**FMN**)	H⁺-Übertragung
Tetrahydrofolsäure (**THF**)	C_1-Gruppen-Übertragung
S-Adenosylmethionin (**SAM**)	Methylgruppen-Übertragung
Biotin	Carboxylierung
Coenzym A (**CoA**)	Übertragung von Acylgruppen
Pyridoxalphosphat (**PALP**)	Aminosäureumwandlungen
Thiaminpyrophosphat (**TPP**)	Decarboxylierung, Übertragung von Aldehydgruppen
Ascorbinsäure	Hydroxylierungen
Dihydro-Vitamin-K	Carboxylierungen
Adenosintriphosphat (**ATP**)	Phosphatübertragung

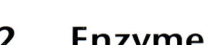

2.3 Einteilung

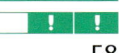

Enzymarten

Hauptklassen

Isoenzyme

Hauptklassen:
- **Oxidoreduktasen:** katalysieren Oxidationen und Reduktionen $\rightarrow$ häufig H^+-übertragendes Coenzym nötig (z. B. $NADH/H^+$)
  - $\rightarrow$ *Dehydrogenasen, Oxidasen, Reduktasen, Peroxidasen, Mono-, Dioxygenasen*
- **Transferasen:** übertragen Methyl-, N-haltige, Acyl-, Phosphatgruppen etc.
  - $\rightarrow$ *Kinasen* (übertragen Phosphat vom ATP auf Substrate), *C1-, Glykosyl-, Phospho-, Aminotransferasen*
- **Hydrolasen:** spalten Bindungen unter Anlagerung von H_2O
  - $\rightarrow$ *Esterasen, Glykosidasen, Peptidasen*
- **Lyasen:** spalten Bindungen (C–C, C–O, C–N, C–S) ohne H_2O-Anlagerung mit Bildung von Doppelbindungen
- **Isomerasen:** katalysieren Umlagerungen innerhalb isomerer Verbindungen
  - $\rightarrow$ *Epimerase, Racemase, cis-trans-Isomerasen*
- **Ligasen:** katalysieren die Knüpfung von Bindungen (C-C, C-O, C-N, C-S) unter Energieverbrauch

Isoenzyme: katalysieren dieselbe Reaktion, sind aber aus unterschiedlichen AS-Sequenzen aufgebaut.
- Sie unterscheiden sich in ihrer Substrataffinität, im isoelektrischen Punkt und in der Wanderungsgeschwindigkeit im elektrophoretischen Feld.
- *Beispiele:*
  - **Kreatinkinase:** besitzt zwei Untereinheiten (M, B)
    - $\rightarrow$ 3 Isoenzyme: CK-MM, CK-MB, CK-BB
  - **Lactatdehydrogenase:** je aus 4 Untereinheiten (H, M)
    - $\rightarrow$ 5 Isoenzyme: LDH_1: H_4, LDH_2: H_3M_1, LDH_3: H_2M_2, LDH_4: H_1M_3, LDH_5: M_4

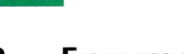

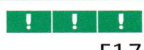
Enzymatische Reaktionen I

Energieprofil

Substratsättigung

Enzymaktivität

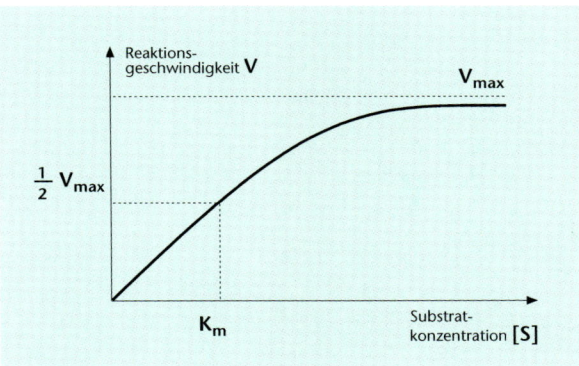

Abb. 2.1: Zusammenhang zwischen Reaktionsgeschwindigkeit und Substratkonzentration [1]

E + S ↔ ES ↔ E + P (E = Enzym, P = Produkt, S = Substrat)

Energieprofil: Viele Reaktionen benötigen Aktivierungsenergie um ablaufen zu können. Katalysatoren setzen die Aktivierungsenergie herab (↗ Karte 13).

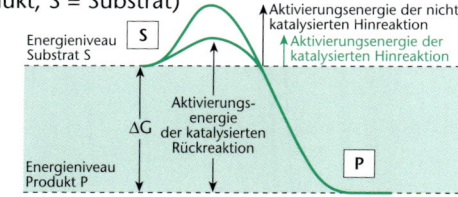

Substratsättigung: Bleibt die Enzymmenge bei steigender Substratkonzentration konstant (↗ Abb. 2.1), wird

Abb. 2.2: Energieprofil (un-)katalysierter Reaktionen [1]

zunehmend mehr Enzym mit Substrat beladen. Dadurch nimmt die Geschwindigkeit zu, mit der das Substrat umgesetzt wird. Sind alle Enzyme mit Substrat beladen, spricht man von **Substratsättigung**, die Maximalgeschwindigkeit (V_{max}) des Enzyms ist erreicht. Bei ½ V_{max} arbeitet das Enzym mit halbmaximaler Geschwindigkeit.

Enzymaktivität: Sie bezieht sich meist auf die Aktivität in Serum oder Plasma und wird in (internationalen) Einheiten (Units, **U**) angegeben → **U/ml**
1 U = **Enzymmenge**, die die Umwandlung von **1 mmol Substrat pro min** katalysiert.

Die Enzymaktivität ist abhängig von äußeren Faktoren:
- **Temperatur:** Zunahme um 10°C → Verdoppelung der Reaktionsgeschwindigkeit. *Cave:* Bei zu hohen Temperaturen denaturieren Enzyme!
- **pH-Wert:** Jedes Enzym besitzt ein **pH-Optimum**.
- viele Enzyme benötigen Metallionen (Mg^{2+}, Mn^{2+}, Zn^{2+}, Co^{2+}) als **Coenzyme** (z.B. ATPase: Mg^{2+})

2 Enzyme

2.4 Enzymkinetik

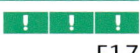

Enzymatische Reaktionen II

Michaeliskonstante

Michaelis-Menten-Gleichung

Lineweaver-Burk-Diagramm

Michaeliskonstante K_M: Die Michaeliskonstante eines Enzyms ist jene **Substratkonzentration** (in **mol/l**) bei ½ V_{max}, bei der das Enzym zur Hälfte mit Substrat gesättigt ist.
- **Maß für die Affinität** des Enzyms zum Substrat:
  – K_M *groß* → geringe Affinität des Enzyms zum Substrat (viel Substrat zur Halbsättigung des Enzyms nötig)
  – K_M *klein* → große Affinität des Enzyms zum Substrat (wenig Substrat nötig)
- **unabhängig** von der **Enzymkonzentration**
- **Michaelis-Menten-Gleichung:** beschreibt die Abhängigkeit der Reaktionsgeschwindigkeit von der Substratkonzentration. $$v = \frac{v_{max} \cdot [s]}{K_M + [s]}$$

Lineweaver-Burk-Diagramm: lineare Darstellung der Michaelis-Menten-Beziehung, entsteht durch Umformung der Michaelis-Menten-Gleichung entsprechend einer Geradengleichung $y = ax + b$.

$$\frac{1}{v} = \frac{K_M}{v_{max}} \cdot \frac{1}{[s]} + \frac{1}{v_{max}}$$

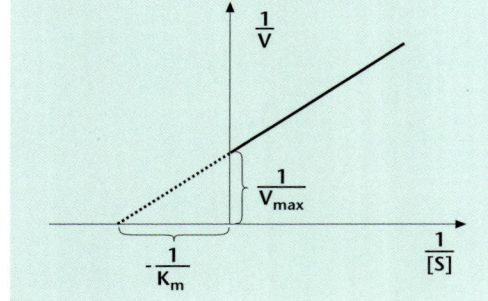

- $-1/K_M$ = Schnittpunkt mit der x-Achse
- $1/V_{max}$ = Schnittpunkt y-Achse
- K_M/V_{max} = Steigung

Abb. 2.3: Lineweaver-Burk-Diagramm [1]

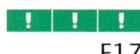
Beeinflussung der Enzymaktivität I

Substrat-, Produktmenge

Kompetitive Inhibitoren

Nichtkompetitive Inhibitoren

Äußere Faktoren (↗ Karte 16)

Substrat-, Produktmenge:

- Sehr großer Substratüberschuss hemmt die Enzymaktivität (Enzym-Substrat-Substrat-Komplexe blockieren das aktive Zentrum)
- **Negative Rückkopplung:** Produktüberschuss hemmt das Enzym

Kompetitive Inhibitoren: z. B. Hemmung der Succinatdehydrogenase (↗ Citratzyklus) durch Malonat, welches eine dem Succinat ähnliche chemische Struktur hat.

- binden an das aktive Zentrum des Enzyms und blockieren es
- können durch das Substrat (bei Überschuss) verdrängt werden
- V_{max} des Enzyms wird nicht beeinflusst, K_M wird scheinbar **erhöht**

Nicht kompetitive Inhibitoren: z. B. EDTA, Schwermetalle, Pharmaka

- binden nicht am aktiven Zentrum, sondern an anderer Stelle an das Enzym
- werden durch Substrat nicht verdrängt, da das Substrat ans aktive Zentrum bindet
- V_{max} wird **erniedrigt**, K_M ändert sich nicht

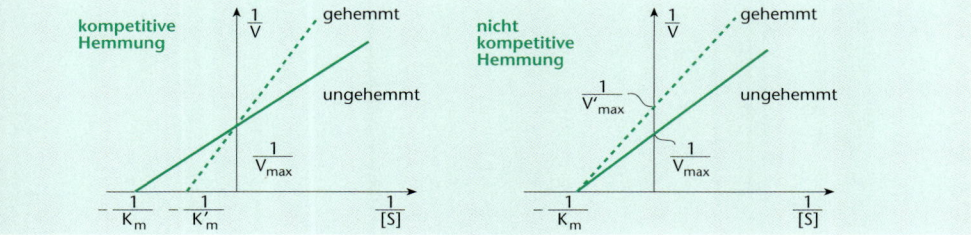

Abb. 2.4: Kompetitive und nicht kompetitive Hemmung [1]

Beeinflussung der Enzymaktivität II

Kovalente Modifikation

Phosphorylierung

Dephosphorylierung

Kovalente Modifikation: Durch die **reversible** Modifikation funktioneller Gruppen eines Enzyms wird die Enzymaktivität beeinflusst.

Phosphorylierung und **Dephosphorylierung:** *Proteinkinasen* phosphorylieren Enzyme, *Proteinphosphatasen* machen diesen Schritt rückgängig. Manche Enzyme sind phosphoryliert aktiv, andere werden durch die Phosphorylierung inaktiviert.
Hormone arbeiten oft mittels dieser Mechanismen. Über Steigerung der intrazellulären cAMP-Konzentration werden z. B. Proteinkinasen aktiviert (↗ Kap. 9.2).

Beispiele für die Abhängigkeit der Enzymaktivität von der Phosphorylierung:

Enzym	Vorkommen	aktive Form
Acetyl-CoA-Carboxylase	FS-Biosynthese	
Fructosebisphosphatase	Gluconeogenese	
Glykogensynthase	Glykogensynthese	
HMG-CoA-Reduktase	Cholesterinsynthese	
Pyruvatdehydrogenase	Citratzyklus	
Pyruvatkinase	Glykolyse	dephosphoryliert
Glykogenphosphorylase	Glykogenolyse	
Lipase	Lipolyse	phosphoryliert
Phosphorylasekinase	aktiviert die Glykogenphosphorylase	

Beeinflussung der Enzymaktivität III

Allosterische Regulation

Mechanismus

K-Typ

V-Typ

Allosterische Regulation

- **Mechanismus:** Ein Effektor (Aktivator oder Inhibitor, z. B. das Produkt) lagert sich an das allosterische Zentrum des Enzyms und bewirkt dadurch eine Konformationsänderung ($\neq$ nicht-kompetitive Inhibitoren verändern die Konformation nicht). Das **allosterische Zentrum** ist eine Bindungsstelle am Enzym außerhalb des aktiven Zentrums. Meist sind mehrere allosterische Zentren an einem Enzym vorhanden.
- **K-Typ:** Durch die Konformationsänderung wird K_M und damit die Affinität des Enzyms zum Substrat kleiner oder größer.
- **V-Typ:** Durch die Konformationsänderung wird V_{max} erniedrigt oder erhöht.

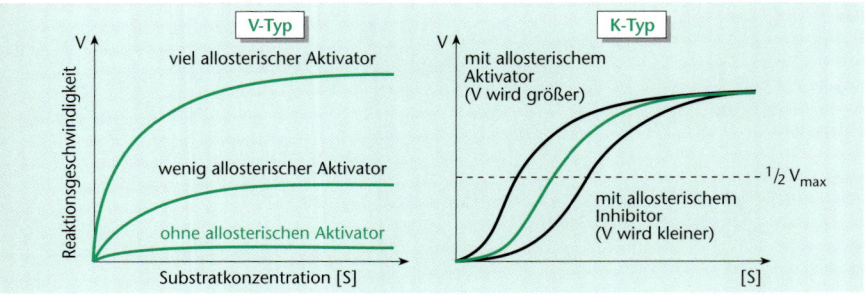

Abb. 2.5: Allosterische Regulation (V-, K-Typ) [1]

Beeinflussung der Enzymaktivität IV

Limitierte Proteolyse

Limitierte Proteolyse

Unter limitierter Proteolyse versteht man die begrenzte enzymkatalysierte Peptidabspaltung von einem Substrat.

Viele Enzyme werden als inaktive Vorstufen (= Proenzyme) gebildet und so gespeichert. Erst durch die limitierte Proteolyse werden diese Proenzyme an ihrem Wirkort aktiviert:

Dabei wird durch die irreversible Abspaltung eines Peptidkettenteils des Enzyms das aktive Zentrum, das zuvor verdeckt war, freigelegt und kann nun Substrat binden.

Beispiele:
- Verdauungsenzyme: z.B.
  - Pepsinogen → Pepsin (mittels *Pepsin*, H^+)
  - Trypsinogen → Trypsin (*Enteropeptidase*, *Trypsin*)
  - Chymotrypsinogen → Chymotrypsin (*Trypsin*)
- Enzyme der Gerinnung bzw. Fibrinolyse: z.B. Prothrombin → Thrombin (*Thrombokinase*, Ca^{2+})
- Komplementaktivierung: z.B. C5 → C5b
- Insulin (↗ Abb. 9.1)

2.5   Bestimmung der Enzymaktivität

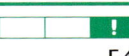
Photometrie

Lambert-Beer'sches Gesetz

Photometrische Methoden

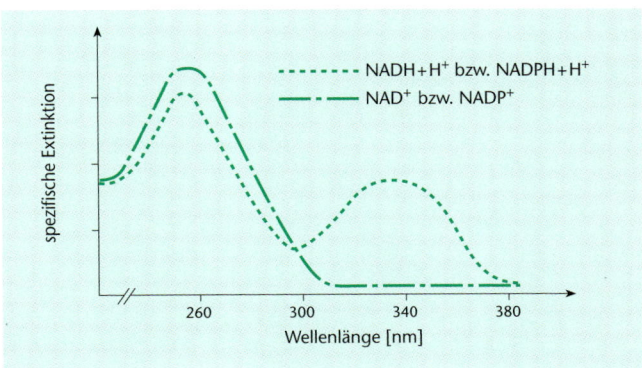

Abb. 2.6: Extinktionskurven von NAD⁺/NADP⁺, NADH/NADPH [1]

Lambert-Beer'sches Gesetz: $E = \varepsilon \cdot c \cdot d$

E = Extinktion, ε = Extinktionskoeffizient, c = Konzentration, d = Schichtdicke
Durch einfache Umformung lässt sich so die Konzentrationsänderung des pro Zeiteinheit
umgesetzten Substrates berechnen: $c = E/\varepsilon \cdot d$

Photometrische Methoden: Mit der Photometrie kann man den Substratumsatz (bzw. die
Produktentstehung) pro Zeiteinheit bestimmen. Dazu misst man die Extinktionsänderung v.a. für
NADH/NADPH bei 340 nm, da diese dort im Gegensatz zu NAD^+/$NADP^+$ ein zusätzliches
Absorptionsmaximum haben ($\nearrow$ Abb. 2.6) $\rightarrow$ **optisch-enzymatischer Test** (nach Warburg).
Mittels des Lambert-Beer'schen Gesetzes kann anschließend die Konzentrationsänderung
berechnet werden.

- **Einfache Messung:** Die Extinktionsänderung kann direkt gemessen werden bei Enzymen, die
  NAD^+/$NADP^+$ als Coenzym benötigen. Bei NADH/NADPH-Verbrauch in der Reaktion nimmt die
  Extinktion ab, bei NADH/NADPH-Bildung nimmt sie zu.
- **Zusammengesetzte Messung:** Bei Enzymen, die kein NAD^+/$NADP^+$ benötigen, sind zwei
  Reaktionen notwendig:
  - **Messreaktion:** zu messende Enzymreaktion
  - **Indikatorreaktion:** Eines der Produkte der vorangehenden Reaktion wird mit NAD^+/$NADP^+$
    umgesetzt und dabei die Extinktionsänderung gemessen.

3.1   Darstellungsformen

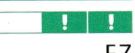

F7

Schreibweisen für Zuckermoleküle

Fischer-Projektion

Haworth-Formel

Sesselform-Schreibweise

D-, L-Konfiguration

α-, β-Stellung

Fischer-Projektion (1): Die längste Kohlenstoffkette wird senkrecht angeordnet. Das am höchsten oxidierte C-Atom steht dabei oben.

Haworth-Formel (2): Ringatome liegen in einer Ebene, Substituenten befinden sich ober- bzw. unterhalb der Ringebene.

Sesselform-Schreibweise (3): Substituenten sind axial (C_1 der α-D-Glucopyranose) oder äquatorial (C_5) angeordnet.

D-, L-Konfiguration (4): Bei D-Konfiguration steht die OH-Gruppe am C_5-Atom rechts, bei der L-Reihe dagegen links.

α-, β-Anomere (5): Bei der α-Form steht die OH-Gruppe am C_1-Atom nach unten, bei der β-Form nach oben.

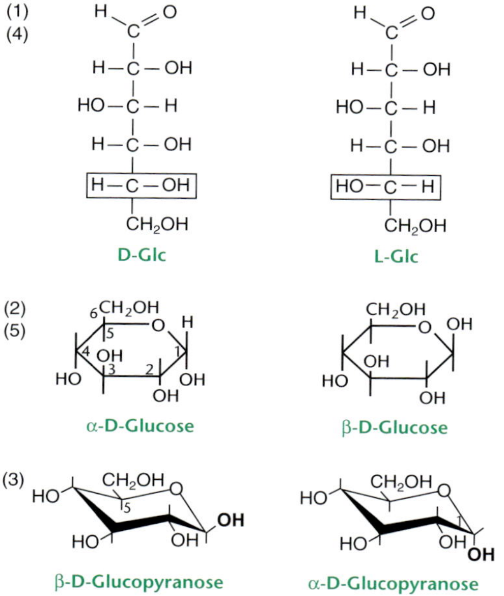

Abb. 3.1: Schreibweisen für Zuckermoleküle [1], [3]

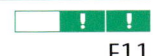
Monosaccharide

Einteilung

Nach der Carbonylgruppe

Nach der Zahl der C-Atome

Nach der Art des Ringschlusses

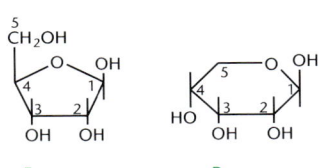

Furanose   Pyranose

Abb.3.2: Furanose-, Pyranoseform der D-Ribose [1]

Monosaccharide: einzelne Zuckermoleküle; Aldehyde oder Ketone von Alkoholen

Einteilung
- **Nach den Carbonylgruppen:**
  - Aldosen (Aldehydzucker)
  - Ketosen (Ketonzucker)

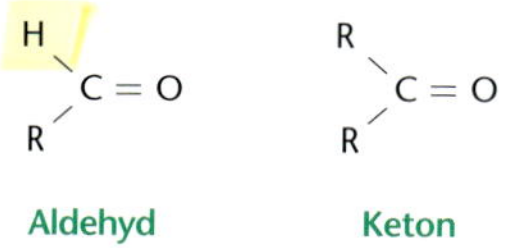

Abb. 3.3: Aldehyd, Keton [4]

- **Nach der Zahl der C-Atome:**

Name (Zahl der C-Atome)	Aldosen	Ketosen
Triosen (3)	D-Glycerinaldehyd	Dihydroxyaceton
Tetrosen (4)	D-Erythrose	D-Erythrulose
Ribosen (5)	D-Ribose, D-Desoxyribose, D-Xylose	D-Ribulose D-Xylulose
Hexosen (6)	D-Glucose (Glc) Galaktose (Gal) Mannose (Man)	Fructose (Fru)
Heptosen (7)		Sedoheptulose

- **Art des Ringschlusses:** (↗ Abb. 3.2)
  - Furanose (Fünfring)
  - Pyranose (Sechsring)

3.2   Einteilung

Disaccharide

   Glykosidische Bindung

   Wichtige Disaccharide

   Abbau

Oligosaccharide

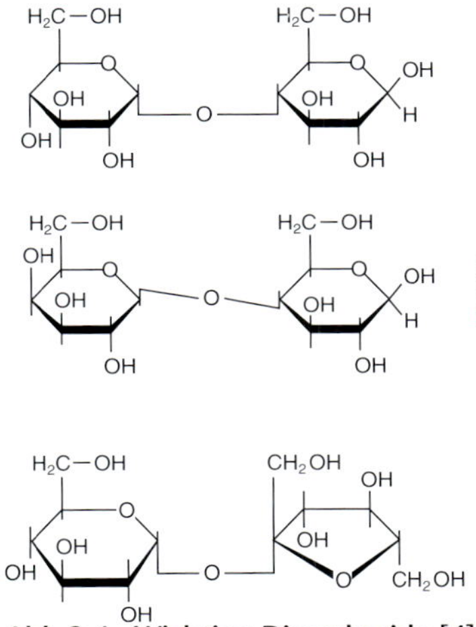

α-Glucosyl-
$(1\rightarrow4)$-glucosid
Maltose

β-Galaktosyl-
$(1\rightarrow4)$-glucosid
Lactose

α-Glucosyl-
$(1\rightarrow2)$-β-fructosid
Saccharose

Abb.3.4: Wichtige Disaccharide [4]

Disaccharide

Sie bestehen aus zwei Monosacchariden, welche durch die Ausbildung einer glykosidischen Bindung verknüpft werden.
- **Glykosidische Bindung:** Die OH-Gruppe am C_1-Atom von Zuckern in Ringform (= **Halbacetal**) ist sehr reaktionsfreudig und geht mit anderen OH- oder NH_2-Gruppen Bindungen ein. Dadurch entstehen O- oder N-Glykoside (= **Vollacetale**).
  Bei den Disacchariden entsteht eine O-glykosidische Bindung zwischen dem C_1-Atom des erstgenannten Zuckers und der OH-Gruppe eines anderen C-Atoms des zweiten Zuckers. Je nach Stellung der OH-Gruppe spricht man von einer **α-** oder **β-glykosidischen Bindung**.
- **Wichtige Disaccharide:** (↗ Abb. 3.4)
  - **Maltose:** α-Glc-(1-4)-Glc
  - **Isomaltose:** α-Glc-(1-6)-Glc
  - **Lactose (Milchzucker):** β-Gal-(1-4)-Glc
  - **Saccharose (Rohrzucker):** α-Glc-(1-2)-β-Fru
- **Abbau:** hydrolytische Spaltung durch Glucosidasen (hier Disaccharidasen: Maltase, Saccharase, Lactase) im Duodenum → Monosaccharide

Oligosaccharide

Verknüpfung von 3–10 Monosacchariden, z. B. Teile von Antigenstrukturen

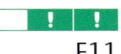
Polysaccharide

Homoglykane

Cellulose

Glykogen

Stärke

Dextran

Heteroglykane

Proteoglykane

Glykoproteine

Homoglykane: Verknüpfung gleicher Monosaccharide
- **Cellulose:** β-(1-4)-glykosidisch gebundene Glucose, unverzweigt, Faltblattstruktur
- **Glykogen:** α-(1-4)-glykosidisch gebundene Glucose, mit α-(1-6)-glykosidischer Bindung verzweigt
- **Stärke:**
  - **Amylose:** α-(1-4)-glykosidisch gebundene Glucose, unverzweigt
  - **Amylopektin:** α-(1-4)-glykosidisch gebundene Glucose, an etwa jedem 25. Glucose-Molekül mit α-(1-6)-glykosidischer Bindung verzweigt
- **Dextran:** α-(1-3)- und α-(1-6)-glykosidisch gebundene Glucose, wird als Flüssigkeitersatzmittel bei Blutverlusten verwendet

Heteroglykane: Verknüpfung verschiedener Monosaccharide; der Zuckeranteil wird mit Proteinen, Peptiden oder Lipiden verbunden.
- **Proteoglykane:** viel Polysaccharid (= **Glykosaminoglykan**), wenig Protein
  - **Glykosaminoglykane:** repetitive Disaccharideinheiten aus je einem Aminozucker und einer Uronsäure, als Seitenketten an ein Protein geknüpft (↗ Kap. 15.4)
  - **Hyaluronsäure** (β-Glucuronido-1-3-N-Acetylglucosamin)
  - **Chondroitinsulfat** (β-Glucuronido-1-3-N-Acetylgalactosaminsulfat)
  - **Heparin** (β-Glucuronido-1-3-N-Sulfogalactosamin), **Heparansulfat**
  - **Keratansulfat, Dermatansulfat**
- **Glykoproteine:** wenig Oligosaccharid mit viel Protein: Mucine, Enzyme, Hormone, Strukturproteine, Antikörper

3.2 Einteilung

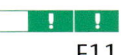

F11

Wichtige Strukturformeln

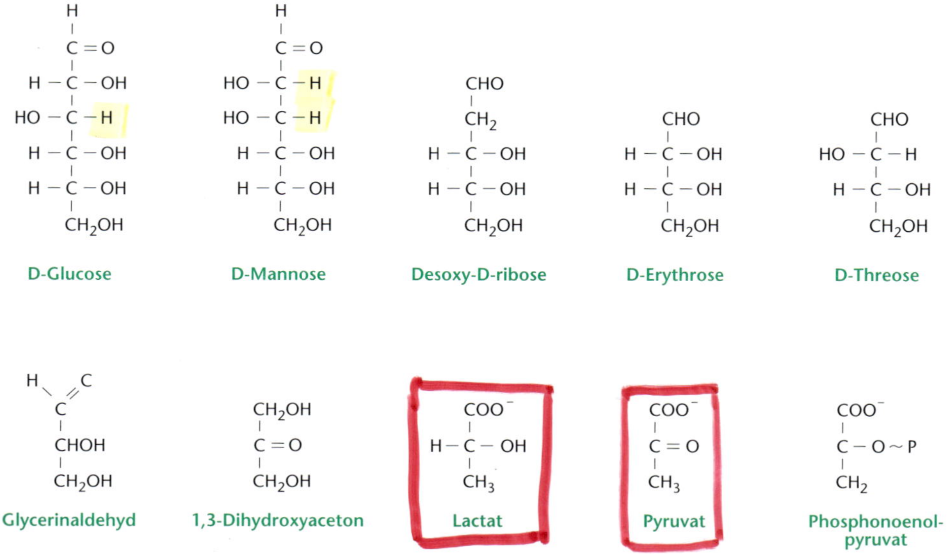

```
      H                    H
      |                    |
      C = O                C = O
      |                    |
  H — C — OH          HO — C — H
      |                    |
 HO — C — H          HO — C — H
      |                    |
  H — C — OH           H — C — OH
      |                    |
  H — C — OH           H — C — OH
      |                    |
    CH₂OH                CH₂OH

  D-Glucose            D-Mannose
```

```
    CHO                 CHO                  CHO
     |                   |                    |
    CH₂             H — C — OH          HO — C — H
     |                   |                    |
 H — C — OH          H — C — OH           H — C — OH
     |                   |                    |
 H — C — OH            CH₂OH                CH₂OH
     |
   CH₂OH

Desoxy-D-ribose      D-Erythrose          D-Threose
```

```
   H     C               CH₂OH              COO⁻               COO⁻               COO⁻
    \   //                |                  |                  |                  |
     C                   C = O          H — C — OH           C = O            C — O ~ P
     |                    |                  |                  |                  |
    CHOH                CH₂OH               CH₃                CH₃               CH₂
     |
   CH₂OH

Glycerinaldehyd   1,3-Dihydroxyaceton     Lactat             Pyruvat      Phosphonoenol-
                                                                           pyruvat
```

Abb. 3.5: Wichtige Strukturformeln

3.3 Kohlenhydratstoffwechsel

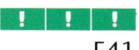

F41

Übersicht

Glykolyse

Gluconeogenese

Pentosephosphatweg

Glykogenstoffwechsel

Citratzyklus und Atmungskette (↗ Kap. 4)

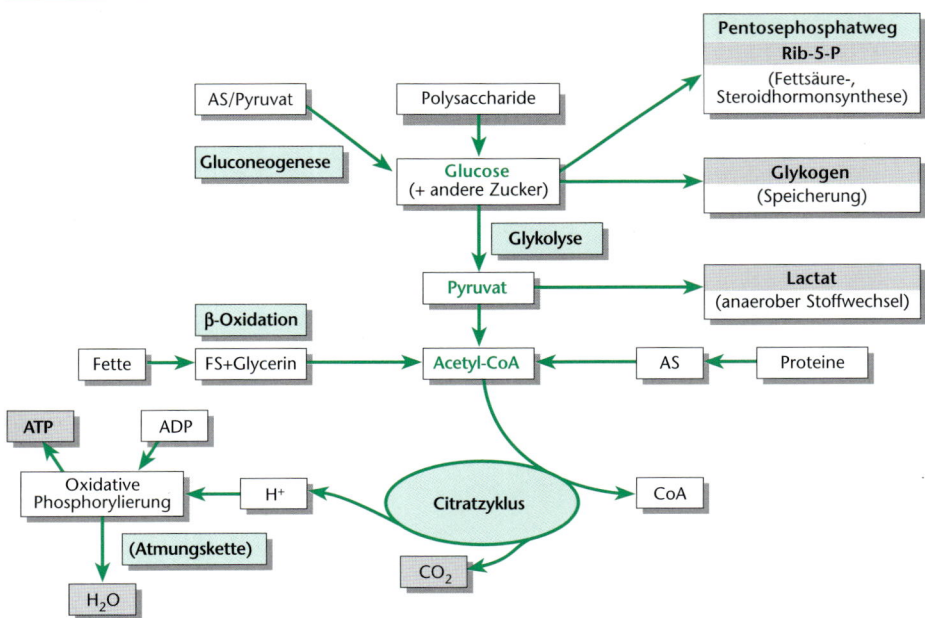

Abb. 3.6: Übersicht über den Kohlenhydratstoffwechsel

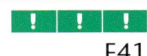
Glykolyse I

Definition

Bilanz

Oxidative Phosphorylierung

Substratkettenphosphorylierung

Definition: Abbauweg für Glucose, Galaktose, Fructose, Mannose zur Energiegewinnung (ATP) im Zytosol der Zelle.

Bilanz: Glucose $\rightarrow$ 2 Pyruvat + 2 ATP + 2 NADH/H$^+$

- **Anaerobe Glykolyse:** Glucose $\rightarrow$ 2 Pyruvat $\rightarrow$ 2 Lactat (*Lactatdehydrogenase*)
  Es entstehen **2 ATP** pro Molekül Glucose, z. B. in Erythrozyten
- **Aerobe Glykolyse:** Glucose $\rightarrow$ 2 Pyruvat $\rightarrow$ 2 Acetyl-CoA (*Pyruvatdehydrogenase*)
  Es entstehen **8 ATP** pro Molekül Glucose (ohne Einbeziehung der Acetyl-CoA-Verwertung, ↗ Kapitel 4):
  - 2 ATP durch die Glykolyse
  - 6 ATP durch zusätzliche Verwertung von 2 NADH/H$^+$ in der mitochondrialen Atmungskette (3 ATP/ NADH/H$^+$)

Oxidative Phosphorylierung: Das aus Pyruvat entstandene Acetyl-CoA wird im Citratzyklus zu CO_2 abgebaut. Die dabei freiwerdenden Elektronen werden in Form von H$^+$ auf NAD$^+$/FAD übertragen und in der Atmungskette unter **ATP-Gewinn** mit O_2 zu H_2O oxidiert (↗ Kap. 4).

Substratkettenphosphorylierung: Bildung von ATP in der Glykolyse durch Fixierung von anorganischem Phosphat

- ADP + 1,3-Bisphosphoglycerat $\rightarrow$ 3-Phosphoglycerat + **ATP** (*3-Phosphoglyceratkinase*)
- ADP + Phosphoenolpyruvat $\rightarrow$ Pyruvat + **ATP** (*Pyruvatkinase*)

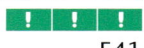
Glykolyse II

Regulation

Phosphofructokinase

Pyruvatkinase

Hexokinase

Glucokinase

Phosphofructokinase: langsamstes und damit Geschwindigkeits-bestimmendes Enzym der Glykolyse. Ihre Enzymaktivität wird folgendermaßen reguliert:

- **Stimulation** bei **hohem Energieverbrauch** (d. h. ATP-Bedarf) durch:
  - Fructose-2,6-Bisphosphat
    (hemmt gleichzeitig die Fructose-1,6-Bisphosphatase $\rightarrow$ Gluconeogenese $\downarrow$)
  - ADP, AMP
  - Insulin (bewirkt die vermehrte Synthese des Enzyms)
- **Hemmung** bei **niedrigem Energiebedarf** (d. h. hohem ATP-Angebot) durch:
  - ATP
  - Citrat (wenn Citrat $\uparrow$, wurde viel Glucose über den Citratzyklus verstoffwechselt und ausreichend ATP gewonnen)

Pyruvatkinase:
  - durch Fructose-1,6-Bisphosphat aktiviert („feed-forward"-Reaktion)
  - durch Insulin vermehrt synthetisiert

Hexokinase:
  - phosphoryliert alle Hexosen, K_M niedrig $\rightarrow$ hohe Aktivität
  - wird durch das entstehende Glucose-6-P gehemmt $\rightarrow$ erste Regulationsmöglichkeit der Glykolyse

Glucokinase:
  - kommt v.a. in der Leber vor und phosphoryliert spezifisch nur Glucose mit hoher K_M also geringer Aktivität. Steigt die Glucose-Konzentration im Pfortaderblut an, so nimmt die Aktivität zu
  - wird durch Insulin vermehrt synthetisiert

3.3   Kohlenhydratstoffwechsel

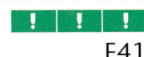

F41

Gluconeogenese I

Reaktionsweg

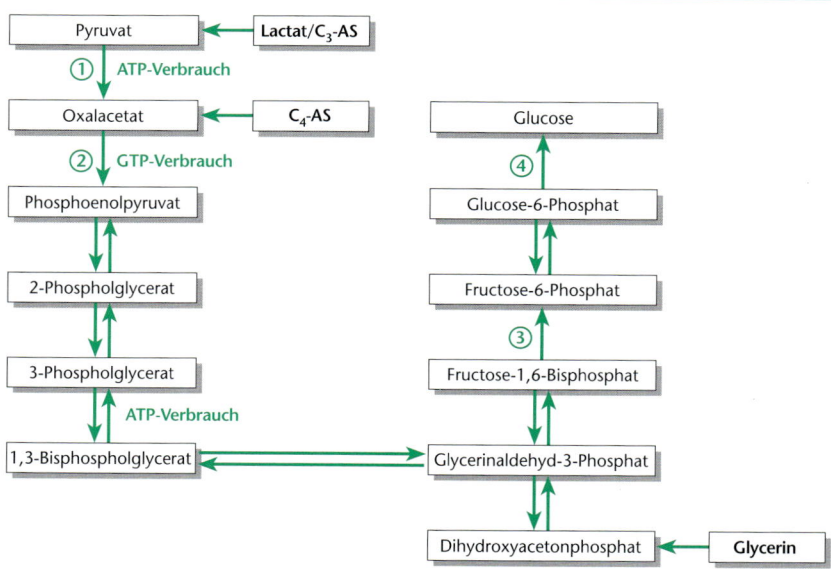

Abb. 3.7: Reaktionsweg der Gluconeogenese

1–4: Umgehungsreaktionen der Gluconeogenese (↗ Karte 32)

3.3 Kohlenhydratstoffwechsel

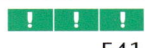

F41

Gluconeogenese II

Definition

Lokalisation

Ausgangssubstrate

Umgehungsreaktionen

Bilanz

Definition: Synthese von Glucose aus Nicht-Kohlenhydrat-Vorstufen für die Versorgung von Zellen, die obligat auf Glucose angewiesen sind. Die Gluconeogenese ist die Umkehrung der Glykolyse mit Ausnahme der Umgehungsreaktionen.

Lokalisation: Die Reaktionen der Gluconeogenese laufen hauptsächlich in der **Leber** und der Nierenrinde ab. Sie sind intrazellulär in Zytosol und Mitochondrien lokalisiert.

Ausgangssubstrate:
- glucoplastische Aminosäuren (mit 3 oder 4 C-Atomen)
- Glycerin (aus dem Abbau von Fetten, v. a. bei langfristigem Hungern)
- Lactat
- Pyruvat

Umgehungsreaktionen (↗ Karte 33): diese Reaktionen sind nötig, um folgende **irreversible Reaktionen** der **Glykolyse** zu umgehen:
- **Hexokinasereaktion:** Glucose → Glucose-6-Phosphat
- **Phosphofructokinasereaktion:** Fructose-6-Phosphat → Fructose-1,6-Bisphosphat
- **Pyruvatkinasereaktion:** Phosphoenolpyruvat → Pyruvat

Die restlichen Reaktionen sind Umkehrungen der Glykolyse mit den entsprechenden Enzymen.

Bilanz: Verbrauch von 3 mol ATP/Triose, die in die Gluconeogenese eingeschleust wird → es werden **6** mol **ATP** pro mol gebildeter Glucose verbraucht, da für die Synthese einer Glucose 2 Triosen verwendet werden.

Gluconeogenese III

Umgehungsreaktionen

Regulation

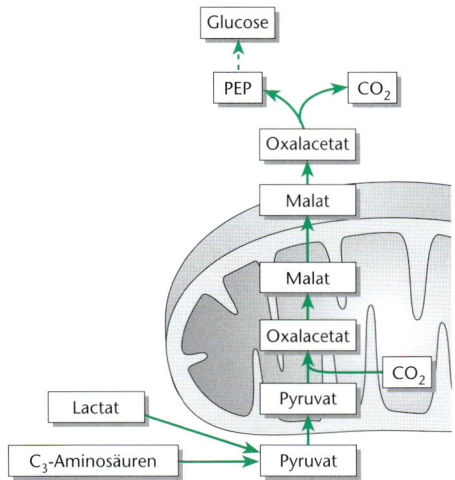

Abb. 3.8: Synthese von Oxalacetat im Mitochondrium [5]

Umgehungsreaktionen: (Bezifferungen ↗ Karte 31)

(1) Pyruvat + CO_2 → Oxalacetat + ATP (**Pyruvatcarboxylase**, Coenzym Biotin): Diese Reaktion wird durch Acetyl-CoA aktiviert. Sie läuft im Mitochondrium ab, wobei Malat der Transportmetabolit für Oxalacetat über die Mitochondrienmembran ist → Malat wird im Zytosol durch die Malatdehydrogenase wieder zu Oxalacetat (↗ Abb. 3.8).

(2) Oxalacetat + GTP → Phosphoenolpyruvat + CO_2 (**Phosphoenolpyruvatcarboxykinase** = PEPCK)

(3) Fructose-1,6-Bisphosphat → Fructose-6-Phosphat (**Fructose-1,6-Bisphosphatase**)

(4) Glucose-6-Phosphat → Glucose (**Glucose-6-Phosphatase**): in Leber, Niere, Darm, nicht im Muskel: dort wird Glucose-6-Phosphat über Pyruvat zu Lactat

Regulation:

- **Stimulation** durch **Glucagon**, Adrenalin, Noradrenalin
- **Hemmung** der Reaktionen (3) und (4) durch **Insulin**. Bei ausreichender Kohlenhydratzufuhr findet kaum Gluconeogenese statt.

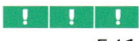
Pentosephosphatweg I

Summengleichung

Funktion

Energiebilanz

Regulation

Summengleichung: Glucose-6-P + 6 H_2O +12 $NADP^+$ → 6 CO_2 + P_i + 12 NADPH/H^+

Funktion:
- Bereitstellung von Pentosen (Ribose/Desoxyribose) für die **Nukleotidsynthese**
- **Produktion** von **NADPH/H^+**, das verwendet wird für:
  - **Steroid-, Fettsäuresynthese** in NNR, Schilddrüse, Fettgewebe, laktierender Mamma
  - **Leber:** Hydroxylierungen zur Entgiftung toxischer Stoffe
  - **Erythrozyten:** Reduktion von Glutathion
- **„Nebenschluss" der Glykolyse:** Der Pentosephosphatweg zweigt beim Glucose-6-Phosphat ab und mündet, wenn die Pentosen nicht verbraucht werden, über Fructose-6-Phosphat und Glycerinaldehyd-3-Phosphat wieder in die Glykolyse ein.

→ Der Pentosephosphatweg dient **anabolen Funktionen**, nicht dem Energiegewinn!
Energiebilanz: Pro Mol Glucose entstehen **12 mol NADPH/H^+**, also pro C_1-Körper der Glucose 2 NADPH/H^+.

Regulation:
- **Stimulation** durch Insulin (bei hohen Kohlenhydrat-Spiegeln)
- **Hemmung** durch NADPH/H^+ und hohe Fettsäurespiegel

(↗ Tafel 3.2)

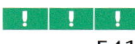
Pentosephosphatweg II

Irreversibler Teil

Irreversibler Teil (oxidativ):

Glucose-6-P $\rightarrow\rightarrow\rightarrow$ Ribose-5-Phosphat $\rightarrow$ Bildung von NADPH/H$^+$

Ablauf:
- Glucose-6-P + NADP$^+$ $\rightarrow$ 6-Phosphogluconolacton + NADPH/H$^+$
  (*Glucose-6-Phosphatdehydrogenase*)
- 6-Phosphogluconolacton + H$_2$O $\rightarrow$ 6-Phosphogluconat
  (*Lactonase*)
- 6-Phosphogluconat + NADP$^+$ $\rightarrow$ 3-Keto-6-Phosphogluconat + NADPH/H$^+$
  (*Gluconat-6-Phosphatdehydrogenase*)
- 3-Keto-6-Phosphogluconat $\rightarrow$ Ribulose-5-Phosphat + CO$_2$
- Ribulose-5-Phosphat $\rightarrow$ Ribose-5-Phosphat
  (*Pentosephosphat-Isomerase*)

($\nearrow$ Tafel 3.2)

Pentosephosphatweg III

Reversibler Teil

Reversibler Teil: Rückführung der Ribose in die Glykolyse

Ribose-5-P + Xylulose-5-P $\rightarrow\rightarrow\rightarrow$ Fructose-6-P + Glycerinaldehyd-3-P

Ablauf: Xylulose-5-Phosphat entsteht aus Ribulose-5-Phosphat durch die Reaktion der *Pentosephosphat-Epimerase*.

(1) **Transketolase-Reaktion:**
Xylulose-5-P + Ribose-5-P $\rightarrow$ Glycerinaldehyd-3-P + Sedoheptulose-7-P
$C_5 + C_5 \rightarrow C_3 + C_7$

(2) **Transaldolase-Reaktion:**
Sedoheptulose-7-P + Glycerinaldehyd-3-P $\rightarrow$ Erythrose-4-P + Fructose-6-P
$C_7 + C_3 \rightarrow C_4 + C_6$

(3) **Transketolase-Reaktion:**
Erythrose-4-P + Xylulose-5-P $\rightarrow$ Glycerinaldehyd-3-P + Fructose-6-P
$C_4 + C_5 \rightarrow C_3 + C_6$
Die Transketolase benötigt als Coenzyme Thiaminpyrophosphat und Mg^{2+}.

($\nearrow$ Tafel 3.2)

3.3   Kohlenhydratstoffwechsel

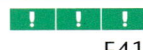

F41

Glykogen

Funktion

Vorkommen

Regulation

Speicherkrankheiten

Funktion: Speicherform für Glucose

Vorkommen:
- v.a. in der Leber (ca. 100 g, Verzweigung nach jedem 8.–10. Rest)
- in der Muskulatur (ca. 250 g, Verzweigung nach jedem 6.–8. Rest → schnellerer Abbau möglich)

Regulation: über die Phosphorylierung der Glykogensynthase und Glykogenphosphorylase durch eine Proteinkinase. Diese wird durch cAMP aktiviert. Die Phosphorylase ist phosphoryliert **aktiv**, die Synthase ist phosphoryliert **inaktiv**:
- **Adrenalin, Glukagon:** cAMP ↑ → aktivierte Proteinkinase phosphoryliert Enzyme → Phosphorylase aktiv / Synthase inaktiv → **Glykogenabbau**
- **Insulin:** cAMP ↓ → Proteinkinase inaktiv → Phosphorylase inaktiv / Synthase aktiv → **Glykogensynthese**

Speicherkrankheiten:
- **Von Gierke-Krankheit (Typ I):** Mangel an Glucose-6-Phosphatase
  → vermehrte Glykogenspeicherung in der Leber, niedriger Nüchternblutzucker
- **Forbes'sche Krankheit (Typ III):** Mangel an Amylo-1,6-Glucosidase
  → Ablagerung von hochverzweigten Glykogenmolekülen in Leber/Muskel
- **Mc-Alder'lesche Krankheit (Typ IV):** Mangel an Glykogenphosphorylase
  → Muskel kann Glykogenreserve nicht zur Arbeitsleistung verwenden

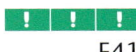
Glykogensynthese

Hexokinase

Phosphoglucomutase

UDP-Glucose-Phosphorylase

Glykogensynthase

Amylo-1,4→1,6-Transglykosidase

Folgende Enzyme katalysieren die Glykogensynthese in der aufgeführten Reihenfolge:

(1) **Hexokinase:** Glucose $\rightarrow$ Glucose-6-P

(2) **Phosphoglucomutase:** Glucose-6-P $\rightarrow$ Glucose-1-P

(3) **UDP-Glucose-Phosphorylase:** Glucose-1-P + UTP $\rightarrow$ UDP-Glucose + PP_i

(4) **Glykogensynthase** (UDP-Glykogen-Glykosyltransferase): Für den Beginn der Glykogensynthese ist ein Startermolekül (Proteinkette = Glykogenin, glykosyliert sich selbst mit einer UDP-Glucose) nötig. Daran werden weitere Glucoseeinheiten geknüpft. Das C_1-Atom der UDP-Glucose wird an das C_4-Atom der letzten verknüpften Glucose angeknüpft $\rightarrow$ es entsteht eine unverzweigte α-**1,4-glykosidische Bindung**. Dabei wird das UDP abgespalten.

(5) **Amylo-1,4$\rightarrow$1,6-Transglykosidase** (Verzweigungsenzym): verknüpft einen Teil der 1,4-Kette (6–10 Reste) **1,6-glykosidisch** mit einer anderen 1,4-Kette

Glykogenabbau

Glykogenphosphorylase

Transglykosylase

Amylo-1,6-Glucosidase

Phosphoglucomutase

Glucose-6-Phosphatase

Folgende Enzyme katalysieren den Abbau in der aufgeführten Reihenfolge:

(1) **Glykogenphosphorylase:** Sie spaltet vom Kettenende her 1,4-glykosidische Bindungen phosphorylytisch bis zum viertletzten Glucoserest vor einer 1,6-Verzweigung. Bei jeder Spaltung wird ein Molekül Glucose-1-Phosphat frei.

(2) **Transglykosylase:** Sie überträgt drei Glucoseeinheiten von einer Verzweigungsstelle auf eine Glykogenkette mit 1,4-glykosidischer Bindung.

(3) **Amylo-1,6-Glucosidase:** Sie spaltet den verbliebenen 1,6-verknüpften Glucoserest an der Verzweigung hydrolytisch ab. Dabei entsteht freie Glucose.

(4) **Phosphoglucomutase:** Glucose-1-Phosphat $\rightarrow$ Glucose-6-Phosphat

(5) **Glucose-6-Phosphatase:** Glucose-6-Phosphat + H_2O $\rightarrow$ Glucose + P_i
Dieses Enzym kommt nur in Leber und Niere vor.

3.3   Kohlenhydratstoffwechsel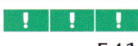

F41

Corizyklus

Kreislauf des Glucose-Kohlenstoffs zwischen Leber- und Muskelglykogen ($\nearrow$ Kap. 15.5).

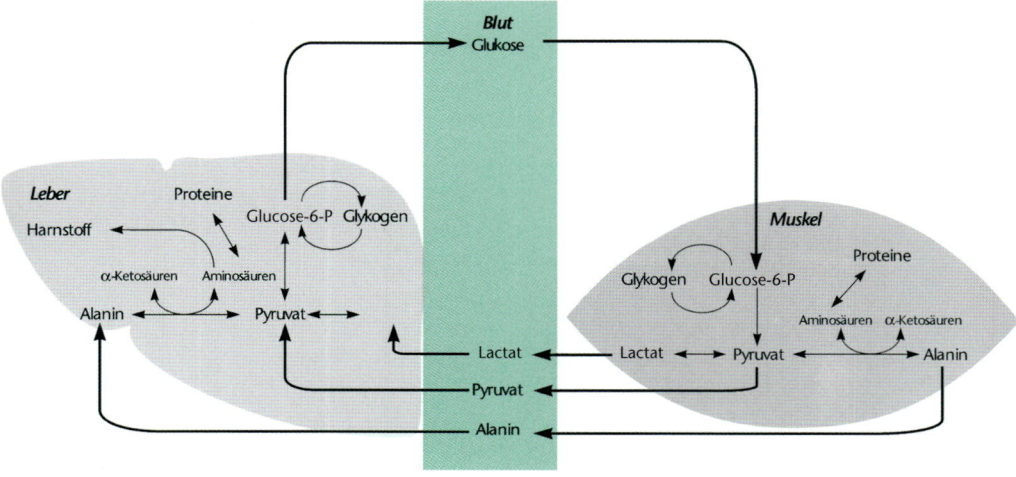

Abb. 3.9: Corizyklus/Alaninzyklus [1]

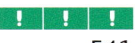
Fructose

Synthese aus Glucose

Abbau

Fructoseintoleranz

Verwendung

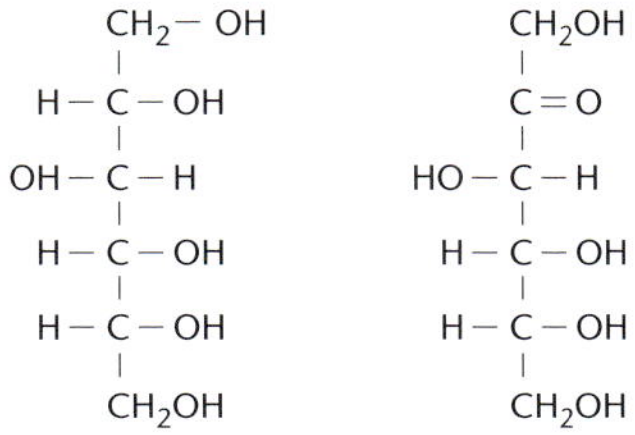

$$
\begin{array}{cc}
CH_2-OH & CH_2OH \\
| & | \\
H-C-OH & C=O \\
| & | \\
OH-C-H & HO-C-H \\
| & | \\
H-C-OH & H-C-OH \\
| & | \\
H-C-OH & H-C-OH \\
| & | \\
CH_2OH & CH_2OH \\
\text{Sorbitol} & \text{D-Fructose}
\end{array}
$$

Abb. 3.10: Sorbitol, Fructose [1]

Synthese aus Glucose:
- Glucose → Sorbitol (*Reduktase,* Coenzym NADPH/H$^+$)
- Sorbitol → Fructose (*Sorbitoldehydrogenase,* Coenzym NAD$^+$)

Abbau der Fructose:

(1) Fructose + ATP → Fructose-1-P + ADP (*Fructokinase*)

(2) Fructose-1-P → Dihydroxyaceton-P + Glycerinaldehyd (*Aldolase B,* nur in der Leber)

(3) **Dihydroxyaceton-P** → Pyruvat (Glykolyse ↗ Tafel 3.1)

(4) **Glycerinaldehyd:** Drei Möglichkeiten der Verwertung:
   - Glycerinaldehyd→ Glycerinaldehyd-3-P (*Triosekinase*) → Pyruvat
   - Glycerinaldehyd→ Glycerat (*Aldehyddehydrogenase*) → 2-Phosphoglycerat (*Glyceratkinase*) → Pyruvat
   - Glycerinaldehyd→ Glycerin (*Dehydrogenase*) → Glycerin-3-P (*Glycerokinase*) → Dihydroxyaceton-P (*Dehydrogenase*) → Pyruvat

Fructoseintoleranz: Mangel an *Aldolase B* → Fructose-1-P reichert sich in der Leber an und hemmt dort die Enzyme der Glykolyse und des Glykogenabbaus → Hypoglykämie

Verwendung: Fructose und Sorbitol werden als Diabetikerzucker eingesetzt, da sie *insulinunabhängig* vom Blut in die Zellen aufgenommen werden.

Galaktose

Synthese aus Glucose

Verwertung

Formen

Galaktosämie

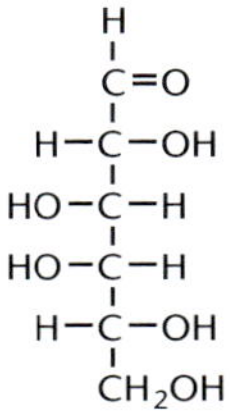

$$
\begin{array}{c}
H \\
| \\
C=O \\
| \\
H-C-OH \\
| \\
HO-C-H \\
| \\
HO-C-H \\
| \\
H-C-OH \\
| \\
CH_2OH
\end{array}
$$

D-Galaktose

Abb. 3.11: D-Galaktose [1]

Synthese aus Glucose:
(1) Glucose → Glucose-6-P (*Hexokinase*) → Glucose-1-P (*Phosphoglucomutase*)
(2) Glucose-1-P + UTP→ UDP-Glucose + PP$_i$ (*Glucose-1-P-UTP-Transferase*)
(3) UDP-Glucose → UDP-Galaktose (*Epimerase*)

Verwertung: Galaktose wird durch UDP-Anknüpfung aktiviert und kann so in Glykogen oder Lactose eingebaut werden.
(1) Galaktose + ATP → Galaktose-1-P + ADP (*Galaktokinase*)
(2) Galaktose-1-P + UDP-Glucose → UDP-Galaktose + Glucose-1-P (*Galaktose-1-P-Uridyl-Transferase*)
(3) UDP-Galaktose → UDP-Glucose (Epimerase) → **Glykogen** (→ Glucose) *oder*
(4) UDP-Galaktose + Glucose → **Lactose** (*Lactose-Synthase* in der Milchdrüse)

Formen:
- exogene Galaktose = Nahrungsgalaktose
- endogene Galaktose = im Körper aus Glucose synthetisierte Galaktose
- UDP-Galaktose kann in Lactose, Glykolipide, Mucopolysaccharide eingebaut werden.

Galaktosämie: Durch eine verminderte Aktivität der Galaktose-1-P-Uridyl-Transferase häuft sich Galaktose-1-P im Blut an und hemmt Enzyme der Glykolyse und Gluconeogenese. Es können schwere Hypoglykämien entstehen.

3.3 Kohlenhydratstoffwechsel

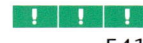

Weitere Zucker

Aminozucker

Uronsäuren

Mucopolysaccharide

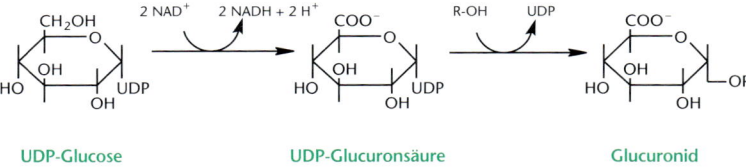

UDP-Glucose   UDP-Glucuronsäure   Glucuronid

Abb. 3.12: Entstehung von Glucuroniden [1]

Aminozucker: kommen in Heteroglykanen, Glykolipiden und Glykoproteinen vor und entstehen durch das Anknüpfen einer Aminogruppe des Glutamins meist an das C_2-Atom von Zuckern (= Transaminierung):

- Fructose-6-P + Glutamin $\rightarrow$ **Glucosamin-6-P** + Glutamat
- **N-Acetyl-Neuraminsäure (NANA):** Bestandteil von Gangliosiden, Oligosacchariden.
  Synthese:
  - Glucosamin-6-P + Acetyl-CoA $\rightarrow$ N-Acetyl-Glucosamin-6-P + CoA
  - N-Acetyl-Glucosamin-6-P $\rightarrow$ N-Acetyl-Mannosamin-6-P
  - N-Acetyl-Mannosamin-6-P + PEP $\rightarrow$ N-Acetyl-Neuraminsäure-9-P + P_i
  - N-Acetyl-Neuraminsäure-9-P $\rightarrow$ N-Acetyl-Neuraminsäure + P_i

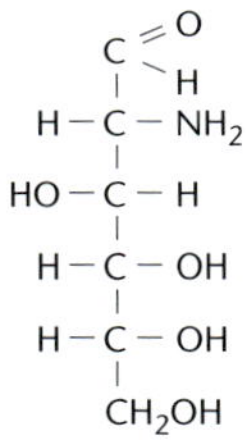

$$
\begin{array}{c}
C \overset{\displaystyle \nearrow O}{\underset{\displaystyle \searrow H}{}} \\
H - C - NH_2 \\
HO - C - H \\
H - C - OH \\
H - C - OH \\
CH_2OH
\end{array}
$$

Glucosamin

Abb. 3.13:
Glucosamin

Uronsäuren: entstehen aus UDP-Zuckern durch zweimalige Oxidation des C_6-Atoms zu COO^-, z.B. **Glucuronsäure** ($\nearrow$ Abb. 3.12): diese ist wichtig für die Konjugation ausscheidungspflichtiger Substanzen, z.B. Arzneimittel $\rightarrow$ es entsteht ein Glucuronid (= mit Glucuronsäure konjugierte Substanz) $\neq$ **Gluconsäure** $\rightarrow$ entsteht durch Oxidation am C_1-Atom

Mucopolysaccharide:
- Aufbau: lineare Ketten 1,4-glycosidisch verknüpfter Disaccharideinheiten
- Bausteine: acetylierte + sulfatierte Aminozucker, Glucuronsäure, Galaktose
- Vorkommen: in Aorta, Bindegewebe, Cornea, Haut, Sehnen
- Bindung an Proteine $\rightarrow$ **Proteoglykane** ($\nearrow$ Karte 26)

3.3 Kohlenhydratstoffwechsel

F41

Glucoseverwertung

Nahrungsaufnahme

Nahrungskarenz

Glucoseaufnahme

Nahrungsaufnahme:

Mit der Nahrung aufgenommene Kohlenhydrate werden resorbiert und dienen zur Auffüllung der Energiespeicher → **Glykogensynthese**, Triacylglycerinsynthese. Gesteuert werden diese Vorgänge durch *Insulin*.

Nahrungskarenz:

Nervensystem, Erythrozyten und Nierenmark sind auf Glucose zur Energiegewinnung angewiesen. Glucose wird über die **Glykogenolyse** und **Gluconeogenese** von der Leber bereitgestellt. Andere Organen ersetzen die Glucoseoxidation durch vermehrten **Fettsäure-Abbau**. Gesteuert werden diese Vorgänge durch *Glucagon, Adrenalin, NA, Glucocorticoiden*.

Glucoseaufnahme:

- **Glucose-Symport:** Na^+-abhängig, in Enterozyten und Tubulusepithelien der Niere
- **Glucosetransporter** (GLUT): Glc-Aufnahme in alle anderen Gewebe

Transporter	Vorkommen	Aufgabe
GLUT 1	Erythrozyten, Endothelzellen	basale Glc-Versorgung
GLUT 2	Hepatozyten Epithelzellen von Niere + Darm, β-Zellen im Pankreas	Glc-Aufnahme in die Leber transepithelialer Transport
GLUT 3	v.a. ZNS, Gewebe	basale Glc-Versorgung
GLUT 4	Fettgewebe, Skelettmuskel	**Insulin**abhängige Aufnahme
GLUT 5	GIT, Spermatozoen	Fructose-Transport
GLUT 7	Leber	Glc-Transport bei Gluconeogenese

5.1 Grundlagen

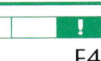

Eigenschaften

Einteilung

Vorkommen

Funktion

Eigenschaften: Gemeinsames Merkmal der Lipide ist die starke **Hydrophobizität.** Lipide sind **lipophil** (= hydrophob), lösen sich also nicht in Wasser, sondern in organischen (unpolaren) Lösungsmitteln.

Einteilung:
- **Fettsäuren:** gesättig, ungesättigt, essentiell
- **Einfache Lipide:** Glycerolipide, Wachse, Öle
- **Komplexe Lipide:** Phospholipide, Sphingolipide, Glykolipide
- **Isoprenderivate:** Steroide, Terpene

Vorkommen:
- **Zellmembranen:** Phospholipide, Sphingolipide, Cholesterin
- **Energiespeicher:** Triacylglycerine (einfache Lipide)
- **Hormone/Signalsubstanzen:** komplexe Lipide, Isoprenderivate
- **Entzündungsmediatoren:** Fettsäuren
- **Bestandteile des Nervensystems:** z.B. Sphingomyelin

Funktion:
- **Depotfett:** Energiespeicher, Isolation, Polster
- **Baufett:** Organfixierung, Körperaufbau, z.B. an den Fußsohlen oder in der Orbita
- **Thermoregulation:** braunes Fettgewebe beim Säugling → Wärmeerzeugung durch Entkopplung der Atmungskette (↗ Kap. 4)

4.1 Citratzyklus

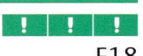

F18

Pyruvatdehydrogenase-Reaktion

Funktion

Reaktionsformel

Coenzyme

Reaktionsschritte

Regulation

Funktion: Durch die Pyruvatdehydrogenase-Reaktion wird die Glykolyse mit dem Citratzyklus verknüpft. Die Pyruvatdehydrogenase ist ein Multienzymkomplex in den Mitochondrien, der die **oxidative Decarboxylierung von Pyruvat zu Acetyl-CoA** katalysiert, welches in den Citratzyklus eingeschleust werden kann.

Reaktionsformel: Pyruvat + CoA + NAD^+ $\rightarrow$ Acetyl-CoA + CO_2 + $NADH/H^+$

irreversible Reaktion $\rightarrow$ Acetyl-CoA kann nicht zu Pyruvat zurückverwandelt werden!

Coenzyme: Die PDH-Reaktion benötigt folgende Coenzyme:

- Thiaminpyrophosphat (TPP)
- Liponamid
- FAD, NAD^+
- Coenzym A

Reaktionsschritte:

(1) Pyruvat wird an TPP gebunden und decarboxyliert (*Pyruvat-Decarboxylase*).
(2) Die Hydroxyethylgruppe wird auf Liponamid übertragen und oxidiert.
(3) Die Acetylgruppe wird auf Coenzym A übertragen (*Lipoat-Transacetylase*).
(4) Reduziertes Liponamid wird oxidiert (*Dihydrolipoat-Dehydrogenase* + FAD).

Regulation:

- **Inaktivierung der PDH:** Endprodukthemmung durch Acetyl-CoA, $NADH/H^+$, GTP und ATP. Acetyl-CoA und $NADH/H^+$ aktivieren eine Kinase $\rightarrow$ **Phosphorylierung** der PDH $\rightarrow$ Inaktivierung
- **Aktivierung der PDH:**
  - durch **Insulin** $\rightarrow$ stimuliert die **Dephosphorylierung** der PDH durch eine Phosphatase $\rightarrow$ Beschleunigung der Umwandlung von Pyruvat zu Acetyl-CoA
  - durch die Metabolite **AMP** und **ADP**

4 Citratzyklus und Atmungskette 46

4.1 Citratzyklus

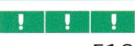

F18

Überblick

Reaktionen

Bedeutung

Reaktionen: Im Citratzyklus wird Acetyl-CoA schrittweise über mehrere enzymkatalysierte Reaktionen zu CO_2 abgebaut. Die einzelnen Reaktionen mit Strichformeln sind auf Tafel 4.1 aufgeführt.

(1) Oxalacetat + Acetyl-CoA + H_2O → Citrat + CoA-SH (*Citratsynthase*)

(2) Citrat → Isocitrat (*Aconitase*)

(3) Isocitrat + NAD^+ → α-Ketoglutarat + **$NADH/H^+$** + CO_2 (*Isocitratdehydrogenase*)

(4) α-Ketoglutarat + NAD^+ + CoA-SH → Succinyl-CoA + **$NADH/H^+$** + CO_2 (*α-Ketoglutaratdehydrogenase*)

(5) Succinyl-CoA + GDP + P_i → Succinat + GTP + CoA-SH (*Succinatthiokinase*)

(6) Succinat + FAD → Fumarat + **$FADH_2$** (*Succinatdehydrogenase*)

(7) Fumarat + H_2O → Malat (*Fumarase*)

(8) Malat + NAD^+ → Oxalacetat + **$NADH/H^+$** (*Malatdehydrogenase*)

Bedeutung: Der Citratzyklus liefert energiereiche Verbindungen und Substrate für verschiedene Biosynthesen (anabole Funktion).

- **Oxidation von Acetyl-CoA zu CO_2:** Dabei entstehen $NADH/H^+$ und $FADH_2$, die in der Atmungskette unter ATP-Gewinn oxidiert werden.
- **Anabole Funktion:** Zwischenprodukte des Citratzyklus können als Ausgangsstoffe für verschiedene Synthesewege verwendet werden:
  - **Fettsäuresynthese:** Citrat → Acetyl-CoA
  - **Synthese von Aminosäuren:** α-Ketoglutarat → Glutamat
  - **Hämsynthese:** Succinyl-CoA → δ-Amino-Laevulinsäure
  - **Purine, Pyrimidine:** Oxalacetat → Aspartat
  - **Gluconeogenese:** Oxalacetat → Glucose

4.1 Citratzyklus

F18

Bilanz

Regulation

Bilanz

Acetyl-CoA $+ 3$ $NAD^+ + 1$ $FAD + (GDP + P_i) + 2$ H_2O

$\rightarrow 2$ $CO_2 + CoA\text{-}SH + \textbf{3 NADH/H}^+ + \textbf{1 FADH}_2 + \textbf{GTP}$

Es werden **12 Mol ATP** pro Mol Acetyl-CoA durch die Verwertung der energiereichen Produkte des Citratzyklus in der Atmungskette gewonnen ($\nearrow$ Karte 52) :
- **9 ATP** durch **NADH/H$^+$-Verwertung** (3 ATP/ NADH/H$^+$)
- **2 ATP** durch **FADH$_2$-Verwertung** (2 ATP/ FADH$_2$)
- **1 GTP** entspricht 1 ATP
- **Pro Glucose**molekül, das in der aeroben Glykolyse abgebaut wird, entstehen **2** Moleküle **Acetyl-CoA**. Bezieht man das in der PDH-Reaktion gewonnene NADH/H$^+$ mit in die Bilanz ein, entstehen durch die PDH-Reaktion, den Citratzyklus und die Atmungskette pro verstoffwechselter Glucose 30 ATP.

Regulation
- **Isocitratdehydrogenase:** wichtigstes Schrittmacherenzym des Citratzyklus
  - *gehemmt* durch ATP und NADH/H$^+$
  - *aktiviert* durch ADP
- **Citratsynthase:**
  - *gehemmt* durch mitochondriales ATP und NADH/H$^+$
- **Succinatdehydrogenase, Malatdehydrogenase:**
  - *gehemmt* durch Oxalacetat und Malonat
  - *aktiviert* durch Succinat

4.2   Atmungskette

Transportsysteme für NADH/H$^+$

α-Glycerophosphat-Dehydrogenase

Malat-Aspartat-Shuttle

NADH/H$^+$ kann die Mitochondrienmembran nicht passieren. Um die enthaltene Energie dennoch in der Atmungskette verwerten zu können, werden Transportsysteme benötigt, die jedoch nicht NADH/H$^+$, sondern nur dessen Elektronen transportieren.

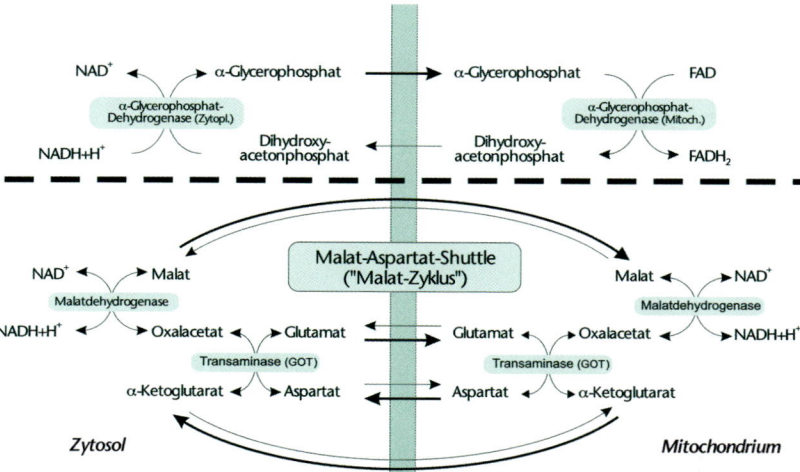

Abb. 4.1: Transportsysteme für NADH/H$^+$ [1]

4.2 Atmungskette

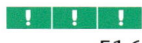

F16

Überblick

Bedeutung: Die Atmungskette wandelt Stoffwechselenergie in eine nutzbare Form von Energie, das ATP, um.

Funktionsprinzip: Wasserstoff, der auf Substrate der Atmungskette übertragen wurde, wird schrittweise in Form von H^+ bzw. Elektronen über mehrere Komplexe auf Sauerstoff übertragen. Der Elektronentransport zwischen den Komplexen bewirkt das Pumpen von Protonen aus der mitochondrialen Matrix in den Intermembranraum (**10 Protonen** pro $NADH/H^+$, **6 Protonen** pro $FADH_2$). Dabei wird ein Protonengradient aufgebaut, der den Rückfluss von Protonen durch die ATP-Synthase in die Matrix bewirkt → ATP entsteht.

$\implies$ formal: $H_2 + \frac{1}{2} O_2 \rightarrow H_2O$ (Knallgasreaktion). Ein Teil der in der Atmungskette stufenweise freiwerdenden Energie wird zur Bildung von ATP aus $ADP+P_i$ verwendet (21 kcal). Der größere Teil der Energie (31 kcal) wird als Wärme frei.

Lokalisation: innere Mitochondrienmembran

Substrate: Sie liefern den Wasserstoff an die Atmungskette.
- **$NADH/H^+$:** v.a. aus dem *Citratzyklus*, z.T. aus der β-*Oxidation* von Fettsäuren sowie der *aeroben Glykolyse*, der Pyruvatdehydrogenase-Reaktion und der oxidativen Desaminierung von Aminosäuren
- **$FADH_2$:**
  - aus der β-*Oxidation* von Fettsäuren (Acyl-CoA-Dehydrogenase)
  - α-*Glycerophosphat-Dehydrogenase*-Reaktion (in Mitochondrien) (↗ Karte 48)
  - *Succinat-Dehydrogenase*-Reaktion (im Citratzyklus), auch Teil der Atmungskette

ATP/ADP-Transport: Für ATP und ADP existiert ein Tranportmechanismus durch die Mitochondrienmembran, die *Adeninnukleotid-Translokase.* ATP gelangt im Antiport mit ADP aus dem Mitochondrium ins Zytosol.

4.2 Atmungskette

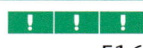

F16

Aufbau

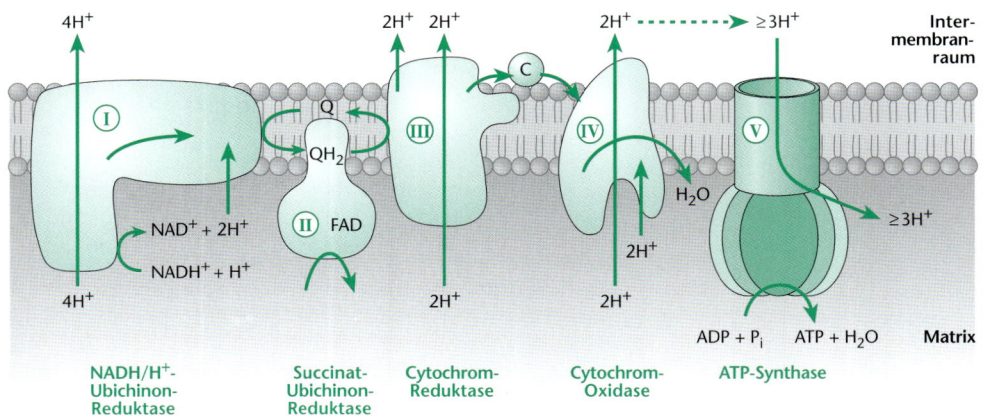

Abb. 4.2: Atmungskette [2]

Die Atmungskette besteht aus vier **Enzymkomplexen (Komplex I–IV)**, die über zwei **Elektronen-Carrier (Ubichinon Q, Cytochrom c)** verbunden sind. Die ATP-Synthase wird manchmal auch als Komplex V bezeichnet.

- **Komplex I+II** übertragen **H$^+$**
- **Komplex III+IV** übertragen **Elektronen**
- Die **ATP-Synthase** erzeugt mittels des Protonengradienten **ATP**.

4.2 Atmungskette

F16

Ablauf der Atmungskette

Kaskaden

Enzymkomplexe

Kaskaden: der Ablauf der Atmungskette wird oft in drei übergeordnete Kaskaden eingeteilt:
(1) H^+ wird auf Ubichinon übertragen (vom $NADH/H^+$, $FADH_2$).
(2) Die H^+-Elektronen werden auf das Cytochromsystem übertragen.
(3) Die H^+-Elektronen werden auf O_2 übertragen ($1/2\ O_2 + 2e^- \rightarrow O^{2-} + H_2 \rightarrow H_2O$).

Enzymkomplexe	Aufgabe	Bestandteile
Komplex I $NADH/H^+$-Ubichinon-Reduktase (= $NADH/H^+$-Dehydrogenase)	oxidiert $NADH/H^+$ und überträgt das H^+ auf *Ubichinon*	Flavinmononukleotid (FMN), Fe^{2+}-S-Protein
Komplex II Succinat-Ubichinon-Reduktase / Succinat-Dehydrogenase	überträgt H^+ von $FADH_2$ direkt auf *Ubichinon*	Fe^{2+}-S-Protein (= nicht hämingebundenes Eisen)
Komplex III Ubihydrochinon-Cytochrom-c-Reduktase (auch b/c_1-Komplex)	überträgt Elektronen von Ubihydrochinon auf *Cytochrom c*	Cytochrom b + c_1, Häm
Komplex IV Cytochrom-c-Oxidase	überträgt Elektronen von Cytochrom c auf *Sauerstoff*	Cytochrom $a_1 + a_3$ 2 Hämgruppen 2 Kupferatome

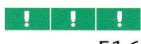

Oxidative Phosphorylierung

Bedeutung

ATP-Synthese

P/O-Quotient

Bedeutung: Kopplung des Elektronentransports der Atmungskette mit der ATP-Synthese über einen aufgebauten Protonengradienten.

ATP-Synthese: Katalysator ist die **ATP-Synthase** (= F_1/F_0-ATPase), ein Proteinkomplex in der inneren Mitochondrienmembran. Sie besteht aus 2 Untereinheiten:

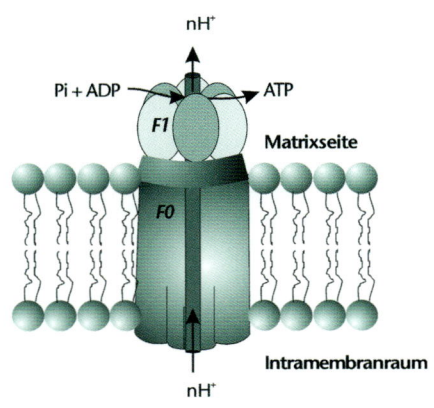

- **F_0: Protonenleitender Kanal:** H^+-Ionen, die während des Elektronentransports in den Intermembranraum gepumpt wurden, fließen dadurch zurück in den Matrixraum. Antrieb hierfür ist der Konzentrationsgradient der Protonen.
- **F_1: Reaktionszentrum der ATP-Synthese:** 5 verschiedene Polypeptide, deren Konformation sich durch den Protonenfluss ändert. Die hierbei freigesetzte Energie wird zur ATP-Synthese verwendet (ADP + P_i → ATP).

Abb. 4.3: ATP-Synthase [1]

P/O-Quotient: Verhältnis von gewonnenem ATP zu verbrauchtem O_2. Da die Komplexe I, III und IV neben dem Elektronentransport auch als Protonenpumpen wirken (↗ Abb. 4.2), entsteht gemessen an der Kraft der Pumpe pro Komplex 1 ATP (d.h. maximal 3 ATP/oxidiertem H_2).
- pro **NADH/H^+** → **3 ATP** (P/O-Quotient = 3)
- pro **$FADH_2$** → **2 ATP** (P/O-Quotient = 2), da es erst bei Ubichinon einmündet

4.2 Atmungskette

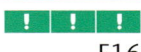

Regulation

Aktivierung/Hemmung

Hemmstoffe

Entkoppler

Die Regulation ist an den ATP-Bedarf angepasst:
- **Aktivierung** durch ADP (entsteht vermehrt bei hohem Energieverbrauch)
- **Hemmung** durch ATP und NAD^+

Hemmstoffe: hemmen den **Elektronentransport** (Atmungskette + Phosphorylierung sind gehemmt $\rightarrow$ P/O-Quotient bleibt gleich)
- *Amytal* (Barbiturat): hemmt Komplex I (H^+-Übertragung von FMN auf Ubichinon)
- *Antimycin A:* hemmt Komplex III (Reaktion Cytochrom b $\rightarrow$ Cytochrom c_1)
- *CO, H_2S, CN^-* (Blausäure): hemmen Komplex IV (Cytochromoxidase)
- *Oligomycin:* hemmt Komplex V (ATP-Synthase)

Entkoppler: trennen die Atmungskette von der **ATP-Synthese** durch die Bildung protonendurchlässiger Kanäle in der inneren Mitochondrienmembran. Dadurch kann kein Protonenkonzentrationsgradient aufgebaut und folglich kein ATP produziert werden. Die Atmungskette läuft dennoch normal ab $\Longrightarrow$ P/O-Quotient < 3, die Energie wird als Wärme frei. Diesen Mechanismus findet man im braunen Fettgewebe oder bei Tieren im Winterschlaf zur Energiegewinnung.
- *Dinitrophenol*
- *Valinomycin*
- *Arsenat*

Eine Ausschaltung der Atmungskette führt zum sofortigen Tod.

5.2 Einteilung

F3

Fettsäuren

Bedeutung

Arten

Nomenklatur

Wichtige Fettsäuren

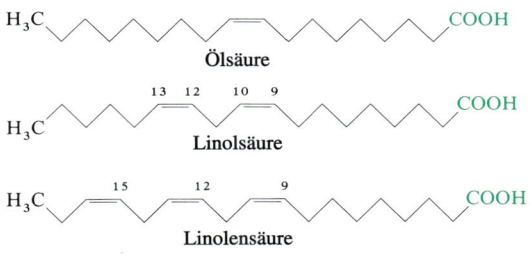

Abb. 5.1: C18-Fettsäuren [3]

Bedeutung: Fettsäuren sind die Bausteine, aus denen verschiedene komplexe Lipide zusammengesetzt sind. Außerdem sind sie Ausgangsstoff der Synthese von Leukotrienen, Prostaglandinen und Thromboxanen.

Arten: Bei Fettsäuren handelt sich um Kohlenwasserstoffketten mit einer geraden oder ungeraden Anzahl an C-Atomen. Man unterscheidet:
- **Gesättigte Fettsäuren**: besitzen keine Doppelbindung
- **Ungesättigte Fettsäuren**: besitzen eine oder mehrere Doppelbindungen
- **Essentielle Fettsäuren**: FS, die der Körper nicht selbst synthetisieren kann: *Linolsäure, Linolensäure*

Nomenklatur: am Beispiel der Ölsäure (18:1 $^{\Delta 9}$)
- Anzahl der **C-Atome** : Anzahl der **Doppelbindungen** (hier 18:1)
- Δ steht für das **C-Atom**, an dem die **Doppelbindung** beginnt (hier C_9)
- das C_1-Atom trägt die COOH-Gruppe
- Daneben existiert noch die ω-Schreibweise, bei der das letzte CH_3-Atom der Fettsäure als ω-C-Atom bezeichnet wird.

Wichtige Fettsäuren:
- Buttersäure (4:0)
- Palmitinsäure (16:0), Palmitoleinsäure (16:1 $^{\Delta 9}$)
- Stearinsäure (18:0), Ölsäure (18:1 $^{\Delta 9}$), Linolsäure (18:2 $^{\Delta 9,12}$), Linolensäure (18:3 $^{\Delta 9,12,15}$)
- Arachidonsäure (20:4 $^{\Delta 5,8,11,14}$)

5.2   Einteilung

Einfache Lipide

> Glycerolipide
>
> Wachse
>
> Öle

Glycerolipide (Fette): Sie leiten sich vom Glycerin ab → Glycerintriester. Alle 3 Hydroxylgruppen sind mit Fettsäuren (meist Palmitin-, Stearin-, Öl-, Linol-, Linolensäure) verestert → **Triglyceride** (=Triacylglycerine).

Wachse: Ester zwischen einer langkettigen Fettsäure und einem einwertigen Alkohol.

Öle:
- *Aufbau:* entspricht dem der Glycerolipide. Sie enthalten aber einen hohen Anteil an mehrfach ungesättigten FS: **Glycerinester + mehrfach ungesättigte FS** (z.B. Linolsäure, Linolensäure, Arachidonsäure)
- Wegen des hohen Anteils an ungesättigten Fettsäuren sind Öle bei Raumtemperatur **flüssig**.

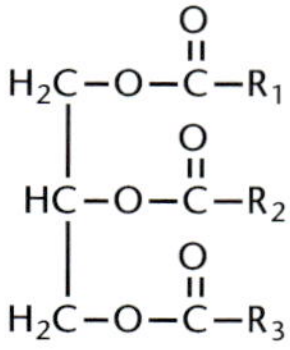

$$H_2C-O-\overset{\displaystyle O}{\overset{\|}{C}}-R_1$$
$$HC-O-\overset{\displaystyle O}{\overset{\|}{C}}-R_2$$
$$H_2C-O-\overset{\displaystyle O}{\overset{\|}{C}}-R_3$$

Triglyceride

$$H_3C-CH_2-O-\overset{\displaystyle O}{\overset{\|}{C}}-R_1$$

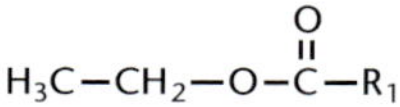

Wachse

Abb. 5.2: Grundstruktur von Triglyceriden und Wachsen [1]

5.2 Einteilung

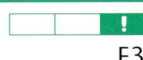

Komplexe Lipide I

Phospholipide

Phosphatidylcholin

Phosphatidylserin

Phosphatidylethanolamin

Phosphatidylinositol

Cardiolipin

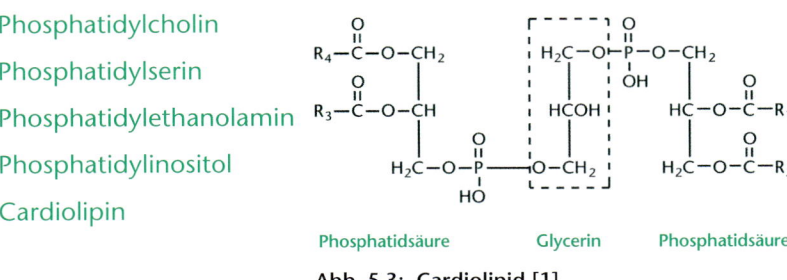

Phosphatidsäure   Glycerin   Phosphatidsäure

Abb. 5.3: Cardiolipid [1]

Phospholipide:

- sind **amphiphil**, d.h. sie haben sowohl hydrophobe als auch hydrophile Anteile
  - → Ausbildung von Lipiddoppelschichten
- *Struktur:*
  - **Phosphatidsäure:** *Glycerin*, das mit *zwei Fettsäuren* und einer *Phosphorsäuregruppe* verestert ist. An die Phosphorsäuregruppe ist ein *Rest* (R = z.B. Cholin, Serin, Ethanolamin, Inosistol) angeknüpft.
  - Weitere Phospholipidstruktur: **Cardiolipid** = Glycerin + zwei Phosphatidsäuren

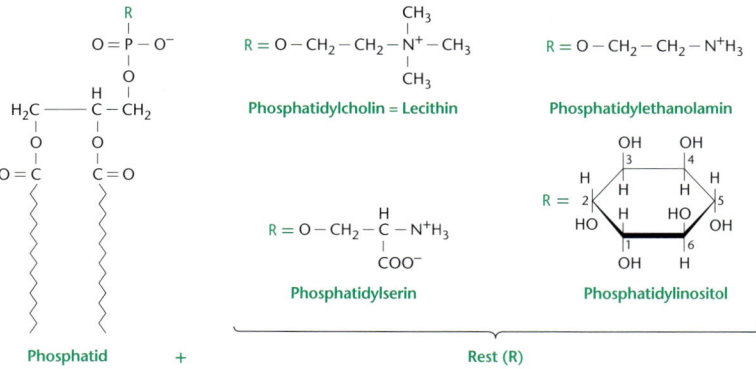

Abb. 5.4: Phospholipide [9]

F3

Komplexe Lipide II

Sphingolipide

Glykolipide

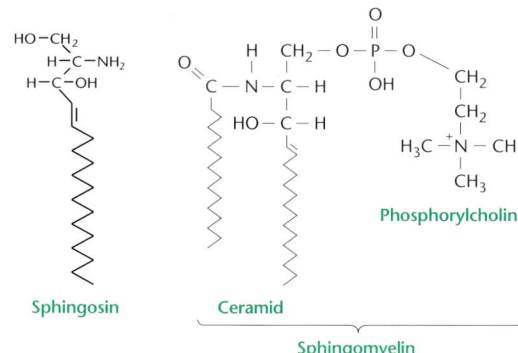

Abb. 5.5: Sphingosin, Sphingomyelin [1]

Sphingolipide: Grundbestandteil ist der Aminoalkohol **Sphingosin**.
- **Ceramid:** Sphingosin + FS
- **Sphingomyelin:** Ceramid + Phosphorylcholin (Bestandteil von Myelinscheiden im Nervensystem)
- **Cerebrosid:** Ceramid + Monosaccharid, meist Galaktose
- **Sulfatid:** Ceramid + Sulfomonosaccharid, meist Sulfogalaktose
- **Gangliosid:** Ceramid + komplexer Kohlenhydrat-Anteil aus Glucose, Galaktose, N-Acetyl-Galaktosamin, Sialinsäuren

Glykolipide: enthalten Zuckerreste verschiedener Länge
- **Glyceroglykolipide:** Glycerinderivat mit Zuckerrest
- **Sphingoglykolipide:** Cerebroside, Sulfatide, Ganglioside

5.2   Einteilung

Isoprenderivate

Terpene

Steroide

Unter Isoprenderviaten versteht man Lipide, die sich
vom Isopren (= 2-Methyl-$\Delta^{1,3}$-butadien) ableiten.

$$CH_3$$
$$|$$
$$CH_2{=}C{-}CH{=}CH_2$$
Isopren

Terpene:

- entstehen durch die Polymerisation mehrerer Isopreneinheiten
- *Beispiele:* Carotinoide (= β-Carotin, Vorstufen von Vitamin A
  und Retinal), Tocopherol, Phyllochinon, Pheromone (Duftstoffe) (↗ Kap. 10)

Steroide:

- leiten sich vom Steran ab
- *Beispiele:* Cholesterin, Gallensäuren, Vitamin D, Steroidhormone

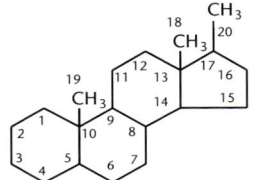

Abb. 5.6: Steran [1]

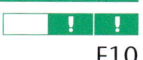
Amphiphile Lipide

Monomolekulare Schicht

Mizelle

Lipiddoppelschicht

Liposom

Lipide, die sowohl *hydrophile* als auch *hydrophobe* Anteile besitzen, werden als **amphiphil** bezeichnet. Sie können sich an Grenzschichten zwischen polaren und unpolaren Lösungsmitteln und in Wasser folgendermaßen anordnen:

(1) Monomolekulare Schicht: Die hydrophilen Anteile ragen ins Wasser, die hydrophoben in das angrenzende Medium. Dadurch können sich keine Wasserstoffbrücken zwischen den Wassermolekülen ausbilden und die Oberflächenspannung des Wassers nimmt ab.

(2) Mizelle: Ist eine gewisse Menge an Lipiden im Wasser vorhanden, lagern sie sich kugelförmig (die hydrophoben Anteile nach innen) zusammen.

(3) Lipiddoppelschicht: bildet Zellmembranen und besteht v.a. aus Phosphoglyceriden; außen finden sich hydrophile, innen hydrophobe Anteile.

(4) Liposom: zu einem Ring zusammen gelagerte Lipiddoppelschicht, umschließt Wasser.

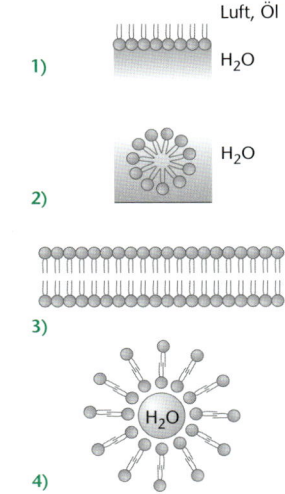

Abb. 5.7: Anordnung von amphiphilen Lipiden

5.4 Lipidstoffwechsel

Fettsäurebiosynthese I

Bilanz

Ablauf

Bilanz: Acetyl-CoA + 7 Malonyl-CoA + 14 NADPH/H$^+$
$\rightarrow$ CH$_3$–(CH$_2$)$_{14}$–COOH (Palmitinsäure) + 7 CO$_2$ + 8 CoA + 14 NADP$^+$ + 6 H$_2$O

Ablauf:

(1) Acetyl-CoA + ATP + CO$_2$ $\rightarrow$ Malonyl-CoA + ADP + P$_i$
 (Acetyl-CoA wird durch die **Acetyl-CoA-Carboxylase** zum reaktionsfreudigeren Malonyl-CoA. Diese benötigt Biotin als Coenzym.

Die weiteren Schritte werden durch die **Fettsäuresynthase** (= Multienzymkomplex mit zentraler + peripherer SH-Gruppe) katalysiert:

(2) Anlagerung von Acetyl-CoA an die zentrale SH-Gruppe
(3) Übertragung des Acetylrests auf die periphere SH-Gruppe
(4) Anlagerung eines Malonylrests an die wieder freie zentrale SH-Gruppe
(5) Verknüpfung des Malonyl- mit dem Acetylrest an der zentralen SH-Gruppe, dabei wird CO$_2$ abgespalten
(6) Reduktion mit NADPH/H$^+$ (dieses wird zu NADP$^+$)
(7) Dehydratation
(8) Reduktion mit NADPH/H$^+$
(9) $\Longrightarrow$ Ein C$_4$-Molekül wurde gebildet und auf die periphere SH-Gruppe übertragen. Jetzt kann wieder ein Malonyl-CoA an die zentrale SH-Gruppe angelagert werden und der Zyklus beginnt von vorn.

Pro Zyklus werden 2 C-Atome angeknüpft. Es werden v.a. C$_{16}$- und C$_{18}$-Fettsäuren synthetisiert (Palmitin-, Stearinsäure). Wird als Startermolekül Propionyl-CoA (statt Acetyl-CoA) verwendet, können ungeradzahlige FS synthetisiert werden.

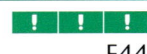
Fettsäurebiosynthese II

Lokalisation

Funktion

Regulation

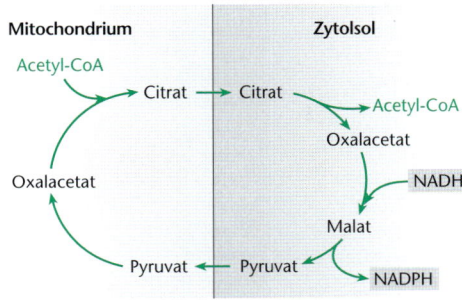

Abb. 5.8: Acetyl-CoA-Transport

Lokalisation: Die de-novo-Synthese von Fettsäuren findet im **Zytosol** fast aller Zellen statt. Dazu muss das im Mitochondrium gebildete Acetyl-CoA ins Zytosol transportiert werden. Als Transporter dient dabei Citrat.

Das **Acetyl-CoA** für die FS-Synthese stammt aus der
- Glykolyse: Pyruvat $\rightarrow$ Acetyl-CoA (*Pyruvatdehydrogenase*)
- Reaktion von Citrat $\rightarrow$ Oxalacetat + Acetyl-CoA (*Citratlyase*)

NADPH/H$^+$ stammt v.a. aus dem Pentosephosphatweg.

Funktion: Energiespeicherung bei überschüssiger Nahrungsaufnahme

Regulation: Schrittmacher der FS-Synthese ist die *Acetyl-CoA-Carboxylase*, die **dephosphoryliert aktiv** ist (also bei niedrigen cAMP-Spiegeln im Zytosol):
- **aktiviert** durch **Citrat** ($\rightarrow$ Acetyl-CoA), **ATP**, **NADPH/H$^+$**
- **aktiviert** durch den Einfluss von **Insulin**
- **gehemmt** durch **Acyl-CoA** (= aktivierte FS)

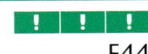
Synthese ungesättigter Fettsäuren

Arachidonsäure

Eicosanoidsynthese

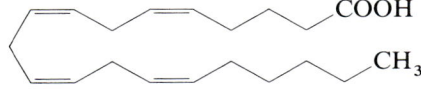

Abb. 5.9: Arachidonsäure [3]

Ungesättigte Fettsäuren werden durch die Einführung von Doppelbindungen mittels der **Acyl-CoA-Desaturase** in der Leber synthetisiert.
Doppelbindungen können vom Körper **nur bis zum C_9-Atom** eingefügt werden.

Arachidonsäure:

Einführung von Doppelbindungen in eine FS
(1) Ausgangsmetabolit ist aktivierte Linolsäure (= Linolsäure-CoA, essentiell)
(2) Einführung einer Doppelbindung zwischen C_6/C_7 (*Desaturase*):
   Linolsäure-CoA + O_2 + NADPH/H$^+$ → FS ($^{\Delta\,6,9,12}$) + H_2O + NADP$^+$
(3) Kettenverlängerung um zwei C-Atome mittels Malonyl-CoA + 2 NADPH/H$^+$ → FS ($^{\Delta\,8,11,14}$)
(4) Einführung einer weiteren Doppelbindung zwischen C_5/C_6 (*Desaturase*)
   → Arachidonsäure ($^{\Delta\,5,8,11,14}$)

Eicosanoide: Prostaglandine, Prostacycline, Thromboxane, Leukotriene

- Arachidonsäure wird durch die Phospholipase A_2 aus Membranen gespalten
- aus Arachidonsäure entstehen:
  - Prostaglandine, Prostacycline, Thromboxane (**Cyclooxygenase** + *Endoperoxidase*)
  - Leukotriene (**Lipoxygenase**)

5.4   Lipidstoffwechsel

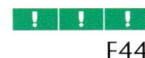

F44

Synthese von Fetten

Einfache Lipide

Phosphatidsäure

Diacylglycerin

Triacylglycerin

Komplexe Lipide

Phospholipide

Sphingolipide

Die Synthese von Fetten (= **Lipogenese**) aus aktivierten Fettsäuren (Acyl-CoA) + Glycerin wird v.a. durch Insulin reguliert.

Einfache Lipide: Die Enzyme sind im endoplasmatischen Retikulum lokalisiert.
- Ausgangsstoff ist **Glycerin-3-Phosphat:**
  - Leber/Niere: Glycerin $\rightarrow$ Glycerin-3-P (*Glycerinkinase*)
  - Muskel/Fettgewebe: DAP $\rightarrow$ Glycerin-3-P (*Glycerinphosphatdehydrogenase*)
- **Phosphatidsäure (= Glycerin + 2 FS + 1 P):** Glycerin-3-P + 2 Acyl-CoA $\rightarrow$ Phosphatidsäure + 2 CoA-SH (*Glycerin-3-P-Acyltransferase*)
- **Diacylglycerin (= Glycerin + 2 FS + 1 OH-Gruppe):** Phosphatidsäure + H_2O $\rightarrow$ Diacylglycerin + PO_4^{3-} (*Phosphatase*)
- **Triacylglycerin (= Glycerin + 3 FS):** Diacylglycerin + 1 Acyl-CoA $\rightarrow$ Triacylglycerin + CoA-SH (*Diacylglycerin-Acyltransferase*)

Komplexe Lipide: (↗ Karte 57, 58)
- **Phospholipide:** Bausteine (z.B. Cholin, Ethanolamin) werden z.T. durch Anknüpfung von Cytidindiphosphat aktiviert $\rightarrow$ Es entstehen CDP-Cholin oder CDP-Ethanolamin, die unter CMP-Abspaltung auf Diacylglycerin übertragen werden.
- **Sphingolipide:** Sphingosin (als Grundbestandteil) wird aus Palmitoyl-CoA synthetisiert:
  - Palmitoyl-CoA + Serin + $NADPH/H^+$ $\rightarrow$ Dihydrosphingosin (= Sphinganin) (Pyridoxalphosphat-abhängig)
  - Sphinganin + FAD $\rightarrow$ Sphingosin + $FADH_2$ (Doppelbindung eingeführt)

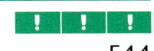
Abbau von Fetten

Lipasen

Aktivierung
von Fettsäuren

Transport

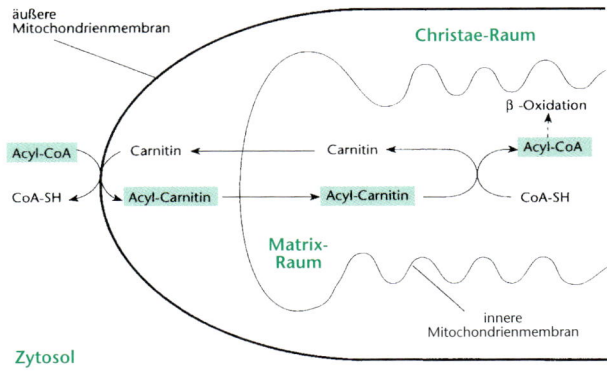

Abb. 5.10: FS-Transport über die Mitochondrienmembran [1]

Die im Fettgewebe gespeicherten Triacylglyceride werden bei Nahrungskarenz gespalten (**Lipolyse**) und deren Bestandteile ans Blut abgegeben.

Lipasen: Enzyme zum Abbau von Fetten zu Fettsäuren
- Triacylglycerin + 2 H_2O → Monoacylglycerin + 2 FS (*Triacylglycerinlipase*, phosphoryliert aktiv)
  - **aktiviert** durch **(Nor-) Adrenalin, Glucagon, ACTH**
  - **gehemmt** durch **Insulin**
- Monoacylglycerin + H_2O → Glycerin + 1 FS (*Monoacylglycerinlipase*)
- Phospholipide werden durch *Phospholipasen* (z.B. *PLA$_2$, PLC*) abgebaut.
- Sphingolipide werden durch *lysosomale Hydrolasen* abgebaut.

Aktivierung von Fettsäuren: Bildung von reaktionsfreudigen **Acyl-CoA**-Verbindungen
- FS + ATP → Acyl-AMP + PP (*Thiokinase*, Mg^{2+})
- Acyl-AMP + CoA → Acyl-CoA + AMP (*Thiokinase*, Mg^{2+})

Transport: Fettsäuren können nur mit Hilfe des **Carnitins** die innere Mitochondrienmembran überwinden (↗ Abb. 5.10).
Acyl-CoA wird im Cytosol auf Carnitin (Trimethyl-γ-Amino-β-Hydroxybuttersäure) übertragen. Es entsteht CoA-SH + Acylcarnitin, welches über die Membran transportiert wird. In der Mitochondrienmatrix wird aus Acylcarnitin + CoA-SH wieder Acyl-CoA + Carnitin.

5.4 Lipidstoffwechsel

β-Oxidation

Funktion

Lokalisation

Ablauf

Bilanz

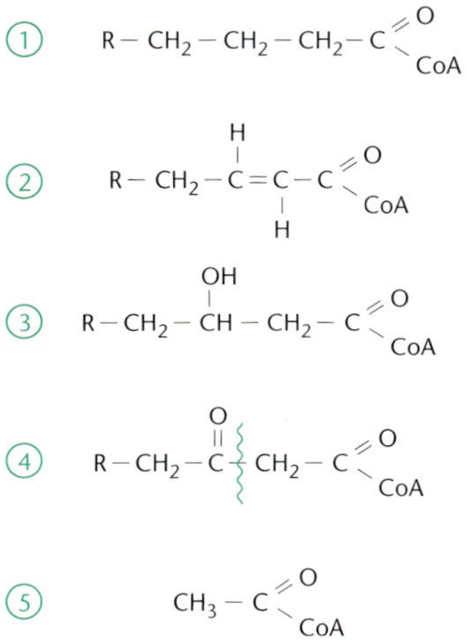

① $R - CH_2 - CH_2 - CH_2 - C \diagdown_{CoA}^{O}$

② $R - CH_2 - \overset{H}{\underset{H}{C}} = C - C \diagdown_{CoA}^{O}$

③ $R - CH_2 - \overset{OH}{\underset{}{CH}} - CH_2 - C \diagdown_{CoA}^{O}$

④ $R - CH_2 - \overset{O}{\underset{}{C}} \{ CH_2 - C \diagdown_{CoA}^{O}$

⑤ $CH_3 - C \diagdown_{CoA}^{O}$

Abb. 5.11: β-Oxidation (Strichformeln) [1]

13/23

Funktion: schrittweiser Abbau von Fettsäuren zu Acetyl-CoA. Dieses wird in Citratzyklus und Atmungskette unter Energiegewinn verwertet.

Lokalisation: Mitochondrienmatrix der Zelle (nicht in Erythrozyten und Nervenzellen)

Ablauf: Strichformeln zu den bezifferten Molekülen ↗ Abb. 5.11
- Acyl-CoA (**1**) + FAD → Enoyl-CoA (**2**) + FADH$_2$ (*Acyl-CoA-Dehydrogenase*)
- Enoyl-CoA + H$_2$O → L-Hydroxy-Acyl-CoA (**3**) (*Enoyl-CoA-Hydratase*)
- L-Hydroxy-Acyl-CoA + NAD$^+$ → Ketoacyl-CoA (**4**) + NADH/H$^+$
  (*L-Hydroxyacyl-CoA-Dehydrogenase*)
- Ketoacyl-CoA + CoA-SH → Acyl-CoA + Acetyl-CoA (**5**)
  (*Ketothiolase* → thiolytische Spaltung)

Bilanz: Beim Abbau eines Moleküls Palmitoyl-CoA (C$_{16}$) werden **131 ATP** frei.
Palmitoyl-CoA + 7 FAD + 7 NAD$^+$ → 8 Acetyl-CoA + 7 FADH$_2$ + 7 NADH/H$^+$
- **12 ATP**/Acetyl-CoA durch Oxidation in Citratzyklus und Atmungskette
- **2 ATP**/FADH$_2$, **3 ATP**/NADH/H$^+$ durch Verwertung in der Atmungskette

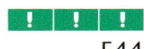
Abbau besonderer Fette

Ungeradzahlige Fettsäuren

Ungesättigte Fettsäuren

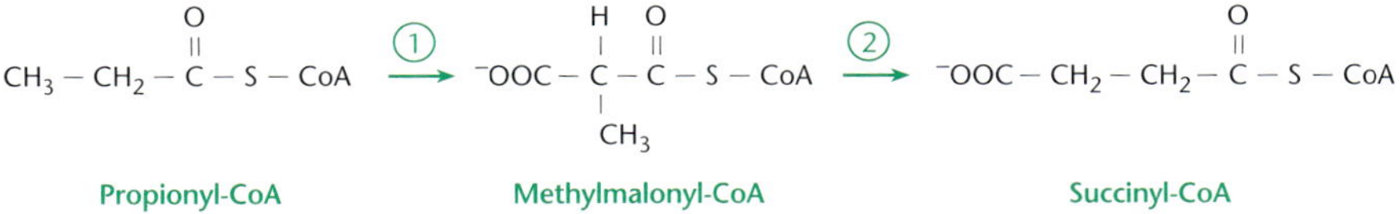

$$CH_3 - CH_2 - \overset{\overset{\displaystyle O}{\|}}{C} - S - CoA \xrightarrow{①} {}^-OOC - \overset{\overset{\displaystyle H}{|}}{\underset{\underset{\displaystyle CH_3}{|}}{C}} - \overset{\overset{\displaystyle O}{\|}}{C} - S - CoA \xrightarrow{②} {}^-OOC - CH_2 - CH_2 - \overset{\overset{\displaystyle O}{\|}}{C} - S - CoA$$

Propionyl-CoA   Methylmalonyl-CoA   Succinyl-CoA

Abb. 5.12: Abbau von Propionyl-CoA zu Succinyl-CoA

Ungeradzahlige Fettsäuren:

Bei der β-Oxidation ungeradzahliger FS bleibt nach Abspaltung mehrerer Acetyl-CoA-Einheiten ein Propionyl-CoA übrig, das zu Succinyl-CoA umgewandelt wird ($\nearrow$ Abb. 5.12):

(1) Propionyl-CoA + ATP $\rightarrow$ Methyl-Malonyl-CoA + ADP + P_i (*Carboxylase*, Biotin)

(2) Methyl-Malonyl-CoA $\rightarrow$ Succinyl-CoA (*Isomerase*, Cobalamin)

Succinyl-CoA wird im Citratzyklus verwertet.

Ungesättigte Fettsäuren:

Die meisten ungesättigten FS liegen in *cis-Form* vor, in der β-Oxidation können aber nur *trans-Formen* umgesetzt werden. Daher werden vor der β-Oxidation die cis-Formen zu trans-Formen epimerisiert und mittels **Hydratisierung** gesättigt:

- Doppelbindung **zwischen C_3 und C_2**: H_2O-Anlagerung (= Hydratisierung), Umklappen der OH-Gruppe (Epimerisierung) $\rightarrow$ β-Oxidation
- Doppelbindung **zwischen C_4 und C_3**: Die C_4/C_3-Doppelbindung wird nach C_3/C_2 verlagert (Isomerase) und dabei zur trans-Form umgewandelt, Hydratisierung $\rightarrow$ β-Oxidation.

5.5 Ketonkörper

Ketonkörpersynthese

Produkte

Lokalisation

Ablauf

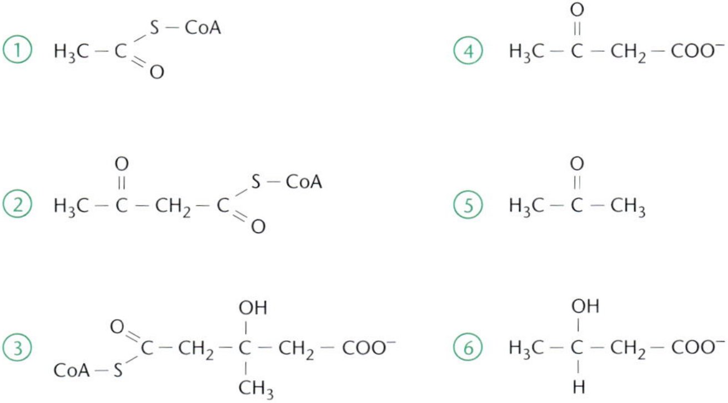

$$\text{(1)} \quad H_3C - C \overset{\displaystyle S - CoA}{\underset{\displaystyle O}{\Big\langle}}$$

$$\text{(4)} \quad H_3C - \overset{\overset{\displaystyle O}{\|}}{C} - CH_2 - COO^-$$

$$\text{(2)} \quad H_3C - \overset{\overset{\displaystyle O}{\|}}{C} - CH_2 - C \overset{\displaystyle S - CoA}{\underset{\displaystyle O}{\Big\langle}}$$

$$\text{(5)} \quad H_3C - \overset{\overset{\displaystyle O}{\|}}{C} - CH_3$$

$$\text{(3)} \quad CoA - S \overset{\overset{\displaystyle O}{\|}}{\underset{}{C}} - CH_2 - \overset{\overset{\displaystyle OH}{|}}{\underset{\displaystyle CH_3}{C}} - CH_2 - COO^-$$

$$\text{(6)} \quad H_3C - \overset{\overset{\displaystyle OH}{|}}{\underset{\displaystyle H}{C}} - CH_2 - COO^-$$

Abb.5.13: Ketogenese [1]

Die Ketonkörpersynthese (= Ketogenese) benutzt als Ausgangsstoff das bei der β-Oxidation von FS anfallende **Acetyl-CoA**.

Produkte: Folgende, als **Ketonkörper** bezeichnete Verbindungen werden in der Ketogenese gebildet:
- Acetoacetat
- β-Hydroxybuttersäure
- Aceton

Lokalisation: Die Ketogenese findet in den *Mitochondrien der Leberzellen* statt.

Ablauf: Strichformeln zu den bezifferten Molekülen ↗ Abb. 5.13
- Acetyl-CoA (**1**) + Acetyl-CoA → Acetoacetyl-CoA (**2**) + CoA-SH (*Thiolase*)
- Acetoacetyl-CoA + Acetyl-CoA → HMG-CoA (β-Hydroxy-β-Methyl-Glutaryl-CoA) + CoA-SH (*HMG-CoA-Synthase*)
- HMG-CoA (**3**) → Acetoacetat (**4**) + Acetyl-CoA (*HMG-CoA-Lyase*)
- **Acetoacetat** + NADH/H$^+$ → β-**Hydroxybutyrat** (**6**) + NAD$^+$
  Acetoacetat kann unter CO_2-Abspaltung auch spontan zu **Aceton** (**5**) zerfallen. Aceton wird mit der Atemluft ausgeschieden und sorgt für den typischen Acetongeruch bei Patienten, v.a. mit Diabetes mellitus Typ I.

5.5   Ketonkörper

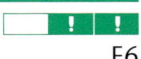

F6

Ketonkörpersynthese

   Regulation

Verwertung

   Ketonkörper-abbauende Gewebe

   Ketonkörperabbau

Ketonkörpersynthese:

Regulation: Ketonkörper werden synthetisiert bei

- unzureichender Nahrungszufuhr:
  - **Hungerzustand** → Kohlenhydratstoffwechsel ↓ , Fettstoffwechsel ↑
    → es ist mehr Acetyl-CoA vorhanden, als im Citratzyklus umgesetzt werden kann
    → Ketongenese aus Acetyl-CoA
- **Diabetes mellitus:** Insulinmangel → Fettreserven werden vermehrt mobilisiert
  → Acetyl-CoA ↑ → Ketogenese

Verwertung

Aus Ketonkörpern wird im Hungerzustand Energie (ATP) gewonnen
→ Einsparung von Glucose

Ketonkörper-abbauende Gewebe:

- Ketonkörper können von der **Leber** selbst **nicht verwertet** werden und werden daher über den Blutweg im Körper verteilt.
- **Herz**- und **Skelettmuskel** verwenden Ketonkörper als Brennstoff.
- Im **Gehirn** werden Ketonkörper bei längerem Hungern erst nach einer **Adaptionszeit** verwertet, da die Induktion der Transferase (Reaktion 2 unten) mehrere Tage dauert.
  1/3 des Energiebedarfs muss weiterhin mit **Glucose** gedeckt werden!

Ketonkörperabbau:

(1) β-Hydroxybutyrat + NAD^+ → Acetoacetat + $NADH/H^+$ (*Dehydrogenase*)
(2) Acetoacetat + Succinyl-CoA → Acetoacetyl-CoA + Succinat (*Transferase*)
(3) Acetoacetyl-CoA + CoA-SH → 2 **Acetyl-CoA** (*Thiolase*)
(4) Das entstandene Acetyl-CoA wird im **Citratzyklus** verstoffwechselt.

5.6 Cholesterin

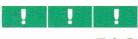

Cholesterinsynthese

Lokalisation

Ablauf

Bilanz

Regulation

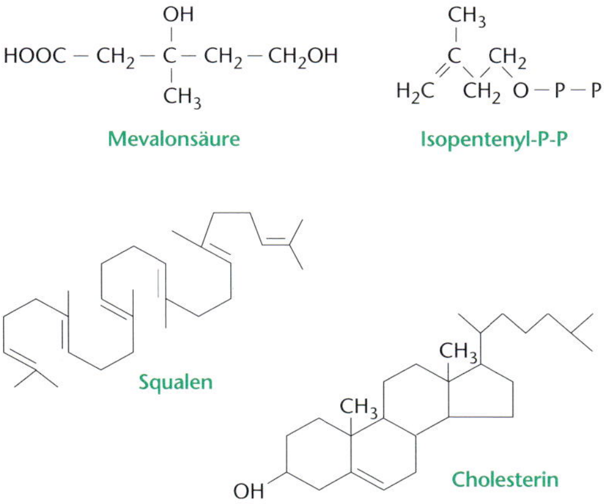

Mevalonsäure

Isopentenyl-P-P

Squalen

Cholesterin

Abb. 5.14: Mevalonsäure, Isopentenyl-P-P, Squalen, Cholesterin [1]

Lokalisation: v.a. in der Leber (im Zytosol), Darmmukosa, NNR, Gonaden

Ablauf:
(1) 3 **Acetyl-CoA** (C_2) $\rightarrow$ HMG-CoA ($\nearrow$ Karte 68)
    HMG-CoA + 2 NADPH/H$^+$ $\rightarrow$ **Mevalonsäure** (C_6) + 2 NADP$^+$ (*HMG-CoA-Reduktase*)
(2) Mevalonsäure + ATP $\rightarrow$ Mevalonat-5-P + ADP (*Mevalonatkinase*)
    Mevalonat-5-P + ATP $\rightarrow$ Mevalonat-5-P-P + ADP (*Mevalonat-5-P-Kinase*)
    Mevalonat-5-P-P + ATP $\rightarrow$ Isopentenyl-P-P (= **aktives Isopren** C_5) + ADP+P$_i$ + CO_2 + H_2O
    (*Mevalonat-5-P-P-Kinase, Decarboxylase*)
(3) Isopentenyl-P-P $\leftrightarrow$ Dimethylallyl-P-P (C_5) (*Isomerase*)
    Isopentenyl-P-P + Dimethylallyl-P-P $\rightarrow$ Geranyl-P-P (C_{10}) + P-P (*Transferase*)
    Geranyl-P-P + Isopentenyl-P-P $\rightarrow$ Farnesyl-PP (C_{15}) + P-P (*Geranyl-Transferase*)
    Farnesyl-P-P + Farnesyl-P-P + NADPH/H$^+$ $\rightarrow$ **Squalen** (C_{30}) + P-P + NADP$^+$
(4) Squalen $\rightarrow$ Lanosterin (C_{30})
(5) Lanosterin wird durch die Abspaltung von 3 CH$_3$-Gruppen und die Umlagerung einer
    Doppelbindung zu **Cholesterin** (C_{27}).

Bilanz: Pro Molekül Cholesterin werden 6 HMG-CoA-Einheiten ($\rightarrow$ **18** Acetyl-CoA) benötigt.

Regulation: über die HMG-CoA-Reduktase
- **Aktivierung** durch Insulin
- **Hemmung** durch Glucagon, Cholesterin (negativer feed-back)

5.6   Cholesterin

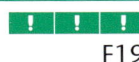

F19

Bedeutung des Cholesterins im Körper

Vorkommen

Veresterung

Verwertung

Vorkommen: Cholesterinbestand des Körpers: 130–150 g
- als Bestandteil von **biologischen Membranen** zur Beeinflussung der Fluidität
- als **Vorstufe** von
  - Vitamin D
  - Steroidhormonen
  - Gallensäuren

Veresterung: Das Cholesterin liegt im Serum zu 2/3 verestert vor. Die Veresterung wird durch die **LCAT** (*Lecithin-Cholesterin-Acyl-Transferase*) katalysiert. Sie überträgt eine FS des Lecithins auf die C_3-Alkoholgruppe des Cholesterins:

Cholesterin + Lecithin $\rightarrow$ Cholesterinester + Lysolecithin

Verwertung: ($\nearrow$ Kap. 15.1)
- Aus Cholesterin entstehen in der **Leber** die **primären Gallensäuren** (Cholsäure/ Chenodesoxycholsäure).
- Durch Umwandlung im **Darm** entstehen die **sekundären Gallensäuren** (Desoxycholsäure/ Litocholsäure).
- **Enterohepatischer Kreislauf:** ca. 90 % der Gallensäuren werden im Ileum rückresorbiert und zur Leber zurücktransportiert.
- Die Gallensäuren werden mit Taurin oder Glycin konjugiert ausgeschieden.

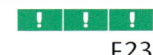
Funktion

Einteilung

Zusammensetzung

Syntheseort

Funktion: Transportsystem für Lipide. Apolare Lipide (wasserunlöslich) müssen für den Transport im Blut mit Proteinen und weniger apolaren Lipiden (z. B. Cholesterin, Phospholipide) zu einem hydrophilen Lipoproteinkomplex zusammengesetzt werden.
($\rightarrow$ apolare Lipide ragen nach innen + Hülle aus amphiphilen Lipiden und Apolipoproteinen)

Einteilung:

	Chylomikronen	VLDL	LDL	HDL
Zusammensetzung:				
– **Triglyceride**	86%	55%	6%	4%
– **Phospholipide**	7%	18%	22%	34%
– **Cholesterin-/ester**	5%	19%	50%	19%
– **Apolipoproteine**	2%	8%	22%	42%
Funktion	Transport resorbierter Fette	Verteilung der Fette im Organismus	Cholesterintransport **zur Peripherie**	Cholesterintransport **zur Leber**
Proteinkomponente ($\nearrow$ Karte 73)	Apo A, C II, E, Apo B_{48}	Apo C II, E, Apo B_{100}	Apo B_{100}	Apo A I, Apo D
Proteinelektrophorese-Fraktion	keine Wanderung	prä-β	β	α
Syntheseort	Darmmukosa	Leber	Blut (peripher)	Leber

Apolipoproteine

Stoffwechsl der Lipoproteine

Apolipoproteine

Die Apolipoproteine werden von Leber und Dünndarm synthetisiert. Ihre Aufgaben sind die Verpackung der Lipide zur besseren Löslichkeit und die Signalvermittlung.

- **Apo B_{48}, A II:** Strukturelemente
- **Apo C II:** aktiviert die Lipoproteinlipase
- **Apo B_{100}:** Ligand des LDL-Rezeptors
- **Apo A I, D, C I:** aktivieren die LCAT

Stoffwechsel der Lipoproteine: ($\nearrow$ Abb. 5.15)

(1) *Pankreas-Lipase* im Duodenum: Triglyceride $\rightarrow$ freie FS + β-Monoglyceride
Die Triglyceridbestandteile werden als Mizellen über den Bürstensaum in die Enterozyten aufgenommen und dort zu Triglyceriden resynthetisiert.
$\rightarrow$ Verpackung zu **Chylomikronen** und Abgabe über die Lymphe ans Blut

(2) Chylomikronen gelangen zum Fettgewebe. *Lipoproteinlipase:* Triglyceride $\rightarrow$ Fettsäuren + Glycerin. FS werden von den Adipozyten aufgenommen.

(3) Reste der Chylomikronen (remnants) + Glycerin gelangen zur Leber

(4) **Leber:** endogen synthetisierte Triglyceride + Cholesterin (z. T. aus den remnants) werden von **VLDL** in die Peripherie transportiert

(5) *Lipoproteinlipase* setzt aus VLDL Triglyceride frei $\rightarrow$ **IDL** (cholesterinreich) entsteht

(6) IDL wird etwa zur Hälfte von der Leber aufgenommen, der andere Teil wird zu **LDL** umgewandelt (alle Proteine außer Apo B_{100} werden dazu entfernt)

(7) LDL bringt Cholesterin in die Peripherie (Aufnahme mittels LDL-Rezeptor)
$\rightarrow$ bei Cholesterinüberschuss: Cholesterin wird durch die ACAT (*Acyl-CoA-Cholesterol/Acyltransferase*) wieder verestert und in der aufnehmenden Zelle gespeichert

(8) **HDL** bringt Cholesterin (über LCAT verestert) von der Peripherie zur Leber.

5.7   Lipoproteine

Stoffwechsel der Lipoproteine

Exogener Weg

Endogener Weg

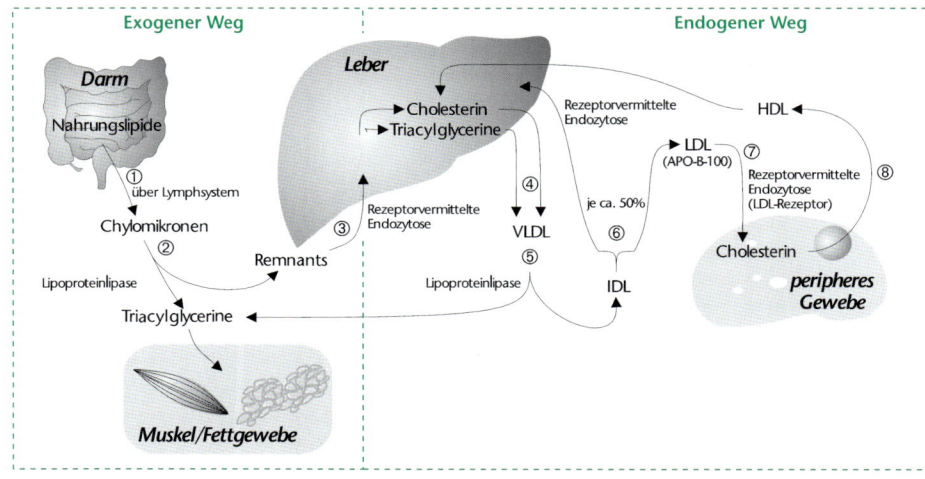

Abb. 5.15: Stoffwechsel der Lipoproteine [1]

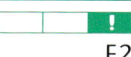
Dyslipoproteinämien

Hyperlipoproteinämie

Familiäre Hypercholesterinämie

Unter Dyslipoproteinämien versteht man veränderte Lipoproteinkonzentrationen im Plasma.
Normwerte: Cholesterin: 120–220 mg/dl, Triglyceride (gesamt): 40–150 mg/dl

Hyperlipoproteinämie

- Einteilung nach Art der erhöhten Lipoproteine (nach Fredrickson): es wird zwischen **Hypertriglyceridämie** und **Hypercholesterinämie** unterschieden
  - **Typ I:** Chylomikronen, Triglyceride erhöht
  - **Typ II (a/b):** Cholesterin erhöht
  - **Typ III:** VLDL, β-Lipoproteine, Triglyceride erhöht
  - **Typ IV:** VLDL, Triglyceride erhöht
  - **Typ V:** VLDL, Chylomikronen, Triglyceride erhöht
- Einteilung nach der **Ursache:**
  - **Primäre** (familiäre) Hyperlipoproteinämie: genetischer Defekt
  - **Sekundäre** Hyperlipoproteinämie: symptomatisch, z.B. bei schlecht eingestelltem Diabetes mellitus, Adipositas, Lebererkrankungen, Alkoholismus
  - **Reaktive Hyperlipoproteinämie:** nahrungsbedingt

Familiäre Hypercholesterinämie (Typ IIa): genetisch bedingter erhöhter Serum-Cholesterinspiegel, der durch eine Verminderung der LDL-Rezeptoren entsteht → Zellen können kein Cholesterin mehr aufnehmen, was zur Ablagerung von Cholesterin in Gefäßwänden (→ Arteriosklerose) führt. Durch die verminderte LDL-Cholesterinaufnahme ist die Cholesterinsynthese in den Zellen gesteigert.

5.8 Störungen des Lipidstoffwechsels

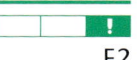

F2

Arteriosklerose

Sphingolipidosen

Arteriosklerose („Arterienverkalkung"):

- **Risikofaktoren:** Rauchen, Adipositas, Diabetes mellitus, Hypertonie, Hyperlipoproteinämien
- Der Serum-Cholesterinspiegel ist für die Entstehung der Arteriosklerose wichtig. Dabei ist die Höhe des **LDL** entscheidend, HDL wirkt eher protektiv.
- **Pathogenese:** Ablagerung von Cholesterin in geschädigte Gefäßwände → Entzündungsreaktion → Nekrose → Bindegewebsneubildung und damit Verhärtung des Gefäßes

Sphingolipidosen:

Stoffwechselerkrankungen durch Enzymdefekte beim Abbau von Sphingolipiden (autosomal-rezessiver Erbgang)
→ Ablagerungen von Abbauprodukten in Gehirn, Leber, Milz, Niere, Knochenmark

Krankheit	Defektes Enzym	Speicherprodukt
Tay-Sachs	Hexosaminidase	Gangliosid GM_2
M. Gaucher	β-Glucosidase	Glucocerebrosid
Metachromatische Leukodystrophie	Sulfatidase	Cerebrosidsulfatid
M. Fabry	Galaktosidase	Ceramidtrihexosid
Niemann-Pick	Sphingomyelase	Sphingomyelin

6.1 Struktur der Aminosäuren

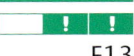

Aufbau

α-L-Aminosäuren

Aminogruppe

Carboxylgruppe

Aminosäurerest

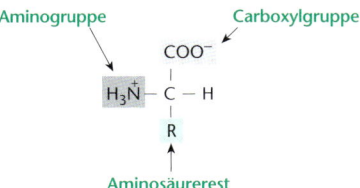

Abb. 6.1: Aufbau der Aminosäuren

α-L-Aminosäuren: Von den vielen AS sind die 21 proteinogenen AS alle α-L-konfiguriert.
- **α-AS** → die Aminogruppe hängt am C1-Atom, d.h. an dem Atom, das der Carboxylgruppe direkt benachbart ist.
- **L-AS** → die Aminogruppe steht in der Fischerprojektion links.

Aminogruppe: Die basische Aminogruppe ($-NH_2$) ist unter physiologischen Bedingungen (pH = 7,4) protoniert und damit **positiv geladen** ($-NH_3^+$).

Carboxylgruppe: Die saure Carboxylgruppe (–COOH) ist unter physiologischen Bedingungen deprotoniert und damit **negativ geladen** ($-COO^-$).
⟹ Die beiden Ladungen im AS-Grundgerüst heben sich gegenseitig auf. Trägt der AS-Rest keine zusätzliche Ladung, erscheinen alle AS nach außen elektrisch neutral.

Diese beiden Gruppen sind außerdem für die *Peptidbindung* (↗ Karte 92) verantwortlich, die die Verknüpfung von AS zu Proteinen ermöglicht.

Aminosäurerest: Nur an diesem Rest unterscheiden sich die 21 AS strukturell und funktionell. (Auf den folgenden Karten sind jeweils nur die Reste der AS angegeben.)

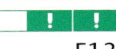

6.1 Struktur der Aminosäuren

F13

Hydrophobe Aminosäuren

Name

Abkürzungen

Struktur des Aminosäurerests

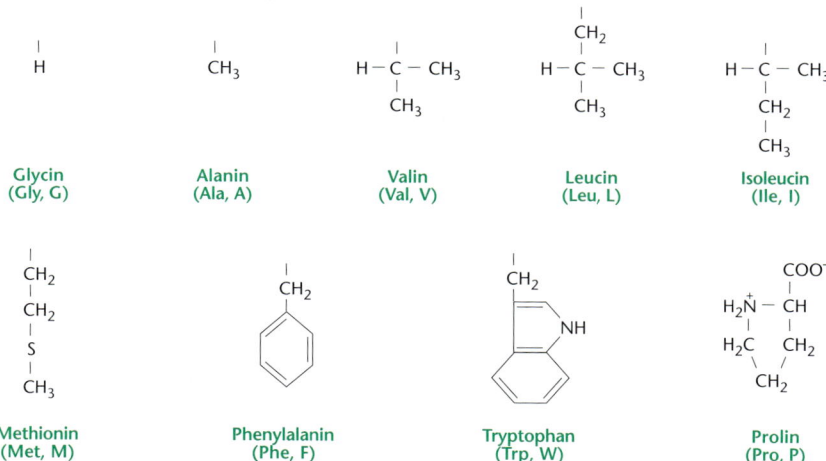

Abb. 6.2: Hydrophobe Aminosäuren

6.1 Struktur der Aminosäuren

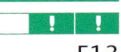

Hydrophile, apolare Aminosäuren

Name

Abkürzungen

Struktur des Aminosäurerests

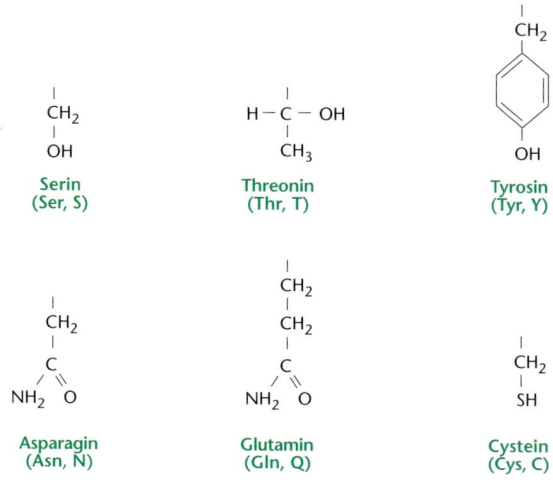

Abb. 6.3: Hydrophile, apolare Aminosäuren

6.1 Struktur der Aminosäuren

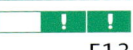

Hydrophile, polare Aminosäuren

Name

Abkürzungen

Struktur des Aminosäurerests

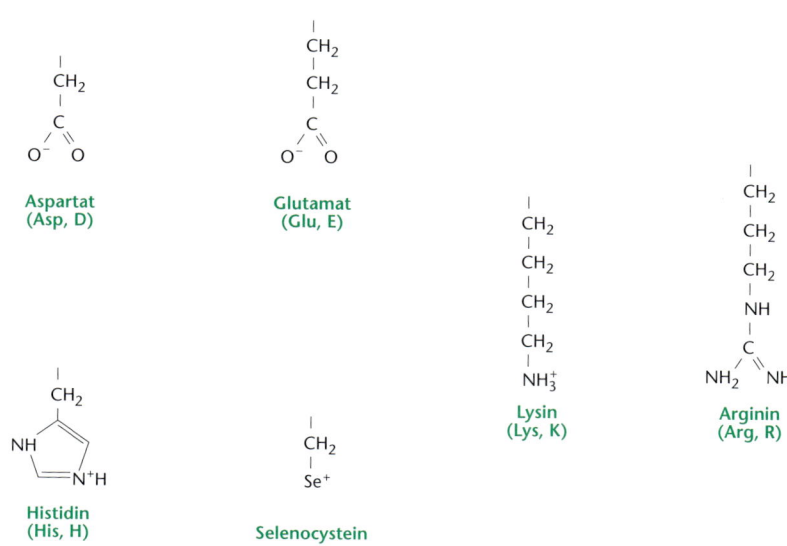

Abb. 6.4: Hydrophile, polare Aminosäuren

6.2   Eigenschaften der Aminosäuren

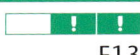

Einteilung der Aminosäuren

Essentielle Aminosäuren

Saure Aminosäuren

Basische Aminosäuren

Neutrale Aminosäuren

Essentielle Aminosäuren: können im menschlichen Organismus nicht synthetisiert werden und müssen mit der Nahrung aufgenommen werden.

essentielle AS		
verzweigte AS	aromatische AS	sonstige AS
• Valin • Leucin • Isoleucin	• Phenylalanin • Tryptophan	• Lysin • Methionin • Threonin

Die **Wertigkeit eines Proteins** ist durch seinen Anteil an essentiellen AS bestimmt.

Saure Aminosäuren: können unter physiologischen Bedingungen ein Proton abgeben und damit sauer reagieren.

Basische Aminosäuren: können unter physiologischen Bedingungen ein Proton aufnehmen und damit basisch reagieren.

Neutrale Aminosäuren: nehmen niemals Ladungen auf.

saure AS	basische AS	neutrale AS	
• Aspartat • Asparagin • Glutamat • Glutamin	• Arginin • Lysin	• Glycin • Alanin • Serin • Threonin	• Valin • Leucin • Isoleucin

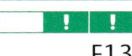
Der Isoelektrische Punkt (IP)

Definition

Ladungsverteilung am Beispiel Alanin

Berechnung

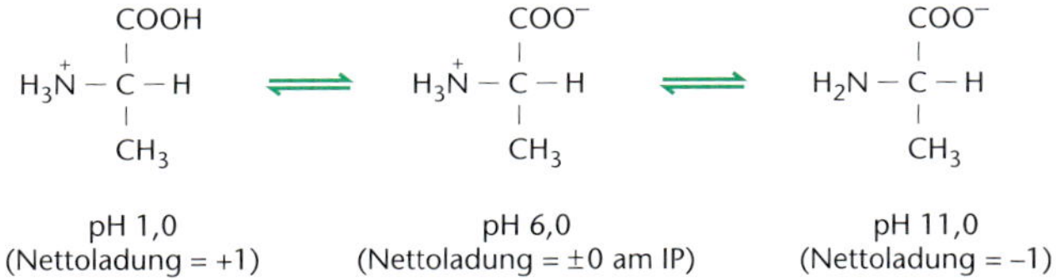

$$
\underset{\substack{\text{pH 1,0} \\ \text{(Nettoladung = +1)}}}{
\begin{array}{c}
\text{COOH} \\
| \\
H_3\overset{+}{N}-C-H \\
| \\
CH_3
\end{array}}
\;\rightleftharpoons\;
\underset{\substack{\text{pH 6,0} \\ \text{(Nettoladung = ±0 am IP)}}}{
\begin{array}{c}
\text{COO}^- \\
| \\
H_3\overset{+}{N}-C-H \\
| \\
CH_3
\end{array}}
\;\rightleftharpoons\;
\underset{\substack{\text{pH 11,0} \\ \text{(Nettoladung = -1)}}}{
\begin{array}{c}
\text{COO}^- \\
| \\
H_2N-C-H \\
| \\
CH_3
\end{array}}
$$

Abb. 6.5: IP von Alanin

Definition: Als isoelektrischer Punkt wird der pH-Wert bezeichnet, bei dem die Nettoladung der AS oder auch des Proteins nach außen null ergibt. Er ist abhängig von den Dissoziationskonstanten bzw. den pK-Werten der funktionellen Gruppen der AS.

Ladungsverteilung am Beispiel Alanin:
- Bei sehr *niedrigem* pH sind beide funktionellen Gruppen protoniert
  → eine *positive* Ladung resultiert.
- Bei sehr *hohem* pH sind beide Gruppen deprotoniert → eine *negative* Ladung resultiert.
- Am IP ist die Aminogruppe protoniert, die Carboxylgruppe jedoch deprotoniert
  → die Ladungen heben sich auf → keine Wanderung im elektrischen Feld.

Berechnung: Die Berechnung des IP ist anhand der einzelnen pK-Werte möglich.
- **Saure Aminosäuren:** Mittelwert der pK-Werte der Carboxylgruppen
- **Neutrale Aminosäuren:** Mittelwert der pK-Werte der Amino- und Carboxylgruppe
- **Basische Aminosäuren:** Mittelwert der pK-Werte der Aminogruppen

Beispiel Alanin: $pK_{\alpha\text{-Aminogruppe}} = 9{,}69$; $pK_{\alpha\text{-Carboxylgruppe}} = 2{,}35$

→ IP = (9,69 + 2,35) / 2 = <u>6,02</u>

6.3   Reaktionen der Aminosäuren

F5

Reaktionen funktioneller Gruppen

Reaktionen der Aminogruppe

Reaktionen der Carboxylgruppe

Sulfidbrücken

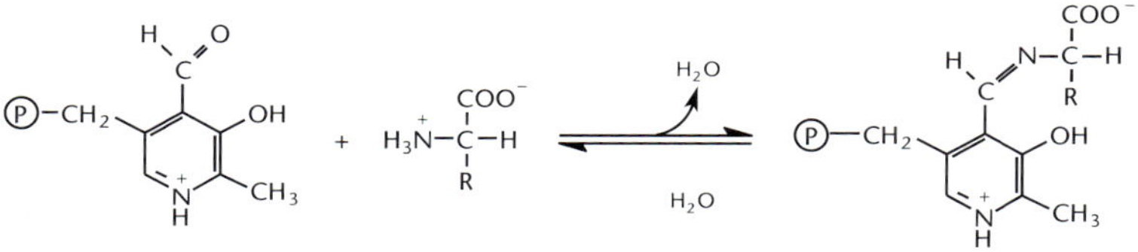

Abb. 6.6: Schiff'sche Base [1]

Reaktionen der Aminogruppe

- **Schiff'sche Basen:** Die Aminogruppe der AS bildet mit Aldehydgruppen (z.B. des Pyridoxalphosphats) eine sog. Schiff'sche Base. Dies macht alle Bindungen am α-C-Atom reaktiver bzw. labiler und ermöglicht Desaminierungen und Decarboxylierungen (↗ Abb. 6.6).
- **Amide:** Asparagin bzw. Glutamin sind die Amide von Aspartat bzw. Glutamat. Durch Hydrolyse entsteht unter Ammoniakfreisetzung aus den Amiden die entsprechende Säure. Diese Amid/Säurepaare können damit als Ammoniaktransporter dienen.

Reaktionen der Carboxylgruppe

- **Decarboxylierung:** Decarboxylasen spalten die Carboxylgruppen PALP-abhängig als CO_2 unter Bildung des biogenen Amins der AS ab.
  Beispiel: Histamin aus Histidin

Sulfidbrücken

- Sulfidbrücken (S–S-Bindungen) spielen eine wichtige Rolle in Redoxsystemen (→ Glutathion; ↗ Kap. 1) und bei der Ausbildung der Tertiärstruktur von Proteinen z.B. zwischen 2 Cystein-Resten.

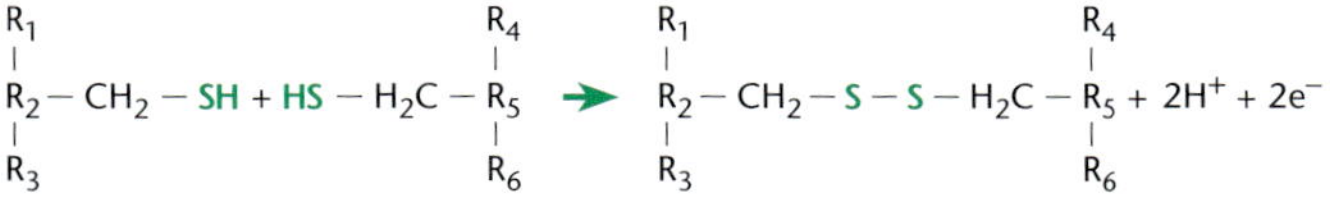

$$R_2 - CH_2 - SH + HS - H_2C - R_5 \rightarrow R_2 - CH_2 - S - S - H_2C - R_5 + 2H^+ + 2e^-$$

(mit R_1, R_3 am ersten C-Atom und R_4, R_6 am zweiten C-Atom)

Abb. 6.7: Disulfidbrücke

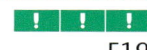
Aminosäureabbau I

Transaminierung

Desaminierung

Decarboxylierung

Weitere Verstoffwechselung

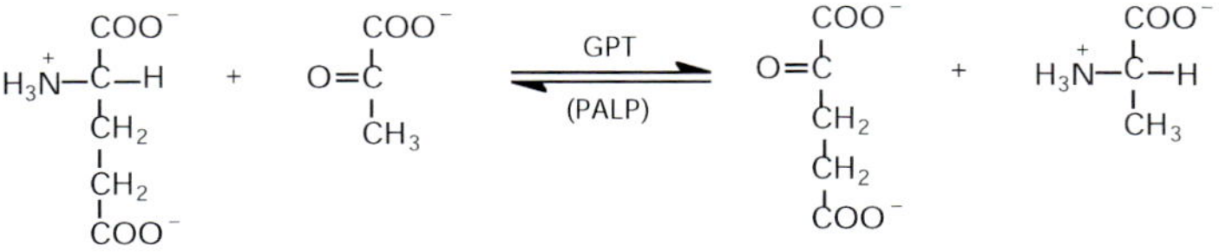

$$H_3N^+-\underset{\underset{\underset{COO^-}{|}}{\overset{|}{CH_2}}}{\overset{COO^-}{|}}{\overset{|}{C}}-H \quad + \quad O=\underset{\underset{CH_3}{|}}{\overset{COO^-}{|}}{C} \quad \underset{(PALP)}{\overset{GPT}{\rightleftharpoons}} \quad O=\underset{\underset{\underset{COO^-}{|}}{\overset{|}{CH_2}}}{\overset{COO^-}{|}}{\overset{|}{C}} \quad + \quad H_3N^+-\underset{\underset{CH_3}{|}}{\overset{COO^-}{|}}{\overset{|}{C}}-H$$

Glutamat   Pyruvat   α-Ketoglutarat   Alanin

Abb. 6.8 a: GPT [1]

Transaminierung: PALP-abhängiger, oftmals erster Schritt im Aminosäure-Abbau, aber auch im Aufbau nicht-essentieller Aminosäuren.

- **GPT** = Glutamat-Pyruvat-Transaminase (ALT)
- **GOT** = Glutamat-Oxalacetat-Transaminase (AST)

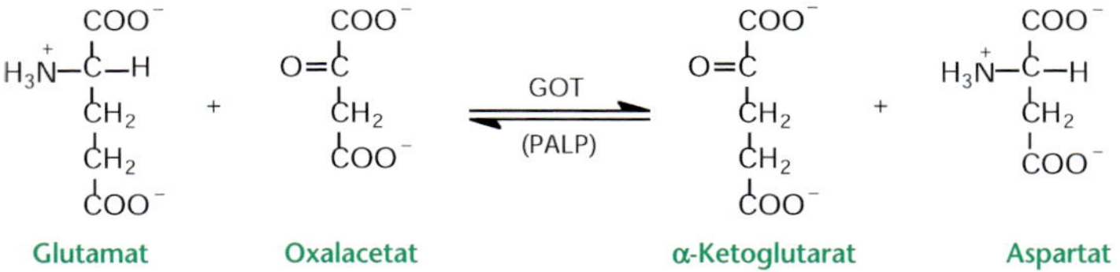

Abb. 6.8 b.: GOT [1]

Desaminierung: Ammoniak fällt in verschiedenen Stoffwechselvorgängen an. In Form von Glutamat wird es im Kreislauf transportiert. Durch die *Glutamatdehydrogenase* (katalysiert reversible oxidative Desaminierungen) kann NH_3 freigesetzt und α-Ketoglutarat regeneriert werden:

Glutamat + $H_2O \leftrightharpoons \alpha$-Ketoglutarat + NH_3 + $2H^+$

Das dabei entstehende Zellgift Ammoniak wird im Harnstoffzyklus (↗ Karte 86) fixiert und damit unschädlich gemacht. Der entstehende Harnstoff wird über die Niere ausgeschieden.

Decarboxylierung: (↗ Kap. 6.3)

Weitere Verstoffwechselung: Zum weiteren Abbau werden die Aminosäuren in die bekannten Systeme des Zucker- und Fettstoffwechsels (Citratzyklus etc.) eingeschleust (↗ Karte 85).

Aminosäureabbau II

Glucogene
Aminosäuren

Ketogene
Aminosäuren

Abbauprodukte

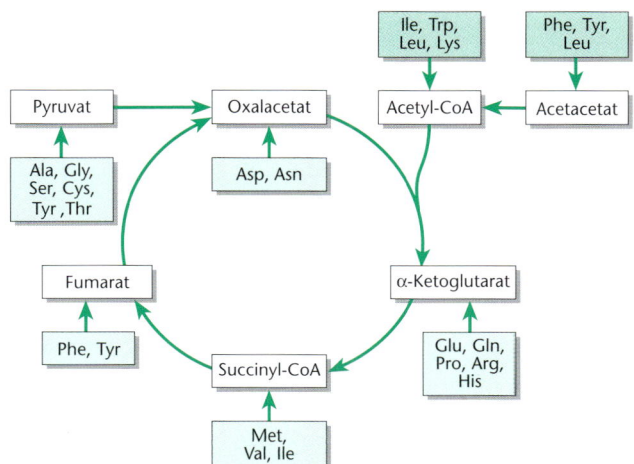

Abb. 6.9: Einschleusung der Aminosäuren in den Citratzyklus

9/20

Glucogene Aminosäuren: Glucogene Aminosäuren werden in o.g. Abbauvorgängen (↗ Karte 84) zu Zwischenprodukten der Glykolyse bzw. des Citratzyklus abgebaut. So können sie unter Energiegewinn weiter abgebaut oder unter Energieaufwand zur Glucose aufgebaut werden.

→ **Alle proteinogenen AS** außer Lys und Leu sind **glucogen**.

Ketogene Aminosäuren: Der Abbau ketogener Aminosäuren führt zu Zwischenprodukten des Fettstoffwechsels, Acetyl-CoA oder Acetoacetat.
- → **Trp, Ile, Phe, Tyr** sind **gluco-** und **ketogen**
- → **Lys** und **Leu** sind ausschließlich **ketogen**

Aminosäure	Abbauprodukt
Gly, Ala, Ser, Cys, Tyr, Thr	Pyruvat
Asp, Asn	Oxalacetat
Gln, Glu, Arg, His, Pro	α-Ketoglutarat
Val, Met, Ile	Succinyl-CoA
Phe, Tyr	Fumarat
Phe, Tyr, Leu	Acetoacetat
Trp, Lys, Ile, Leu	Acetyl-CoA

6.4   Aminosäurestoffwechsel

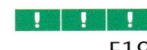

F19

Harnstoffzyklus

Lokalisation

Reaktionen

Energiebilanz

Verbindung zu anderen Stoffwechselwegen

Lokalisation: Nur in der **Leber** liegen alle Enzyme der Harnstoffsynthese zusammen vor. Einzelne Schritte können auch extrahepatisch katalysiert werden; quantitativ sind diese allerdings vernachlässigbar.

Reaktionen: (↗ Tafel 6.1)
- **Reaktionspartner: A** Carbamylphosphat – **B** Ornithin – **C** Citrullin – **D** Aspartat
  E Argininosuccinat – **F** Fumarat – **G** Arginin – **H** Harnstoff
- **Enzyme: I** Carbamylphosphatsynthetase I – **II** Ornithintranscarbamylase –
  III Argininosuccinatsynthase – **IV** Argininosuccinase – **V** Arginase

⟹ Das eine N-Atom des Harnstoffs stammt aus „**freiem**" **Ammoniak** (meist aus der Glutamat-Dehydrogease-Reaktion), das andere aus **Aspartat**.

Energiebilanz: Inklusive der Carbamylphosphatsynthese werden pro Mol gebildetem Harnstoff 3 Mol ATP verbraucht, durch die Ornithintranscarbamylase aber beide energiereiche Verbindungen des ATP gespalten → Verbrauch des Äquivalents von **4** Mol **ATP** pro **1** Mol **Harnstoff**

Verbindung zu anderen Stoffwechselwegen: Das entstandene Fumarat reagiert zu Oxalacetat. Dies kann
- in den **Citratzyklus** einfließen,
- zur **Gluconeogenese** eingesetzt,
- in **Pyruvat** umgewandelt oder
- zu **Aspartat** transaminiert werden, um in den Harnstoffzyklus zurückzufließen.

6.4   Aminosäurestoffwechsel

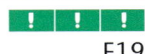

F19

Ammoniakkreislauf

Stickstofffreisetzung im Organismus

Transportwege

Entsorgungsmöglichkeiten

Stickstofffreisetzung im Organismus: Stickstoff fällt v.a. beim Abbau von Aminosäuren und von Purinbasen überwiegend *extrahepatisch* (v.a. in der Muskulatur) an.

Transportwege: Für den Transport des in Glutamat gebundenen oder aus anderen Reaktionen als freies NH_4^+ anfallenden Stickstoffs spielen folgende Transportsysteme eine wichtige Rolle:
- **Glutamat-Pyruvat-Transaminase** (GPT)
  - Der Stickstoff des Glutamats wird an **Alanin** gebunden $\rightarrow$ Transport zur Leber $\rightarrow$ Transaminierung und Stickstoff-Einschleusung in den Harnstoffzyklus
- **Glutamin-Synthetase**
  - Sie bindet unter ATP-Verbrauch freies NH_4^+ an Glutamat $\rightarrow$ **Glutamin** $\rightarrow$ Einschleusung in den Harnstoffzyklus oder Filtration in der Niere
  - **Glutamin** hat die größte Plasmakonzentration aller Aminosäuren (0,7 mM).

Entsorgungsmöglichkeiten: Stickstoff wird über die *Niere* als **Harnstoff** (wichtigster Ausscheidungsweg, 610 mmol/d), als **Harnsäure** und als **freies NH_4^+** ausgeschieden. NH_4^+ wird in der Niere auch durch die *Glutaminase* aus Glutamin zur metabolischen Kompensation einer respiratorischer Azidose freigesetzt ($\nearrow$ Kap. 11).

6.5 Funktion und Stoffwechsel ausgewählter Aminosäuren

F7

Glutamat

Methionin

Prolin

Glutamat

- **Glutaminsynthetase** (extrahepatisch):
  Glutamat + NH_4^+ + ATP $\rightarrow$ **Glutamin** + ADP + P_i
- **Glutaminase** (Leber): Glutamin + H_2O $\rightarrow$ Glutamat + NH_4^+
- **Glutamat-DH:** Glutamat + H_2O + NAD^+ $\rightarrow$ α-Ketoglutarat + NH_4^+ + NADH + H^+
  - bedeutend zur Stickstoffausscheidung in der Niere (↗ Kap. 6.4)
  - mitochondriales Leitenzym

Methionin

Methionin ist der Beginn jeder Proteinbiosynthese (codiert durch das Startcodon AUG, ↗ Kap. 8), wird aber posttranslational wieder abgespalten.

Prolin

Der Einbau von Prolin bedingt immer ein Abknicken der Aminosäurekette $\rightarrow$ wichtige Rolle beim Aufbau dreidimensionaler Strukturen.

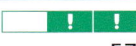

6.5   Funktion und Stoffwechsel ausgewählter Aminosäuren

F7

Glutathion

Sequenz

Synthese

Funktion

Regeneration

Selenocystein

Vorkommen

Synthese

Funktion

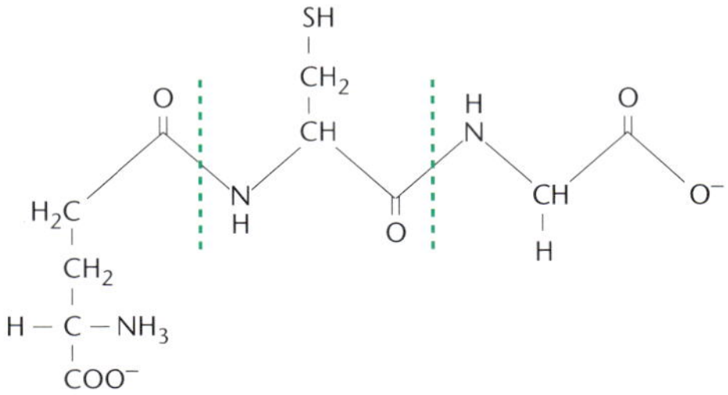

Abb. 6.10: Glutathion

Glutathion

- **Sequenz:** γ-Glu–Cys–Gly
- **Synthese:** erfolgt durch zytoplasmatische Enzyme ohne Ribosmon- oder mRNA-Beteiligung.
- **Funktion:**
  - Im Erythrozyten: nicht-enzymatische Regeneration des Methämoglobins:
    2 Glutathion-SH $\rightarrow$ Glutathion-S–S-Glutathion + 2 H^+ + 2 e^-
  - Anlagerung an Leukotriene $\rightarrow$ Leukotrien C4
- **Regeneration** nach „Verbrauch" im Erythrozyten durch die Glutathionreduktase mit NADPH/H^+ aus dem Pentosephosphatweg.

Selenocystein

- **Vorkommen:** z. B. in Glutathion-Peroxidase und Tyrosin-Dejodase
- **Synthese:** aus tRNA-gebundenem Serin
- **Einbau:** kodiert durch UGA (auch Stop-Codon, ↗ Kap. 8)

6.5   Funktion und Stoffwechsel ausgewählter Aminosäuren

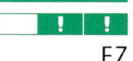

F7

Methionin

S-Adenosylmethionin (SAM)

Methylgruppen-Übertragung

Regeneration

Produkte des Aminosäurestoffwechsels

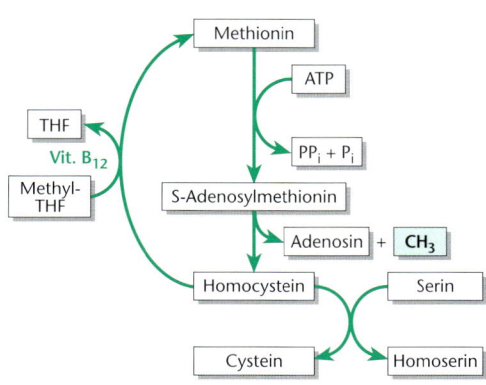

Abb. 6.11: S-Adenosylmethionin

S-Adenosylmethionin: Adenosin aus ATP wird auf Methionin übertragen $\rightarrow$ **SAM**

Methylgruppen-Übertragung ($\nearrow$ Abb. 6.11): Durch Abspaltung von Adenosin wird eine CH_3-Gruppe frei, die zur Synthese von DNS, Kreatin, Adrenalin, Cholin, Melatonin und anderen verwendet werden kann.

Regeneration: In einer Vit.-B_{12}-abhängigen Reaktion kann Methionin aus *Homocystein* remethyliert werden. Methylgruppendonor ist THF.

Produkte des Aminosäurestoffwechsels

AS	Produkt	Funktion	Coenzym der Synthese
Glutamat	GABA	Neurotransmitter	PALP
Methionin	SAM	Methylgruppendonor	
Tryptophan	Serotonin $\rightarrow$ Melatonin	Hormon	PALP
Phenylalanin	Dopa $\rightarrow$ Catecholamine	Neurotransmitter	PALP
Histidin	Histamin	Gewebshormon	PALP

6.6 Störungen des Aminosäurestoffwechsels

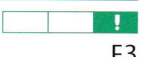

F3

Phenylketonurie

Albinismus

Alkaptonurie

Verzweigtketten-Ketonurie

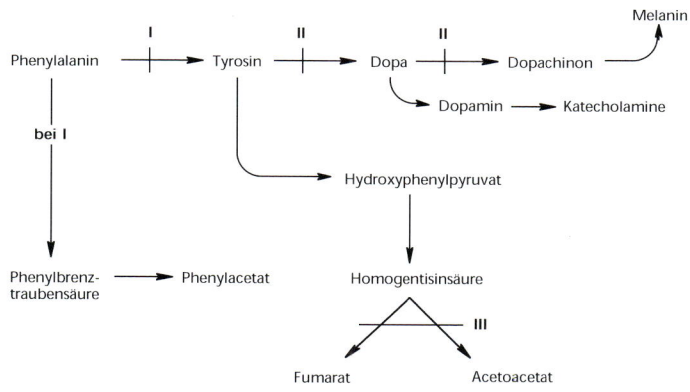

Abb. 6.12: Phenylalaninstoffwechsel [1]

Störungen des Aminosäurestoffwechsels Im Aminosäure-Stoffwechsel gibt es mehrere Erkrankungen, die autosomal-rezessiv vererbt werden:

Name	AS	Defekt	Klinik	Therapie
PKU (I)	Phe	Phenylalanin-Hydroxy-lase	Plasma-Phe ↑ Phe-Ausscheidung im Urin geistige Retardierung	Diät
Albinismus (II)	Tyr	Tyrosinasemangel in den Melanozyten	Pigmentmangel in Haaren, Iris, Haut	Keine (Schutz von Haut und Augen)
Alkaptonurie (III)	Tyr	Homogentisatoxidase	Arthritis, Hyperpigmentation der Haut, dunkler Urin	keine
Verzweigtketten-Ketonurie	Leu Ileu Val	Verzweigtkettendehy-drogenase	Hypertonie, AS-Konz. in Plasma und Urin ↑, Atemnot, Azidose, Koma	Diät Hämodialyse

6.7 Peptide

Peptidbindung

Nomenklatur

Reaktivität

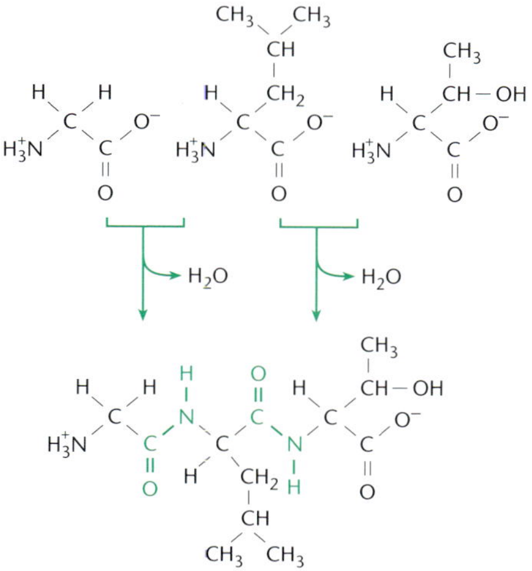

Abb. 6.13: Peptidbindung: Formale Verknüpfung der 3 AS Glycin, Leucin und Threonin zum Tripeptid Glycyl-Leucyl-Threonin unter Abspaltung von zwei H_2O.

Nomenklatur:

Peptid	per Säureamid-Bindung verknüpfte AS
Oligopeptid	bis **10** verknüpfte AS
Polypeptid	bis **100** verknüpfte AS
Protein	**> 100** verknüpfte AS

- Alle mit ihrer α-COOH-Gruppe beteiligten AS erhalten im Namen eines Peptids die Endung **-yl**. Das Peptid aus den Aminosäuren Gly, Leu und Thr heißt dann Glycyl-Leucyl-Threonin.
- Die **N-terminale** AS steht immer **links**, die **C-terminale** immer **rechts**. Wichtige Unterscheidung, denn Gly-Leu-Thr ≠ Thr-Leu-Gly !

Reaktivität: Das Gleichgewicht der Peptidbindung liegt auf der Seite der freien Aminosäuren, die Peptidbindung „kostet" daher Energie in Form von ATP.

6.8   Ausbildung der Raumstruktur in Proteinen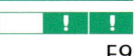

F9

Wechselwirkung zwischen Aminosäuren

Wasserstoffbrückenbindungen

Hydrophobe Wechselwirkungen

Van-der-Waals-Kräfte

Ionenbindungen

Disulfidbrückenbindungen

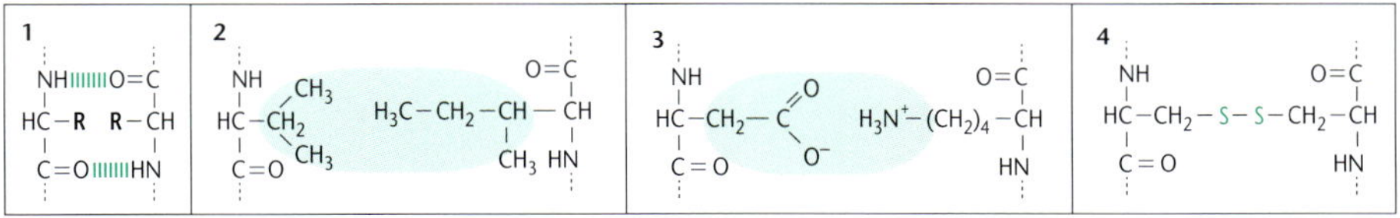

1	2	3	4
NH∥∥∥O=C HC–R R–CH C=O∥∥∥HN	NH CH₃ HC–CH₂ C=O CH₃ H₃C–CH₂–CH–CH O=C CH₃ HN	NH O=C HC–CH₂–C C=O O⁻ H₃N⁺–(CH₂)₄–CH HN	NH O=C HC–CH₂–S–S–CH₂–CH C=O HN

Abb. 6.14: AS-Wechselwirkungen [9]

Wasserstoffbrückenbindungen (1): Schwache Wechselwirkung zwischen H- und O-Atomen aufgrund der „Anziehungskraft" des leicht negativ polarisierten Sauerstoffs der einen AS für den positiv polarisierten Wasserstoff der anderen; bedeutend durch die **große Zahl** an H-Brücken in der AS-Kette.

Hydrophobe Wechselwirkungen (2): Hydrophobe AS-Reste lagern sich unter Verdrängung von H_2O zusammen; die Abstoßung durch H_2O lässt sie aneinander „kleben".

Van-der-Waals-Kräfte: Minimale Kräfte durch kurzzeitige Dipolbildung in den Elektronenwolken einzelner Atome und dadurch „ionischer" wechselseitiger Anziehung der Aminosäuren.

Ionenbindungen (3): Entgegengesetzte Ladungen ziehen sich an → Anziehung zwischen negativ und positiv geladenen Aminosäureresten.

Disulfidbrückenbindungen (4): Bedeutende Strukturkomponente zur Ausbildung der dreidimensionalen Struktur von Proteinen (↗ Kap. 6.3).

6.8   Ausbildung der Raumstruktur in Proteinen

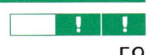

Einteilung der Strukturbildung

Primärstruktur

Sekundärstruktur

Tertiärstruktur

Quartärstruktur

α-Helix

β-Faltblatt

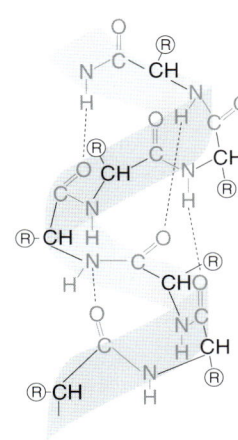

Abb. 6.15:   α-Helix [1]

- **Primärstruktur:** Sie entspricht der Abfolge der verknüpften AS des Proteins = **Aminosäuresequenz**. Alle weiteren Strukturen sind durch die Primärstruktur definiert.
- **Sekundärstruktur:** Sich spontan ausbildende dreidimensionale Strukturen der Aminosäurekette wie α-**Helix** und β-**Faltblatt** (s. u.).
- **Tertiärstruktur:** Ebenfalls noch am Ribosom entstehende Faltung unter Nutzung aller Bindungsmöglichkeiten (↗ Karte 93), Ausbildung eigenständiger Domänen des Proteins.
- **Quartärstruktur:** Zusammenlagerung mehrerer zu Tertiärstrukturen gefalteter voneinander getrennter Proteinbestandteile zu einem großen Komplex, z. B. Zusammenlagerung des Hämoglobins aus vier Untereinheiten.

Häufige Strukturformen:
- α-**Helix:** Bestimmte AS-Sequenzen lagern sich in Form dieser meist rechtsgewundenen Schraube zusammen. Diese Anordnung basiert hauptsächlich auf H-Brücken zwischen einer -NH-Gruppe und der -CO-Gruppe der jeweils viertnächsten AS. **Ganghöhe: 0,54 nm; AS pro vollständiger Drehung: 3,6**
  → Ausbildung besonders stabiler Strukturen durch Zusammenlagerung mehrerer α-Helices z. B. in Keratin und Myosin.
- β-**Faltblatt:** Hauptsächlich auf H-Brücken basierende Anordnung von AS in Zickzackform, die AS-Reste stehen hier nach außen ab. **Antiparallele** und **parallele** Anordnung je nach gleicher oder entgegengesetzter Laufrichtung von N- nach C-terminal.

6.9   Proteinabbau

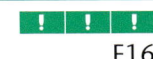

Denaturierung

Definition

Denaturierende Faktoren

Konsequenzen

Proteolyse I

Proteasen

Limitierte Proteolyse

Denaturierung

- **Definition:** Zerstörung der ursprünglichen dreidimensionalen Struktur und Ausbildung neuer, unkoordinierter Bindungen innerhalb der AS-Kette, die AS-Sequenz bleibt erhalten.
- **Denaturierende Faktoren:**
  - Temperaturen > 45 °C (kochen)
  - stark basisches/saures Milieu (im Magen, Lysosom)
  - Alkohol

  Bei Wiederherstellung physiologischer Bedingungen ist eine **Renaturierung** möglich.
- **Konsequenzen:** Verlust der biologischen Aktivität, Oberflächenvergrößerung (größere Angriffsfläche für Enzyme) und reduzierte Löslichkeit (→ Ausfallen aus der Lösung)

Proteolyse I

- **Proteasen** sind in der Lage, Peptidbindungen hydrolytisch zu spalten. Sie dienen dem Abbau von Proteinen oder zur limitierten Proteolyse.
  - **Endopeptidasen:** spalten innerhalb des Proteins in definierten AS-Sequenz-Abschnitten, z. B. Trypsin nur nach Arg und Lys.
  - **Exopeptidasen:** spalten AS von den Enden der AS-Kette her ab.
- **Limitierte Proteolyse:** geregelte Abspaltung von Peptiden aus Proteinen, in folgenden Zusammenhängen von Bedeutung:
  - Abspaltung von **Signalpeptiden** nach abgeschlossener Translation (↗ Kap. 8)
  - Fertigstellung von **Hormonen** aus Prohormonen (z. B. Insulin aus Proinsulin)
  - **Aktivierung** von Proenzymen (z. B. Plasminogen zu Plasmin, ↗ Karte 207)

6.9 Proteinabbau

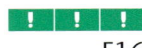

Proteolyse II

Lysosom

Proteasom

Ubiquitin

Lysosom: vom Golgi-Apparat abgeschnürte Zellorganellen
- **Funktion:** Abbau von zytosolischen und extrazellulären Proteinen mit Hilfe hydrolytischer Enzyme (↗ Kap. 14).
- **Wirkungsoptimum** der lysosomalen Enzyme: liegt bei einem pH von ca. 4.
- **Hydrolytische Enzyme:** Kathepsin D (Spaltung hinter hydrophoben AS), Peptidasen, Kollagenasen.

Proteasom: im Zytosol befindlicher Proteasekomplex
- **Funktion:** Proteolyse ubiquitinierter Proteine unter ATP-Verbrauch → Abbau von alten zytosolischen Proteinen, fehlerhaft synthetisierten Proteinen und Spaltung von Proteinen zur Präsentation an MHC I (→ Erkennung als körpereigene Zelle).

Ubiquitin: Marker für im Proteasom abzubauende Proteine
- **Ubiquitinligasen** knüpfen das aktivierte Ubiquitin an Lysylreste der Proteine.
- **Regulation:** Die Mechanismen zur Erkennung der abbaupflichtigen Proteine durch das Ubiquitinierungssystem sind bisher unbekannt.

7.1   Struktur der Nucleotide

F3

Bestandteile der Nucleotide

Purin- und Pyrimidinbasen

Zucker

Phosphate

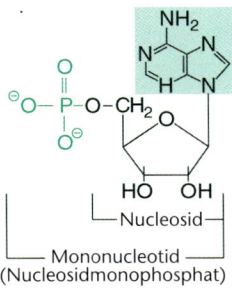

Abb. 7.1: Adenosinmonophosphat [1]

Purin- und Pyrimidinbasen: als Basen für die Nucleotid-Synthese dienen:

- Purinbasen
  - Guanin
  - Adenin
- Pyrimidinbasen
  - Thymin
  - Cytosin
  - Uracil

Zucker: Als Zucker für die Nucleotid-Synthese verwenden eukaryote Organismen

- **D-Ribose** und
- **2-Desoxy-D-Ribose**.

Die Zucker für die Nucleotid-Synthese stammen aus dem Pentosephosphatweg (↗ Karte 34–36).

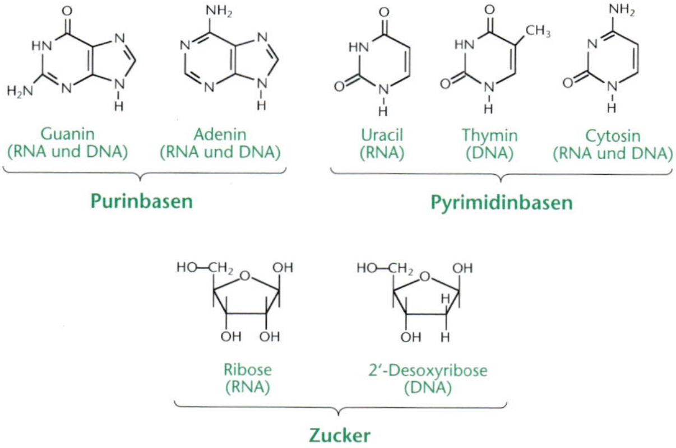

Guanin (RNA und DNA) — Adenin (RNA und DNA) — **Purinbasen**

Uracil (RNA) — Thymin (DNA) — Cytosin (RNA und DNA) — **Pyrimidinbasen**

Ribose (RNA) — 2'-Desoxyribose (DNA) — **Zucker**

Abb. 7.2: Purin-/Pyrimidinbasen und Zucker als Bestandteile der Nucleotide [1]

Phosphate:

Base und Zucker bilden ein Nucleosid, zusammen mit Phosphat entsteht das Nucleotid (↗ Abb. 7.1). Nucleotide liegen als Mono-, Di- und Tri-Nucleotide vor (↗ Abb. 7.3).

7.1 Struktur der Nucleotide

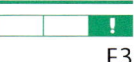

F3

Bindungsformen im Nucleotid

N-glykosidische Bindung

Phosphorsäureesterbindung

Säureanhydridbindung

N-glykosidische Bindung: Sie entsteht unter Abspaltung von H_2O zwischen C_1 des Zuckers und N_1 bzw. N_9 des Pyrimidins bzw. des Purins.

Phosphorsäureesterbindung: Die erste Phosphatgruppe wird über eine Esterbindung (H_2O-Abspaltung) an den Zucker geknüpft, diese Bindung ist wenig energiereich.

Säureanhydridbindung: Die weiteren Phosphatgruppen werden als Säureanhydride angehängt, diese Bindungen sind „instabil" und werden unter Energiefreisetzung gelöst.

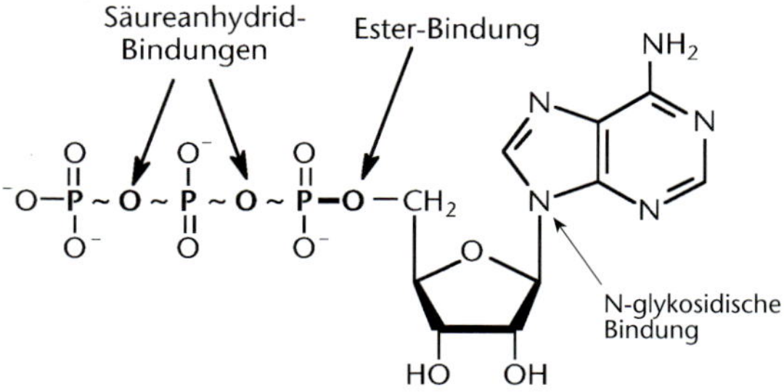

Abb. 7.3: Adenosintriphosphat [1]

7.2 Bedeutung der Nucleotide

Erbinformation

Energieübertragung

Botenstoffe

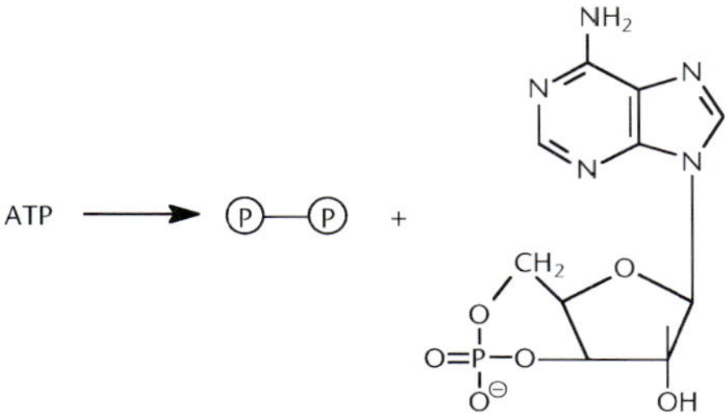

ATP $\longrightarrow$ (P)—(P) +

Abb. 7.4: cAMP [1]

Erbinformation:

Als Mononucleotide bilden Thymin, Cytosin, Guanin und Adenin die Bausteine der **DNA**, in der **RNA** wird anstelle von Thymin *Uracil* eingebaut (↗ Kap. 8).

Energieübertragung:

In Form von **ATP** (↗ Abb. 7.3) wird gewonnene Energie aus dem katabolen Stoffwechsel in der Zelle übertragen. Es kann zwei energiereich gebundene Phosphate abgeben und ermöglicht damit die Aufrechterhaltung der energieverbrauchenden Prozesse der Zelle. **GTP** kann ebenfalls als Energieträger dienen, spielt jedoch quantitativ eine untergeordnete Rolle.

Botenstoffe:

cAMP (↗ Abb. 7.4) und **cGMP** können in der Zelle als Botenstoffe, als so genannte Second Messenger, dienen.
- **Synthese:** Die Adenylatzyklase (bzw. Guanylatzyklase) kann unter Abspaltung von Pyrophosphat cAMP aus ATP (bzw. cGMP aus GTP) freisetzen, indem ein Phosphat neben der Bindung am C_3 auch an C_5 gebunden wird, wodurch das Molekül zyklisch wird.
- **Abbau:** Die Phosphodiesterase trennt die Bindung mit C_5, es entsteht azyklisches AMP. Damit wird das so übertragene Signal schnell wieder beendet (↗ Kap. 9).

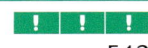
Purinsynthese I

Synthese von 5-Phosphoribosylamin

Synthese von IMP

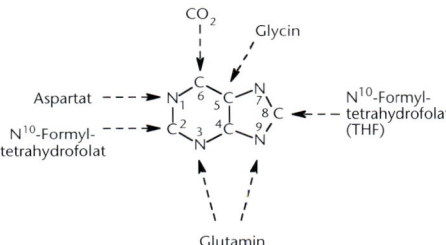

Abb. 7.5: Herkunft der Atome des Purins [1]

Alle Körperzellen sind zur Purinsynthese befähigt.

Synthese von 5-Phosphoribosylamin: Grundlage der Purinsynthese ist Ribose-5-Phosphat aus dem Pentosephosphatweg (↗ Kap. 4.3).

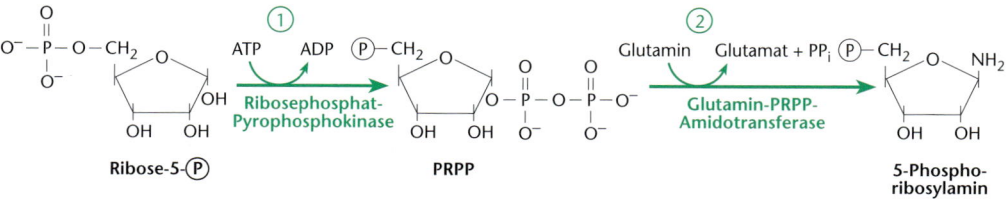

Abb. 7.6: Synthese von 5-Phosphoribosylamin

Synthese von IMP: Unter Verbrauch von **Glycin**, 2 **THF**, **Glutamin**, CO_2 und **Aspartat** sowie **GTP** und **ATP** als Energielieferanten wird das Gerüst von Inosinmonophosphat (IMP) an der NH_2-Gruppe des Phosphoribosylamin angebaut.
IMP ist eine Vorstufe für die Synthese von AMP und GMP.

7.3 Purine

Purinsynthese II

Synthese von AMP und GMP

Regulation

Wiederverwertung

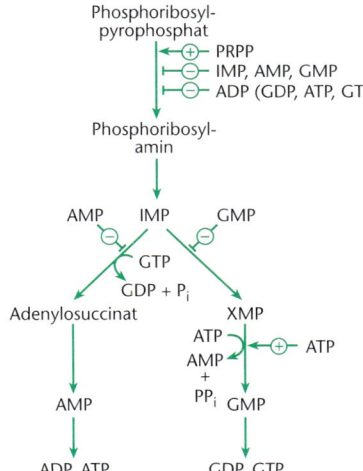

Abb. 7.7: AMP-GMP-Synthese und Regulation

Synthese von AMP und GMP aus IMP: Je nach Bedarf kann aus IMP AMP oder GMP gebildet werden (↗ Abb. 7.7)

- **AMP** entsteht durch Einbau einer NH_2-Gruppe aus Aspartat (Energiebereitstellung durch GTP-Spaltung).
- **GMP** entsteht NAD^+-abhängig durch Einbau einer NH_2-Gruppe aus Glutamin über das Zwischenprodukt **Xanthosinmonophosphat** (Energiebereitstellung durch Spaltung von ATP zu AMP+PP_i)

Regulation: (↗ Abb. 7.7)
Schrittmacherenzym der Purinsynthese ist die **Glutamin-PRPP-Amidotransferase**.
(1) PRPP-Synthese: Rückkopplungshemmung durch AMP, GMP, IMP
(2) 5-Phosphoribosylamin-Synthese: gehemmt durch AMP, GMP, IMP
    feed-forward-Aktivierung durch PRPP
(3) AMP/GMP-Synthese: Rückkopplunghemmung durch AMP bzw. GMP

Wiederverwertung der Purine: Anstelle der energieaufwendigen Neusynthese der Purinbasen werden sie zu einem erheblichen Anteil durch folgende Enzyme im so genannten **Salvage-Pathway** wiederverwertet:

- Adeninphosphoribosyltransferase: Adenin + PRPP → AMP
- Hypoxanthin-Guanin-phosphoribosyltransferase (HGPRT):
  Guanin + PRPP → GMP
  Hypoxanthin + PRPP → IMP

7.3 Purine

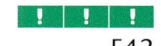

F42

Purinabbau

Orte

Reaktionen/Enzyme

Entsorgung der Harnsäure

Hyperurikämie

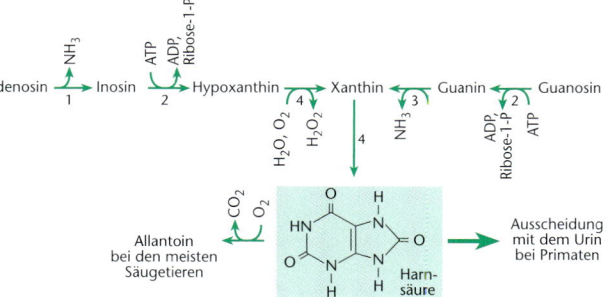

Abb. 7.8: Purinabbau [1]

Der Abbau der Purine endet beim Menschen auf der Stufe der Harnsäure (↗ Abb. 7.8).

Orte: Purine können in vielen Organen abgebaut werden. Die wichtigsten Abbauorgane sind **Leber, Niere** und **Darm**.

Enzyme:
- **0** Phosphorylase (vgl. Pyrimidine)
- **1** Adenosindesaminase
- **2** Nucleosidphosphorylase
- **3** Guanase
- **4** Xanthinoxidase

Entsorgung der Harnsäure: Im Körper kann die schwer lösliche Harnsäure nicht oxidiert werden und darf sich daher nicht im Blut anreichern (vgl. Hyperurikämie)→ Ausscheidung als harnpflichtige Substanz in der Niere.

Hyperurikämie (Gicht): Oberhalb der Löslichkeitsgrenze von 6,4 mg/dl (0,4 mol/l) lagern sich Natriumuratkristalle im Gewebe ab; v.a. im schlecht versorgten Knorpel peripherer Gelenke, der Ohrmuschel etc., wo aufgrund niedrigerer Temperaturen die Löslichkeit noch geringer ist.
→ **Entzündungsreaktion** mit schmerzhaften Funktionseinbußen der Gelenke.
Ursachen: Alkoholabusus (tubuläre Uratsekretion ↓), Harnsäuresynthese ↑ (PRPP-Synthetase-Aktivität ↑ oder **HPGRT-Mangel**), purin-, eiweißreiche Nahrung (v.a. Fleisch)

7.4 Pyrimidine

Pyrimidinsynthese

Reaktionen/Enzyme

Regulation

Carbamylphosphatsynthetase

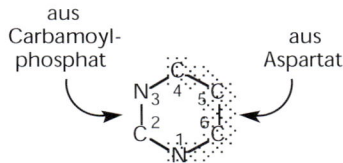

aus Carbamoyl-phosphat

aus Aspartat

Abb. 7.9: Herkunft der Atome des Pyrimidins [1]

Die Synthese der Pyrimidine ist in allen Körperzellen möglich.

Reaktionen/Enzyme: (↗ Tafel 7.1)
- Carbamylphosphatsynthetase II (CPS II)
- Aspartattranscarbamylase
- Dihydroorotase
- Orotsäure-Dehydrogenase
- Orotat-Phosphoribosyltransferase
- Orotidin-5-Phosphat-Decarboxylase
- Kinasen
- CTP-Synthetase
- dTMP-Synthetase

Regulation:
- **Schrittmacherenzym:** CPS II, Rückkopplungshemmung durch UTP
- **dTMP-Synthetase:** therapeutisch hemmbar durch Fluoruracil → persistieren der Pyrimidinsynthese (trifft überwiegend schnell proliferierende Zellen: Einsatz in der Krebstherapie)

Carbamylphosphatsynthetase: Es gibt 2 CPS-Isoformen mit folgenden Eigenschaften:

CPS	Lokalisation	Stickstofflieferant	Bedeutung in der
CPS I	Mitochondrium	freies NH_4^+	Harnstoffsynthese
CPS II	Zytosol	Glutamin	Pyrimidinsynthese

7.4 Pyrimidine

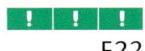

F22

Pyrimidinabbau

Ort

Reaktionen

Wiederverwertung

Pyrimidinabbau

Ort: Pyrimidinbasen werden überwiegend in der Leber abgebaut.

Reaktionen:
(1) *Nucleosidphosphorylase:* Nucleosid $\rightarrow$ freie Base + 3 P_i
(2) Cytosin $\rightarrow$ Uracil + NH_3
(3) Uracil/Thymin + NADPH/H^+ $\rightarrow$ Dihydrouracil/Dihydrothymin + $NADP^+$
(4) hydrolytische Ringöffnung zwischen C_4 und N_3: Zwischenprodukte β-Alanin und β-Aminoisobutyrat
(5) weiterer Abbau zu NH_3, CO_2 + Acetat (β-Alanin) bzw. Propionat (β-Aminoisobutyrat) und vollständiger exogener Abbau zu CO_2 und H_2O

Wiederverwertung

Auch Pyrimidine werden recycelt (vgl. Purine, ↗ Karte 101)
- **Uridin-Cytidin-Kinase:** Uridin/Cytidin + ATP $\rightarrow$ UMP/CMP + ADP
- **Thymidin-Kinase:** Thymidin + ATP $\rightarrow$ TMP + ADP

Beteiligte Nucleotide: Am Aufbau der DNA sind folgende Desoxyribomononucleotide beteiligt:
- Thymin (T)
- Cytosin (C)
- Guanin (G)
- Adenin (A)

Reduktion der Ribonucleotide: In DNA werden nur Desoxyribonucleotide eingebaut. Mit Ausnahme des dTMP werden in der Purin-/Pyrimidinbasensynthese alle Basen in Form von Ribonucleotiden synthetisiert und müssen durch die **Ribonukleotidreduktase** reduziert werden:
(1) GMP + ATP $\rightarrow$ GDP + ADP
(2) GDP + NADPH/H$^+$ $\rightarrow$ dGMP + H$_2$O + NADP$^+$

Bestandteil des Enzyms ist das Disulfid-bildende **Thioredoxin.** Es überträgt das Reduktionspotential des Reaktionspartners NADPH/H$^+$ und wird durch die **Thioredoxinreduktase** regeneriert.

Bildung des Doppelstrangs (Einzelstrangbildung ↗ Abb. 7.12): DNA liegt meist in Form eines Doppelstrangs vor, der durch H-Brücken zusammengehalten wird (↗ Abb. 7.10). Die Stränge verlaufen dabei **antiparallel**, also ein Strang von 5' $\rightarrow$ 3', der andere 3' $\rightarrow$ 5' (↗ Abb. 7.12). H-Brücken können sich nur vom Thymin zu Adenin (**A:T**) und von Guanin zu Cytosin (**G:C**) ausbilden. A und T sowie G und C liegen also im gleichen Verhältnis vor (A:T = G:C = 1:1).

7.5   Eigenschaften des Erbmaterials

DNA I

Beteiligte Nucleotide

Reduktion der Ribonukleotide

Bildung des Doppelstrangs

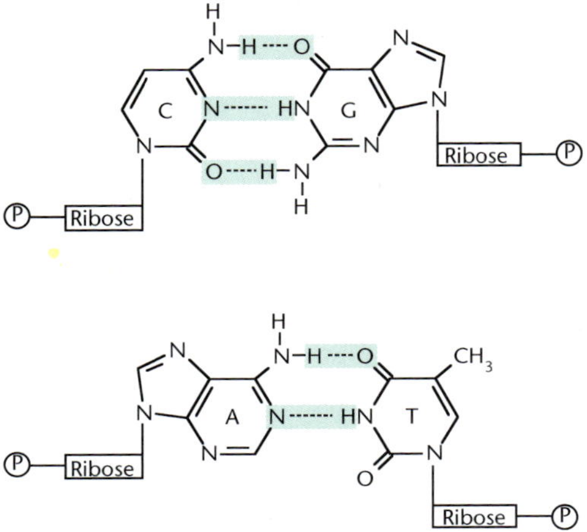

Abb. 7.10: H-Brücken im Doppelstrang [1]

DNA-Doppelhelix: Ein DNA-Doppelstrang bildet spontan als dreidimensionale Struktur die so genannte Doppelhelix mit folgenden Eigenschaften aus:

- Die Zuckerreste stehen jeweils nach außen ab.
- Die Helix ist fast immer **rechtsgängig.**
- **10 Basenpaare pro Windung** oder 3,3 nm Höhendifferenz $\Big\}$ B-Form
- Durchmesser: 2,37 nm

Abbau: Analog zum Proteinabbau (↗ Kap. 6.9) wirken zwei Enzymklassen beim Abbau mit:

- **Endonukleasen:** Spaltung innerhalb des Nucleotidstrangs
- **Exonukleasen:** Abspaltung von Einzelnucleotiden vom Ende her

Die weitere Spaltung der Nukleotide durch Esterasen und Glykosidasen liefert als Abbauprodukte Zucker, Phosphat und die entsprechende Base.

7.5 Eigenschaften des Erbmaterials

DNA II

DNA-Doppelhelix

Abbau

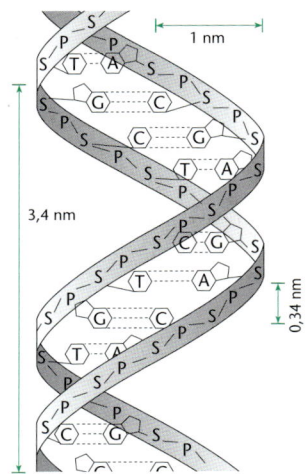

Abb. 7.11: DNA-Doppelhelix [10]

Beteiligte Nucleotide: In Form von Ribomono(phosphat)nucleotiden sind Guanin, Cytosin, Adenin und (anstelle von Thymin in der DNA) Uracil am Aufbau der RNA beteiligt.

Bildung des Einzelstrangs: Strangbildung aus Trinucleotiden über **Phosphodiesterbrücken** zwischen C_3 der ersten Ribose und C_5 der zweiten Ribose (↗ Abb. 7.12). Das C_5-Ende des Strangs wird links, das C_3-Ende rechts geschrieben.

Arten der RNA: (↗ Kap. 8)

Typ	Bedeutung	Funktion
mRNA	messenger-RNA	Matrize für die Proteinbiosynthese am Ribosom
tRNA	transfer-RNA	liefert die AS zum Einbau in ein Protein ans Ribosom
rRNA	ribosomale RNA	Hauptbestandteil des Ribosoms
snRNA	small nuclear RNA	beteiligt am Spleißen der mRNA
hnRNA	heterogene nucleäre RNA	Vorstufe der mRNA, noch ohne Cap-Struktur und Poly-A-Ende, *auch:* prä-mRNA (↗ Kap.8)

7.5 Eigenschaften des Erbmaterials

F72

RNA

Beteiligte Nucleotide

Bildung des Einzelstrangs

Arten der RNA

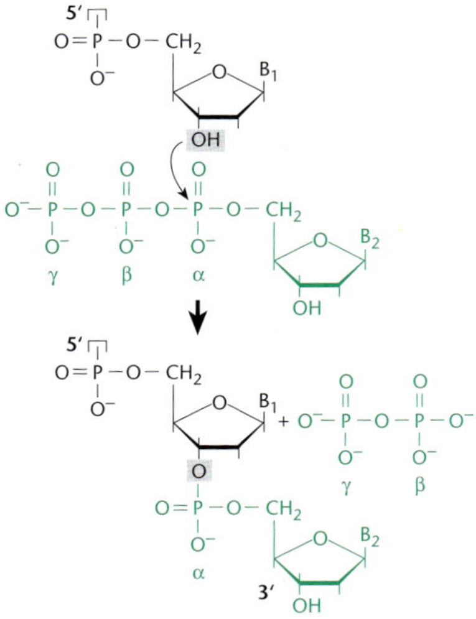

Abb. 7.12: RNA-Strangbildung

Tafel 8.1: Höhere Organisationsformen der DNA [10]

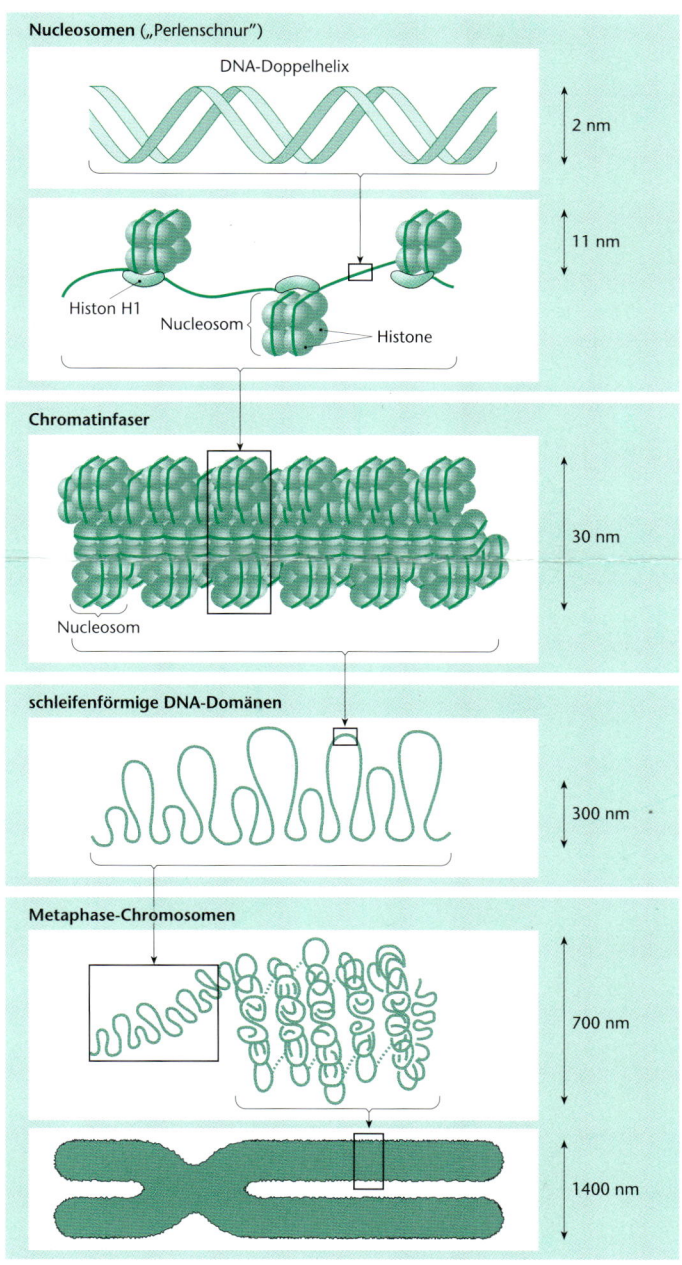

8.1 Grundbegriffe der Genetik

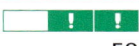

Genetischer Code

Leseraster

Eigenschaften

Der DNA-Strang (↗ Kap. 7) codiert für die Sequenz (Reihenfolge) der Aminosäuren eines synthetisierten Polypeptids. RNA-Polymerasen fahren zu Beginn der Proteinbiosynthese am DNA-Strang entlang und kopieren die genetische Infomation. Später wird diese Information in die AS-Sequenz übersetzt (↗ Kap. 8.4).

Leseraster: Zur Übersetzung des genetischen Codes dient der **Triplettcode**: Zum Beispiel wird die Basensequenz CAGACCGCA in Einheiten zu je drei Basen abgelesen: **CAG ACC GCA** ergibt die AS-Sequenz –Gln–Thr–Ala–.

Eigenschaften: Für den genetischen Code sind drei wichtige Eigenschaften definiert:
- **universell:** Jedes Basentriplett codiert in fast allen Organismen für dieselbe AS.
- **degeneriert:** Aus 4 Basen lassen sich im Triplettcode rechnerisch 4^3, also 64 AS, codieren. Da nur 20 proteinogene AS in die Polypeptidkette eingebaut werden, codieren mehrere Tripletts für dieselbe AS (= **Degeneration** des Codes).
- **konservativ:** Änderungen der Basenfolge der DNA (z. B. durch Mutation) müssen nicht zum Einbau einer „falschen" AS führen. Der Austausch der 3. Base bedingt meistens keinerlei Änderung der AS-Sequenz, der Austausch der 1. Base lediglich den Austausch einer AS gegen eine andere mit ähnlichen Eigenschaften. Nur eine Mutation an der 2. Position führt fast immer zu Änderungen oder Beeinträchtigungen der Proteinfunktion.

8.1 Grundbegriffe der Genetik

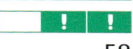

F8

Gen

Definition

Introns

Exons

Genexpression

Promotor, Enhancer, Transkriptionsfaktoren

Definition: Ein **Gen** ist ein DNA-Abschnitt, der die vollständige Information für die AS-Sequenz eines funktionellen Proteins trägt. Es beinhaltet auch Einheiten auf dem DNA-Strang, die die Regulation der Expression des Gens regulieren.

Introns: Menschliche Gene enthalten lange Abschnitte von **nicht-kodierender DNA**, die als Introns bezeichnet werden. Sie unterbrechen innerhalb der Gene die für die AS-Folge eines Proteins kodierenden DNA-Abschnitte und werden nach der Transkription aus der RNA entfernt.

Exons: Sie sind die eigentlichen Träger der Information für die AS-Sequenz, die zur Proteinsynthese herangezogen wird (= kodierende Abschnitte).

Genexpression: Darunter versteht man das Ablesen der DNA und die Übersetzung der darin enthaltenen Informationen in Proteine.

Promotor, Enhancer, Transkriptionsfaktoren:
- **Promotoren** kennzeichnen die Startstelle der Genexpression auf der DNA.
- **Enhancer** sind Abschnitte der DNA, an der **Transkriptionsfaktoren** binden.
- Beide sind für die Initiation der Genexpression (↗ Karte 117) nötig.

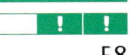
Genom

Definition

Größe

Variabilität des Genoms

Definition: „Genom" bezeichnet die Gesamtheit der genetischen Information eines Organismus.

Größe: Das menschliche Genom umfasst $3,08 \times 10^9$ Basenpaare (bp). Weniger als 2% dieser Basenpaare codieren für die ca. **25.000** menschlichen Gene (Vgl. Genom einer Fliege: 10.000 Gene). Der Großteil des Genoms besteht aus RNA-kodierenden Abschnitten (für rRNA, tRNA) und so genannten nicht-kodierenden Sequenzen.

Variabilität des Genoms: Die Genome zweier nicht verwandter Personen sind zu 99,9% identisch ($\rightarrow$ ca. 3,08 Mio. bp unterscheiden sich). Das menschliche Genom und das des Schimpansen sind immer noch zu 98% identisch (Gorillas 97%).

8.2   Organisation der DNA

F4

Chromatin

Histone

Nucleosomen

Domänen

Chromosomen

Euchromatin

Heterochromatin

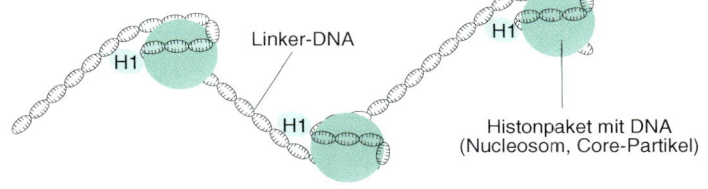

Linker-DNA

Histonpaket mit DNA
(Nucleosom, Core-Partikel)

Abb. 8.1: Chromatin [1]

Histone: Der ausgestreckt über einen Meter lange DNA-Faden im ca. 10 μm großen Zellkern jeder humanen Zelle muss dicht „verpackt" werden. Dies gelingt im **Histon-DNA-Komplex** (= **Chromatin**).

- **Histone** sind Lysin- und Arginin-reiche Proteine. Die positive Ladung dieser AS führt zur Bindung an die negativ geladene DNA des Zellkerns.
- **5 Histonproteine:** Je ein Dimer von **H2A**, **H2B**, **H3** und **H4** bilden ein **Oktamer**, um das sich die DNA mit ca. 140 bp in 1,8 Windungen linksgängig windet. Das Histonprotein **H1** lagert sich außen an diesen Komplex an.

Nucleosom: So wird das Histonoktamer mit der darum gewundenen DNA bezeichnet. Die zwischen 2 Nucleosomen verlaufende DNA wird **Linker-DNA** genannt.

Domänen: Durch spulenförmige **Wicklung der Nucleosomenfaser** – unterstützt durch die H1-Proteine – entsteht eine **30 nm dicke Faser**. Die weitere Faltung zu Schleifen (**Domänen**) wird an Nicht-Histon-Proteinen verankert.

Chromosomen: In der Metaphase werden die DNA-Schleifen weiter spulenförmig zusammengelagert (↗ Tafel 8.1), so dass die einzelnen Chromosomen sichtbar werden.

Euchromatin: In der Interphase relativ locker gepacktes Chromatin, das **transkribiert** werden kann.

Heterochromatin: Dicht gepackte Chromatinabschnitte **ohne Transkriptionsaktivität**.

F66

DNA-Replikation in Prokaryonten I

Synthese des Leitstrangs

Synthese des Folgestrangs

Semikonservative Replikation

Bei der DNA-Replikation müssen 2 antiparallel verlaufende Stränge gleichzeitig repliziert werden. Da die **DNA-Polymerase** einen DNA-Strang ausschließlich in 3'–5'-Richtung ablesen kann (unter Bildung des Leitstrangs), ist die Replikation des 5'–3'-Stranges (Bildung des Folgestrangs) komplizierter.

Synthese des Leitstrangs: Sie beginnt an den am Startpunkt der Replikation gebildeten Primern. Von hier aus läuft sie in Richtung des 5'-Endes des Originalstrangs kontinuierlich in Richtung der Replikationsgabel fort (↗ Abb. 8.2).

Synthese des Folgestrangs: Sie erfolgt in kleinen Abschnitten, den sog. **Okazaki-Fragmenten**. Nach jeweils ca. 1000 von der Helicase getrennten Basenpaaren synthetisiert die **Primase** einen RNA-Primer, von dem aus die **DNA-Polymerase III** den Originalstrang „rückwärts" in 3'–5'-Richtung ablesen kann. Die Primer werden später herausgeschnitten, DNA-Nucleoside eingefügt und die Fragmente von Ligasen verschmolzen (↗ Abb. 8.2).

Semikonservative Replikation: Bei der Replikation der DNA wird jeder der beiden vorhandenen Einzelstränge zu einem Doppelstrang dupliziert. Die beiden Tochter-DNA-Doppelstränge bestehen damit je aus einem neu synthetisierten und einem alten DNA-Strang, weshalb man die DNA-Replikation als **semikonservativ** bezeichnet.

8.3   DNA-Replikation

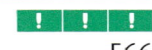

F66

DNA-Replikation in Prokaryonten II

Enzyme

Topoisomerase

Helicase

Primase

DNA-Polymerase III

DNA-Polymerase I

Ligase

Telomerase

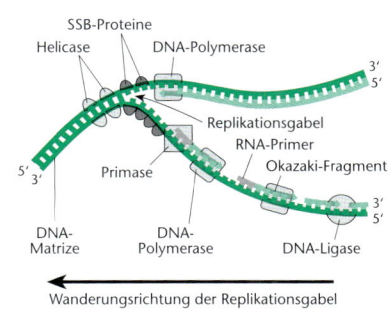

Abb. 8.2: DNA-Replikation in Prokaryonten [10]

Enzyme:

(1) **Topoisomerase:** entspiralisiert die DNA-Helix und macht so das Angreifen der *Helicase* möglich.

(2) **Helicase:** trennt die beiden DNA-Stränge voneinander. Einzelstrang-bindende Proteine (SSB-Proteine) verhindern sofortige Wiederausbildung der H-Brücken.

(3) **Primase:** bildet RNA-Primer, die als Ansatzpunkt der ***DNA-Polymerase*** dienen.

(4) **DNA-Polymerase III:** synthetisiert den **DNA-Strang** von einem **Primer** aus. Substrate sind die Nucleosidtriphosphate. Das Anhängen des nächsten Nucleotids ist nur am 3'-Ende einer Nucleosidkette möglich → **Wachstum der neuen Kette in 5'–3'-Richtung**, Ablesen des Originalstrangs in 3'–5'-Richtung.
Dadurch kann nur ein Strang kontinuierlich gebildet werden, der andere entsteht diskontinuierlich (Leit- und Folgestrang).

(5) **DNA-Polymerase I:** schneidet die RNA-Primer aus (Exonucleaseaktivität) und ersetzt sie durch DNA-Nucleoside.

(6) **Ligase:** verknüpft die Okazaki-Fragmente zu einem kontinuierlichen Strang.

(7) **Telomerase:** Am 3'-Ende des DNA-Fadens kann die DNA-Polymerase den Folgestrang nicht mehr voll replizieren, da ihr ein Ansatzpunkt mit 3'-Ende fehlt → Verkürzung des Chromatinfadens mit jeder Replikation. Der verloren gehende DNA-Abschnitt **(Telomer)** besteht aus nicht-codierenden Sequenzen. In den meisten eukaryotischen Zellen ist das Telomer nach 20–50 Zellzyklen „abgebaut" und codierende Sequenzen sind betroffen (→ Zelltod). Viele Prokaryonten und eukaryotische Keimbahn- und Tumorzellen besitzen daher eine *Telomerase*, die nach jeder Replikation das Telomer verlängert bzw. regeneriert.

Unterschiede in Eu- und Prokaryonten

Enzyme

Replikationsstartpunkte

Geschwindigkeit der DNA-Polymerase

Hemmung der DNA-Replikation

Basenanaloga

Unterschiede in Eu- und Prokaryonten

Die komplizierten Vorgänge der DNA-Replikation sind in Eukaryonten (z.B. Mensch) lange nicht so gut erforscht wie in Prokaryonten (Bakterien). Folgende Unterschiede lassen sich feststellen:

- **Enzyme:** In der eukaryoten Zelle übernimmt die **DNA-Polymerase α die Funktionen von** *DNA-Polymerase III* sowie der *Primase*. Weiter von Bedeutung sind daneben die DNA-Polymerasen β, γ, δ und ε.
- **Replikationsstartpunkt:** Während sich z.B. im Chromosom von E. coli nur ein einziger Replikationsstartpunkt („origin of replication") befindet, kann im menschlichen Genom die DNA-Replikation an 30.000 Punkten (alle 40–300 kbp) gleichzeitig beginnen, was aufgrund der enormen Größe des menschlichen Genoms auch notwendig ist.
- **Geschwindigkeit der DNA-Polymerase:** Die DNA-Polymerase der Prokaryonten verlängert die Nucleotidkette um 500 bp/s, die eukaryote lediglich um 50 bp/s.

Hemmung der DNA-Replikation

Basenanaloga: Bei der Therapie von Tumoren werden unter anderem Hemmstoffe der DNA-Synthese eingesetzt, um eine weitere Vermehrung der Zellen zu verhindern. Mögliche Substanzen sind dabei **Basenanaloga**, die den DNA-Basen sehr ähnlich sind, kompetitiv an die Polymerase binden und dadurch den Einbau „echter" Basen verhindern. Beispiel: Cytosinarabinosid

8.3   DNA-Replikation

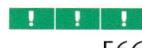

F66

Reverse Transkription

Definition

Enzym

Funktion

Definition: Unter Reverser Transkription versteht man die DNA-Bildung von einer RNA-Matrize aus. Das Produkt der reversen Transkription ist die (zur RNA) complementäre DNA **(cDNA)**.

Enzym: Die **reverse Transkriptase** hat ähnliche Eigenschaften wie die *DNA-Polymerase*. Sie verlängert die cDNA-Kette am 3'-Ende. Die Synthese geht von einem Primer aus.

Funktion:
- **RNA-Viren** lassen in der Wirtszelle durch die reverse Transkriptase ihre RNA in eine cDNA übersetzen, die dann in das Genom des Wirts eingebaut werden kann.
- In der **Gentechnik** wird die reverse Transkriptase eingesetzt, um aus reifer eukaryoter mRNA eine cDNA zu synthetisieren. Sie kann in das Genom von Bakterien eingesetzt werden, um dort das entsprechende Protein herzustellen (Insulinproduktion, Gentechnik, ↗ Kap. 8.5).
  Der Einbau des originalen Gens einer eukaryoten Zelle in das Bakteriengenom zur Proteinsynthese wäre nicht möglich, da den Bakterien der Apparat zum Spleißen der RNA fehlt und die gebildete unreife RNA nicht in ein funktionales Protein übersetzt werden könnte.

Proteinbiosynthese

Transkription

RNA-Prozessierung

Translation

Posttranslationale Modifikation

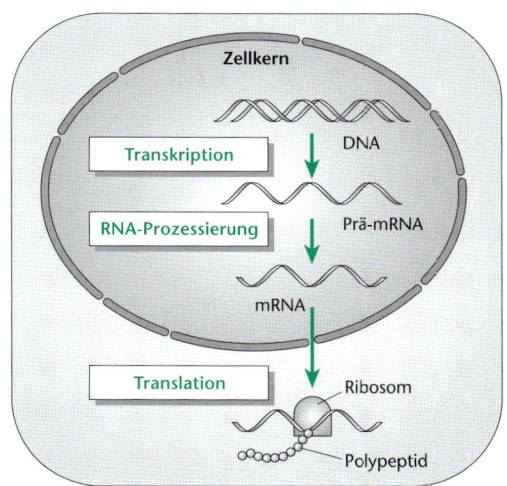

Abb. 8.3: Proteinbiosynthese [10]   9/34

Transkription:
Sie ist der erste Schritt der Proteinbiosynthese. In diesem Prozess wird das Gen im Zellkern „abgelesen" und in RNA übersetzt. Die RNA dient als Vorlage für die Proteinsynthese am Ribosom.

RNA-Prozessierung:
Die bei der Transkription gebildete RNA erfährt einige spezifische Veränderungen, bevor sie den Zellkern verlässt und im Zytosol translatiert wird.

Translation:
Sie bezeichnet die Übersetzung der in der RNA in Form von Nucleotidabfolgen codierten Erbinformation in AS-Sequenzen. Produkt ist ein Polypeptid (Protein).

Posttranslationale Modifikation:
Die so entstandenen Polypeptide werden in einer Reihe weiterer Schritte modifiziert, spezifisch gefaltet und **adressiert** bis sie als fertige Proteine an ihren Bestimmungsort in oder außerhalb der Zelle gelangen.

8.4 Genexpression

Transkription I

Initiation

Elongation

Termination

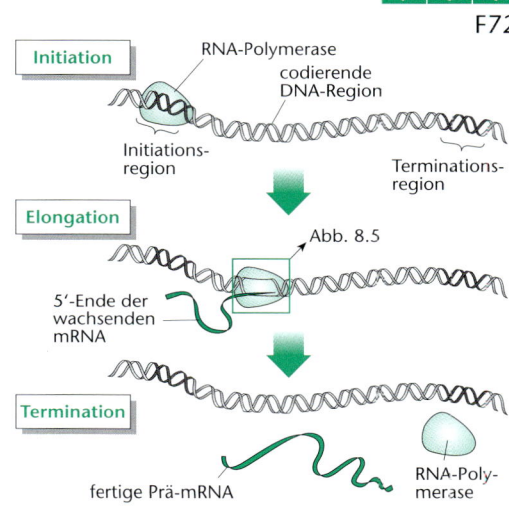

Abb. 8.4: Transkription [10]

Initiation: Beginn der Transkription
- **Bindung der RNA-Polymerase II** an den **Matrizenstrang** der DNA. Als Matrizenstrang wird der abzulesende Strang der DNA bezeichnet, der andere als **codogener Strang**. Transkriptionsfaktoren (wie das TATA-bindende Protein TBP) vermitteln diese Bindung.
- Entwindung des DNA-Doppelstrangs und Anlagerung des ersten Nucleotids

Elongation: Fortführung der RNA-Synthese
- Ablesen des Matrizenstrangs in Richtung des 5'-Endes
- Die DNA wird Base für Base abgelesen und die RNA-Kette durch Anheftung des jeweils zur gerade abgelesenen DNA-Base komplementären Nucleotids verlängert (A zu T, U zu A, G zu C und C zu G). Substrate sind die Triphosphate der Nucleotide. Geschwindigkeit der RNA-Polymerase II: 50 Nucleotide/sec.

Termination: Am Ende des zu transkribierenden Abschnitts bewirken mehrere Faktoren den Abbruch der RNA-Synthese.
- Eine repetitive **GC**-reiche Sequenz der DNA führt zur Bildung eines RNA-Strangs, der mit sich selbst komplementär binden kann. So kann sich eine Schleife doppelsträngiger RNA bilden, die als Abbruchsignal für die RNA-Polymerase wirkt.
- Darauf folgt in der DNA eine **Poly-A-Sequenz**. Die Bindung mit den komplementären Uracil-Resten der RNA ist vergleichsweise schwach und die Ablösung des RNA-Strangs vom Matrizenstrang damit erleichtert.

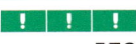
Transkription II

Promotor

RNA-Polymerase II

Simultane Transkription

RNA-Sequenz

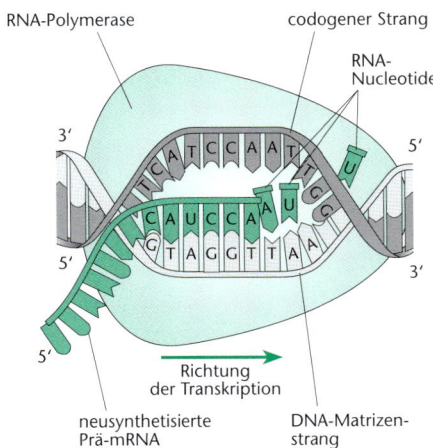

Abb. 8.5: RNA-Polymerase [10]

Promotor: DNA-Sequenz, die die Initiationsstelle für die RNA-Polymerase II anzeigt. Promotoren beinhalten meist eine T- und A-reiche Sequenz (**TATA-Box**), eine **CAAT-Box** sowie eine **GC-Box** 30 bis 150 bp vor der Initiationsstelle für die RNA-Polymerase.

RNA-Polymerase II: Sie ist ein Enzymkomplex mit mehreren Funktionen:
- Erkennung der Promotorregion
- Entwindung der DNA
- Bindung des ersten Nucleotids an den Matrizenstrang
- Verlängerung der wachsenden Nucleotidkette in 5'–3'-Richtung, Bildung der RNA

Die *RNA-Polymerase I* synthetisiert **rRNA**, die *RNA-Polamerase III* **tRNA**.

Simultane Transkription: Mehrere Polymerase-Einheiten können gleichzeitig hintereinander ein Gen ablesen, wodurch mehrere RNAs des gleichen Gens gleichzeitig entstehen.

RNA-Sequenz: Produkt der Transkription ist die **hnRNA**, die weiter zur **mRNA** prozessiert wird.

Beispiel:

codogener DNA-Strang	5' – **ATG CCG** – 3'
Matrizenstrang	3' – **TAC GGC** – 5'
hn-RNA	5' – **AUG CCG** – 3'

8.4 Genexpression

F72

RNA-Prozessierung

Cap-Struktur

Poly-A-Schwanz

Editing

Spleißen

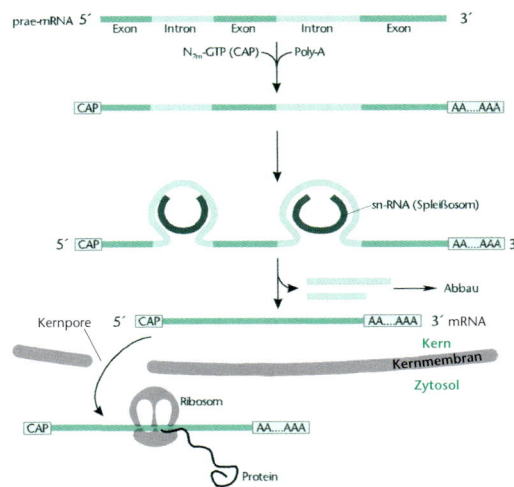

Abb. 8.6: RNA-Prozessierung [1]

Cap-Struktur: In dieser ersten Modifikation wird am 5'-Ende der RNA („vorne") ein methyliertes GTP angehängt und die ersten beiden Basen methyliert. Funktion:
- Schutz vor Phosphatasen und Nucleasen
- Verstärkte Translation, da die Cap-Struktur ein Andock-Signal für die kleine Ribosomenuntereinheit ist.

Poly-A-Schwanz: Es erfolgt eine Spaltung der RNA durch *Endonucleasen* am 3'-Ende hinter der ubiquitär in allen Genen vorhandenen AAUAAA-Sequenz. Die **Poly-(A)-Polymerase** hängt dann bis zu 250 Adenylat-Reste an das 3'-Ende an. Dieser Poly-A-Schwanz, der nicht translatiert wird, bewirkt:
- erleichterte Diffusion der mRNA aus dem Kern ins Zytosol der Zelle
- Schutz vor Abbau der codierenden Sequenzen durch Exonucleasen

Editing: Durch Desaminasen kann die RNA-Sequenz verändert werden, indem C zu U desaminiert wird. Geschieht dies im Codon CAA, entsteht das Stop-Codon der Translation UAA und die Translation wird frühzeitig beendet. So kann aus demselben Gen ein „langes" und ein „kurzes" Protein entstehen, z. B. statt dem Lipoprotein Apo-B_{100} das Apo-B_{48} durch Editing abhängig von der Expression der Desaminase.

Spleißen: Entfernung der nicht-codierenden Introns aus der RNA-Sequenz. Dieser Vorgang wird im *Spleißosom* genannten Proteinkomplex (↗ Abb. 8.6) maßgeblich von snRNA katalysiert. Die **Intron-Exon-Grenzen** sind durch ein GT zu Beginn des Introns und ein AG zum Ende und durch nicht näher bekannte Sequenzen bestimmt. **Alternatives Spleißen** ermöglicht, aus einem Gen verschiedene Proteine zu bilden. Dabei werden bestimmte Exons in manchen Geweben aus der mRNA entfernt und in anderen nicht.

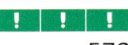
Translation I

Ribosomen

Ribosomen haben folgende Eigenschaften und Funktionen:

- Ribosomen sind Proteinkomplexe aus 2/3 RNA und 1/3 Protein.
- Sie bestehen aus **2 Untereinheiten** (UE).
- Sie fahren an der mRNA entlang und katalysieren die Bildung der Polypeptidkette (**Translation**).
- Wandern mehrere Ribosomen eng aneinander an der mRNA entlang, spricht man von **Polysomen**.
- **Frei im Zytosol** schwimmende Ribosomen lesen mRNAs für zytosolische Proteine ab. An den ER-assoziierten Ribosomen werden sekretorische- oder Membranproteine gebildet.
- Die wichtigsten **Reaktionszentren** sind:
    - **A-Stelle:** Akzeptorstelle, erster Bindungsort der tRNA
    - **P-Stelle:** Peptidylstelle, die hier gebundene AS trägt die Polypeptidkette.

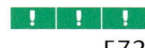
Translation II

Die Svedberg-Einheit: Diese Einheit beschreibt den sog. Sedimentationskoeffizienten. Dieser gibt an, mit welcher Geschwindigkeit sich Teilchen unter Einwirkung einer Zentrifugalkraft bewegen. Ein Svedberg (S) ist gleich 10^{-13} s. Der Sedimentationskoeffizient hängt dabei von der Form, Größe und Dichte der Teilchen ab. Je größer S, desto schneller bewegt sich ein Teilchen in der Zentrifuge nach unten.

Unterschiede der Ribosomen in Pro- und Eukaryonten: Die Ribosomen von Pro- und Eukaryonten unterscheiden sich in ihrer Größe und Zusammensetzung voneinander:

	Prokaryonten		Eukaryonten	
	kleine UE	große UE	kleine UE	große UE
Gesamtgröße	30 S	50 S	40 S	60 S
Proteinzahl	21	34	30	54

8.4   Genexpression

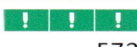

F72

Translation III

Aminoacyl-tRNA

Aminoacyl-tRNA-Synthetase

Bedeutung

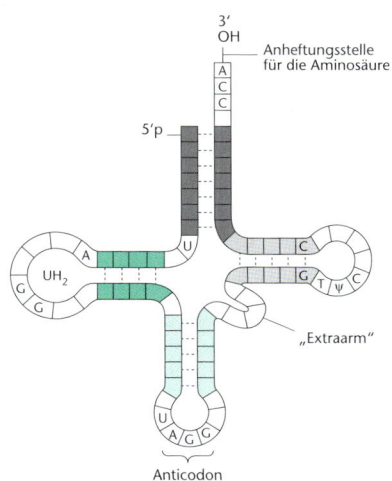

Abb. 8.7: t-RNA [6]

Aminoacyl-tRNA: Zum Einbau einer AS in die Polypeptidkette muss die AS zuerst aktiviert und dann auf eine tRNA übertragen werden. Dabei entsteht eine Aminoacyl-tRNA. Diese tRNA bringt die AS zum Ribosom und vermittelt ihren Einbau in die wachsende Polypeptidkette.

Aminoacyl-tRNA-Synthetase: Sie katalysiert folgende Schritte:
(1) Aktivierung der AS unter Verbrauch zweier energiereicher Verbindungen
    $AS + ATP \rightarrow Aminoacyl\text{-}AMP + PP_i$
(2) Anheftung des Aminoacyl-AMP an eine tRNA
    $Aminoacyl\text{-}AMP + tRNA \rightarrow Aminoacyl\text{-}tRNA + AMP$

Bedeutung: In diesem Schritt findet die eigentliche Übersetzung der **Basensequenz** in die **AS-Sequenz** statt. Die Verknüpfung der AS mit ihrer tRNA in der Aminoacyl-tRNA-Synthetase entscheidet darüber, welche AS für welches Basentriplet der mRNA in die wachsende Polypeptidkette eingebaut wird. Für jede AS gibt es eigene, hochspezifische Synthetasen, die diese AS nur mit der jeweilig passenden tRNA verknüpfen.

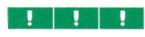
Translation IV

Initiation

Elongation

Termination

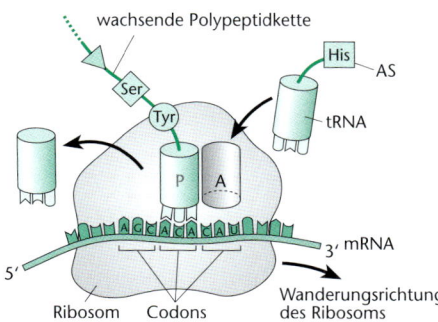

Abb. 8.8: Translation

16/34

Initiation: Die Translation beginnt am **Startcodon AUG** der mRNA (Codon für Methionin). An der Bildung des Initiationskomplexes beteiligen sich die kleine Ribosomen-UE, die mRNA und die Initiator-tRNA, die das Startcodon „erkennt". Voraussetzung ist die Anwesenheit von Initiationsfaktoren (mehrere Proteine), Mg^{2+} und GTP. Nach Spaltung des GTP bindet die große UE und die Initiator-tRNA besetzt die P-Stelle.

Elongation: (↗ Abb. 8.8)
(1) **Codonerkennung und -bindung:** Die tRNA bindet an die A-Stelle des Ribosoms unter Hydrolyse eines GTP.
(2) **Peptidbindung:** Die Polypeptidkette löst sich von der tRNA an der P-Stelle und wird mit der AS der tRNA auf der A-Stelle über eine Peptidbindung verknüpft (Enzym: *Peptidyltransferase*).
(3) **Translokation:** Ablösung der tRNA der P-Stelle und Verschiebung der tRNA der A-Stelle auf die P-Stelle unter Hydrolyse eines GTP.

Die mRNA wird dabei vom 5'-Ende zum 3'-Ende hin abgelesen.

Termination: Die Translation läuft bis zum Erreichen eines **Stoppcodons (UAA, UGA, UAG)** ab. An das Stoppcodon bindet dann keine tRNA sondern ein sog. *Release-Faktor*, ein Enzym, das die Polypeptidkette von der letzten tRNA an der P-Stelle abspaltet und freisetzt.

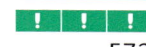
Translation V

Sekretorische Proteine

Signalpeptid

SRP

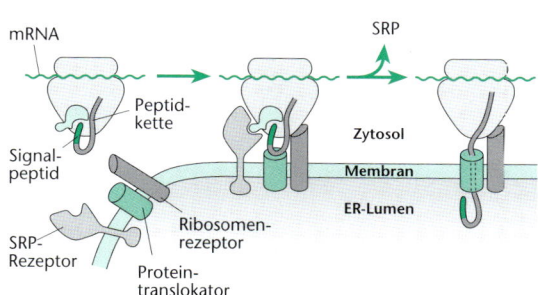

Abb. 8.9: Translokation von Ribosomen ans ER

Sekretorische Proteine: Für alle sekretorischen sowie einige weitere Proteine (z. B. für das Lysosom) findet die Translation **am rauen endoplasmatischen Retikulum** (ER, ↗ Kap. 14.1) statt. Ihre AS-Sequenz beginnt mit einem **Signalpeptid**, das die Ribosomen mit ihrer wachsenden Polypeptidkette ans ER steuert (↗ Abb. 8.9):

(1) Beginn der **Translation im Zytosol** mit dem Signalpeptid
(2) Erkennen des Signalpeptids durch das signal-recognition-particle **(SRP)**, dadurch vorläufiger **Stopp der Proteinbiosynthese**
(3) Bindung des SRP an den **SRP-Rezeptor** der ER-Membran
(4) Dadurch Bindung des Ribosoms an den **Ribosomen-Rezeptor** der ER-Membran
(5) Dissoziation des SRP
(6) **Fortführung der Translation:** Die Polypeptidkette wächst durch den *Proteintranslokator* genannten Kanal der ER-Membran in das ER-Lumen hinein.
(7) **Abspaltung der Signalsequenz** nach Beendigung der Translation durch *Signalpeptidasen*.
(8) **Posttranslationale Modifikation:** Erst jetzt werden Proteine **modifiziert** und in Membranvesikel zum Transport in den Golgi-Apparat **verpackt** (↗ Kap. 14.1).

8.4   Genexpression

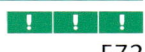

Posttranslationale Modifikation I

Faltung

Chaperone

Disulfidbrücken

Adressierung

Faltung: Die in der Translation gebildeten Polypeptidketten falten sich in charakteristischer Weise zu den funktionellen Proteinen zusammen. Dies kann **spontan** geschehen oder durch verschiedene **Proteine katalysiert** werden:

Chaperone: Proteine, die die wachsende Polypeptidkette an der frühzeitigen und damit vielleicht falschen Faltung während der Translation hindern und die korrekte Faltung der fertigen Polypeptidkette katalysieren, heißen Chaperone.

Disulfid-Isomerasen: Diese Enzyme beschleunigen die Ausbildung der Disulfidbrücken innerhalb eines Proteins; z. B. im Insulin.

Adressierung: Verschiedene Signalsequenzen steuern den Transport von Proteinen innerhalb der Zelle.
- Die Sequenz **Lys–Asp–Glu–Leu** (bekannt als „KDEL", nach der 1-Buchstabenabkürzung) steuert Proteine ans **ER**.
- **Ser–Lys–Leu** dient als Signal für Proteine der **Peroxysomen**.
- Die Sequenz **Lys–Lys–X–Lys** steuert Proteine in den **Zellkern**.
- Die Anheftung von **Mannose-6-Phosphat** im Golgi-Apparat führt Proteine ins **Lysosom**.

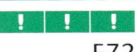
Posttranslationale Modifikation II

Glykosylierung

N-glykosidische Bindung

O-glykosidische Bindung

Glykosylierung: Die meisten Proteine werden posttranslational im ER und im Golgi-Apparat mit Zuckerketten verknüpft. So sind alle Serumproteine mit Ausnahme des Albumins glykosyliert.

N-glykosidische Bindung:
- Kann an der Amidgruppe der Asn-Seitenkette (jedoch nur in den Sequenzen Asn-X-Ser und Asn-X-Thr) erfolgen.
- Alle Zuckerseitenketten haben dieselbe **Grundstruktur** aus 3 Mannose- und 2 N-Acetylglucosaminresten (= **Core**).
- Große Oligosaccharidseitenketten werden zuerst an Dolicholphosphat gebunden synthetisiert, als ganzes im ER an das Protein geheftet (*Core-Glykosylierung*) und später im Golgi-Apparat noch modifiziert.

O-glykosidische Bindung:
- erfolgt an der OH-Gruppe der Seitenketten von Serin oder Threonin
- findet nur im Golgi-Apparat statt (*terminale Glykosylierung*)

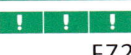
Posttranslationale Modifikation III

Weitere Modifikationsmöglichkeiten

Desaminierung

Phosphorylierung

Hydroxylierung

Carboxylierung

Sulfatierung

Limitierte Proteolyse

Weitere Modifikationsmöglichkeiten:
- **Desaminierung:** z. B. in der Elastinsynthese: Desaminierung des Lysins zu Desmosin
- **Phosphorylierung:** Phosphorylierung an Serin oder Tyrosin reguliert die Aktivität vieler Enzyme.
- **Hydroxylierung:** Vitamin C-abhängig werden z. B. Prolin und Lysin in der Kollagensynthese zu Hydroxyprolin und Hydroxylysin hydroxyliert.
- **Carboxylierung:** Viele der Gerinnungsfaktoren werden Vitamin K-abhängig carboxyliert.
- **Sulfatierung:** An Tyrosin sulfatierte Proteine im Golgi-Apparat gelten als „fertig" prozessiert.

Limitierte Proteolyse: Die zuvor genannten Signalsequenzen und die erste AS (Methionin, aufgrund des Startsignals AUG) eines Proteins müssen meist über die limitierte Proteolyse entfernt werden, um Proteine funktionsfähig zu machen.
Oft werden die funktionellen Proteine auf diese Weise aus größeren Vorläuferproteinen herausgeschnitten (↗ Insulinsynthese, Kap. 9).

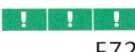
Hemmstoffe der Genexpression

Hemmung der Transkription

α-Amanitin

Rifampicin

Actinomycin

Hemmung der Translation

Streptomycin

Chloramphenicol

Tetracyclin

Mittlerweile sind viele Stoffe bekannt, die die Proteinbiosynthese hemmen können. Sie können therapeutisch als Antibiotika und vereinzelt als Zytostatika eingesetzt werden.

Hemmung der Transkription

Name	Wirkungsweise
α-Amanitin	Hemmung der *eukaryoten* RNA-Polymerasen II und III, daher als Zytostatikum eingesetzt
Rifampicin	Hemmung der Initiation prokaryoter RNA-Synthese
Actinomycin	spezifische Bindung doppelsträngiger DNA → kein Ablesen für RNA-Synthese mehr möglich

Hemmung der Translation

Name	Wirkungsweise
Streptomycin	Bindung der kleinen prokaryotischen Ribosomen-UE und Hemmung der Initiation der Translation
Chloramphenicol	Hemmung der Peptidyltransferaseaktivität des prokaryotischen Ribosoms
Tetrazyklin	Hemmung der Bindung von Aminoacyl-tRNA im Prokaryonten

8.5 Gentechnik

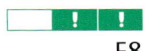

F8

Restriktionsendonucleasen

Funktion

Palindrome

Anwendung

Funktion: Restriktionsendonucleasen erkennen und schneiden doppelsträngige DNA hochspezifisch an definierten Stellen. In Prokaryonten schneiden und zerstören sie fremde DNA-Moleküle (z. B. von Viren) zum Schutz des eigenen Erbguts. Eigene DNA ist durch Methylierung vor den Restriktionsenzymen geschützt. In der Gentechnik sind Restriktionsenzyme wichtige Werkzeuge.

Palindrome: Die von den Restriktionsenzymen erkannten DNA-Abschnitte sind immer Palindrome. Sie haben vorwärts und rückwärts gelesen dieselbe Sequenz.

Anwendung: Abbildung 8.10 zeigt den Einsatz der Restriktionsendonukleasen in der Gentechnik und die charakteristische Schnittweise am Palindrom

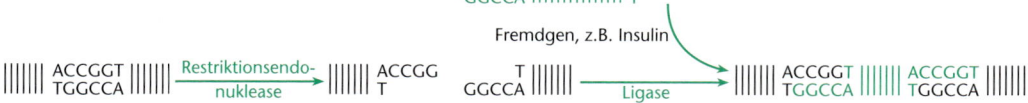

Abb. 8.10: Funktion von Restriktionsendonucleasen

8.5   Gentechnik

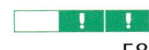

F8

Gentechnik in der Insulinproduktion

Reverse Transkription

Vektoren

Resistenz-Plasmid

Klonierung

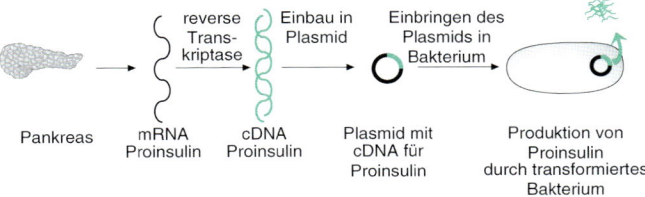

Abb. 8.11: Insulinsynthese in Bakterien [1]

In der Therapie des Diabetes wird heute von Bakterien hergestelltes Insulin verwendet. Dazu muss das Insulin-Gen in Bakterien eingebaut und von diesen transkribiert werden.
Die Insulinsynthese erfolgt in 4 Schritten:

(1) **Reverse Transkription:** Da den Bakterien (hier: E. coli) der Mechanismus zum Spleißen der RNA fehlt, kann nicht das Original-Gen des Menschen eingebaut werden → humane mRNA (ohne Introns) wird in vitro mittels reverser Transkription in DNA übersetzt.

(2) **Vektor:** Die gebildete DNA wird nun in einen **Vektor** („Transporter") eingebaut, um sie in das Bakterium einbringen zu können. ***Restriktionsendonucleasen*** (↗ Abb. 8.10) öffnen das Plasmid an spezifischen Sequenzen und ermöglichen den Einbau des passend geschnittenen Insulin-Gens.

(3) **Resistenz-Plamid:** Das Plasmid trägt neben dem Insulingen auch ein Gen für die Resistenz gegen ein bestimmtes Antibiotikum. Es wird zu einer E.-coli-Suspension zugegeben und von einigen E.-coli-Bakterien aufgenommen (Transformation, ↗ Karte 141). Nach einigen Zellzyklen werden diese E. coli auf eine Agarplatte mit Antibiotikum aufgetragen. Nur diejenigen E. coli, die das Plasmid und damit auch das Insulin-Gen sowie das Resistenzgen aufgenommen haben, überleben.

(4) **Klonierung:** Die so selektierten E. coli werden industriell in großen Tanks millionenfach vermehrt und bilden gleichzeitig das menschliche Insulin, das aufgereinigt wird und therapeutisch eingesetzt werden kann.

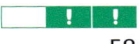
Weitere Anwendungen

Analyse der Genfunktionen

Transgene Tiere

Knock-Out-Tiere

Genbanken

Analyse der Genfunktionen: Eine Möglichkeit die Funktionen einzelner Gene herauszufinden ist es, diese entweder in das tierische Genom neu einzufügen ($\rightarrow$ transgene Tiere) oder sie aus dem Genom zu entfernen ($\rightarrow$ Gen-Knock-Out) und die Änderungen in Verhalten und Wachstum der Tiere zu beobachten.

Transgene Tiere: Sie werden erzeugt, indem man hunderte Kopien eines Plasmids in den Kern der Eizelle injiziert und dieses Ei in den Uterus eines Tieres einsetzt. Nach der Geburt kann man das Genom der Tiere per Southern-Blot analysieren und diejenigen Tiere selektieren, die dieses Plasmid aufgenommen haben und das Gen nun in allen Körperzellen tragen.

Knock-Out-Tiere: Hier werden gezielt Gene „ausgeschaltet" bzw. aus der Keimbahn der Tiere entfernt. Dazu wird DNA in die Keimzellen eingebracht, die zwar nicht-codierend ist, aber dem gewünschten Gen so weit ähnlich, dass sie bei der homologen Rekombination der Chromosomen anstelle des eigentlichen Gens eingebaut werden kann. Aus den auftretenden Anomalien kann man auf die Funktion des eliminierten Gens schließen.

Genbanken: Alle in einem Organismus gebildeten mRNAs werden dazu in cDNA transkribiert und diese in Vektoren eingebaut und konserviert. Für jedes Gen dieses Organismus lassen sich dann mit diesen Vektoren Knock-Out- oder Transgene Tiere züchten.

8.6   Analyse der DNA

Polymerase-Kettenreaktion (PCR)

Anwendung

Bestandteile

Ablauf

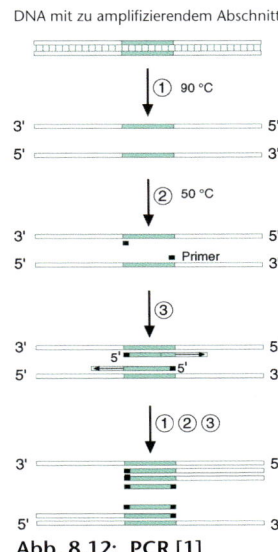

DNA mit zu amplifizierendem Abschnitt

Abb. 8.12: PCR [1]

Anwendung: Die Polymerase-Kettenreaktion (**p**olymerase-**c**hain-**r**eaction) wird genutzt um vorliegende DNA-Abschnitte (bis zu 10 kb Länge) vielfach zu kopieren. Die so vermehrte DNA steht dann für verschiedene Analysen bereit, z.B. Nachweis von Viren und Bakterien, genetischer Fingerabdruck. Mittels PCR ist es möglich, bereits einen einzigen DNA-Doppelstrang hochsensibel nachzuweisen.

Bestandteile:
- 2 verschiedene DNA-Primer (Länge: 20–30 Nucleotide)
- alle 4 Desoxy-Nucleotide: dATP, dGTP, dCTP, dTTP
- thermostabile taq-DNA-Polymerase (stabil bis über 90 °C)

Ablauf:
(1) Trennung der Einzelstränge durch Hitze bei 95 °C.
(2) Anlagerung der Primer bei 54 °C. Durch Primer-Überschuss im Reaktionsansatz ist eine Wiederverbindung der Einzelstränge nicht möglich.
(3) Bei 72 °C wird die DNA-Polymerase aktiv → Synthese der komplementären DNA-Stränge.

Nach 30 dieser Zyklen ist die gewünschte DNA-Sequenz (grün in Abb. 8.12) milliardenfach kopiert.

8.6   Analyse der DNA

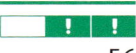

F6

Blotting-Techniken

Gelelektrophorese

Southern Blot

Northern Blot

Western Blot

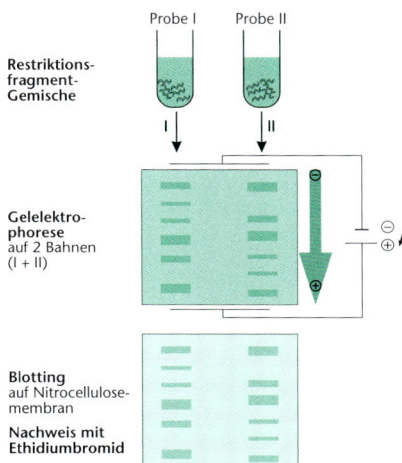

Abb. 8.13: Southern Blot [1]

Gelelektrophorese: Suspensionen von DNA- oder RNA-Fragmentes sowie Proteinen können durch Anlegen eines elektrischen Feldes an ein mit Proben beladenes Gel aufgetrennt werden. Das Trennungsprinzip beruht dabei auf den verschiedenen Wanderungsgeschwindigkeiten der Teilchen im elektrischen Feld je nach Form, Größe oder Ladung. Nach dieser Trennung werden die entstandenen Banden von dem Gel auf eine Zellulosemembran übertragen, was man als „**blotting**" bezeichnet.

Southern Blot: Dient der Auftrennung von **DNA** in einer engporigen Polyacrylamid-Gelelektrophorese (**PAGE**) bei Proben mit bis 1000 Nucleotiden Länge oder im „lockereren" Agarose-Gel bei längeren Proben. Die negativ geladene DNA wandert dabei im Gel zur Anode (positiver Pol). Nach dem Blot können die Banden sichtbar gemacht werden, z.B. mit Ethidiumbromid, das doppelsträngige DNA unspezifisch im UV-Licht sichtbar macht.

Northern Blot: Im Northern Blot wird in identischer Weise **RNA** analysiert.

Western Blot: Zur Auftrennung von **Proteinen** verwendet man ebenfalls ein Polyacrylamid-Gel. Das hier zusätzlich eingesetzte negativ geladene Detergenz SDS lagert sich um die Proteine und maskiert damit deren Eigenladung (SDS-PAGE). Damit werden die Proteine nur nach ihrer Größe und nicht nach ihrer unterschiedlichen Ladung getrennt. Nach dem Blot lassen sich die gesuchten Banden mit radioaktiv markierten oder fluoreszierenden Antikörpern gegen das gesuchte Protein nachweisen.

Sequenzierung von DNA

Methode

Ablauf

Originalsequenz: 3'-GGCATTACG-5'

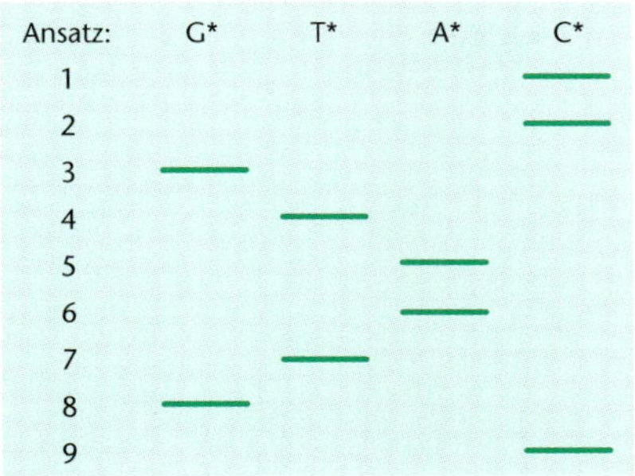

Ansatz:	G*	T*	A*	C*
1				—
2				—
3	—			
4		—		
5			—	
6			—	
7		—		
8	—			
9				—

Replikationsprodukte
des ersten Ansatzes: 5'-CCGTAATG*
5'-CCG*

G*, T*, A*, C* = ddNTPs
Abgelesene Sequenz: 5'-CCGTAATGC-3'

Abb. 8.14: DNA-Sequenzanalyse   27/34

Das Hauptwerkzeug zur Sequenzierung des menschlichen Genoms (*Humangenomprojekt*) war die **Kettenabbruchmethode**.

Methode: DNA-Abschnitte mit bis zu 500 bp werden in **4 Reaktionsansätzen** mit Hilfe eines Primers und der DNA-Polymerase I repliziert. Dabei werden als Substrat neben den 4 dNTPs zu jedem der 4 Ansätze je eines von 4 Dideoxy-Nucleotiden hinzugefügt. **Dideoxy-Nucleotide (ddNTPs)** besitzen keine 3'-OH-Gruppe, weswegen die DNA-Synthese der Polymerase an jeder Stelle abbricht, an der ein ddNTP eingebaut wird.

Ablauf: In Reaktionsansatz 1 (↗ Abb. 8.14) stehen an jeder Stelle, an der ein dGTP eingebaut werden soll, auch ddGTPs zur Verfügung, die mit einer gewissen Wahrscheinlichkeit bei jedem Durchlauf der Polymerase eingebaut werden und zum **Kettenabbruch** führen. Beim nächsten Synthesezyklus kann die Kette auch eine G-Position früher abbrechen, wenn schon hier ddGTP eingebaut wird. Dadurch entstehen verschieden lange DNA-Fragmente, an deren Ende immer ein G in der Sequenz steht. Dasselbe gilt auch für die Reaktionen der anderen Dideoxynucleotide.

Nach Auftrennung der Fragmente aller 4 Ansätze in der Gelelektrophorese und sichtbar machen der Banden können die Positionen der einzelnen Basen einfach abgelesen werden.

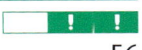
Genetischer Fingerabdruck

Prinzip

Anwendung

Prinzip: Restriktionsfragment-Längenpolymorphismus (RFLP)
Restriktionsenzyme spalten DNA in unterschiedlich große DNA-Fragmente. Da jedes Enzym immer nur bestimmte Sequenzabschnitte der DNA erkennt und schneidet, spalten dieselben Enzyme das Genom einer Person jedes Mal in die gleiche Mischung unterschiedlich langer Fragmente. Dieses Fragmentgemisch kann mittels Southern-Blotting nach Größe der Fragmente aufgetrennt und sichtbar gemacht werden. Ein für jede Person spezifisches Bandenmuster entsteht (↗ Abb. 8.13). Nur eineiige Zwillinge haben die gleichen Fragmentlängen und damit das gleiche Bandenmuster.

Anwendung: In der Praxis können damit Straftäter überführt werden, indem aus einer Blutprobe des Verdächtigen und aus einer (Haar-, Blut-, Haut- oder Sperma-) Probe vom Tatort die Restriktionsfragmentlängen untersucht werden. Ergibt sich ein identisches Bandenmuster, ist der Täter überführt. In Abbildung 8.13 sind die Blots zweier Proben gezeigt. Das unterschiedliche Bandenmuster und damit die unterschiedlichen Längen der Restriktionsfragmente zeigen, dass die Proben von zwei verschiedenen Individuen stammen.

Genom-Veränderungen I

Mutationsformen

Punktmutation

Chromosomenaberrationen

Mutationsformen

Punktmutation: Die Veränderung nur _einer_ Base der DNA-Sequenz heißt Punktmutation. Wird dabei eine Base gegen eine andere ausgetauscht, so ändert sich nur ein Triplet und es wird höchstens eine falsche AS in ein Protein eingebaut. In vielen Fällen gibt es auch keine Änderung → konservativer genetischer Code (↗ Kap. 8.1). Wird aber eine Base ganz aus der DNA entfernt oder eine zusätzliche eingefügt, verschiebt sich das Leseraster und es kann kein funktionsfähiges Protein gebildet werden, weil völlig andere Aminosäuren translatiert werden.

Chromosomenaberrationen: Sie sind auf große strukturelle Veränderungen der DNA zurückzuführen. Nach Brüchen in beiden DNA-Strängen an der gleichen Stelle (**Doppelstrangbrüchen**) können die „abgebrochenen" Teile des Chromosoms unterschiedliche Schicksale erfahren. Man unterscheidet:
- **Deletion:** Ein Chromosomenteil und damit die genetische Information geht komplett verloren.
- **Translokation:** Der Chromosomenabschnitt wird an ein anderes Chromosom angefügt.
- **Duplikation:** Nach der Translokation des Chromosomenabschnitts auf das homologe Chromosom liegt dieser Abschnitt dort doppelt vor. Vererbung dieses Chromosoms mit der doppelten Erbinformation für einen gewissen Chromosomenabschnitt kann zu Trisomie führen.

8.7   Tumorbiochemie

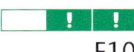
Genom-Veränderungen II

Mutagene

Reparaturmechanismen

Nucleotidexzisionsreparatur

Mutagene: Physikalische oder chemische Einflüsse, die zu Mutationen führen können. Beispiele:
- **5-Bromuracil** ist ein **Basenanalogon**, das statt T in die DNA eingebaut wird. Beim nächsten Zellzyklus bindet es allerdings mit Guanin (anstatt mit A), und nach einem weiteren Zyklus findet sich in der DNA das Basenpaar GC anstelle AT.
- **UV-Licht:** Es aktiviert Pyrimidinbasen so, dass sie mit benachbarten Pyrimidinen kovalent binden, d.h. **dimerisieren**. Diese Pyrimidindimere passen aber nicht mehr in die DNA-Doppelhelix und rufen Strukturveränderungen hervor, die das Ablesen der DNA in diesem Bereich behindern und die Expression bestimmter Gene verhindern können.

Reparaturmechanismen: Replikationsfehler können innerhalb der DNA aufgespürt und behoben werden. Besonderen Stellenwert hat dabei die Nucleotidexzisionsreparatur.

Nucleotidexzisionsreparatur:
(1) Ein Multienzymkomplex erkennt fehlerhafte Bindungen der DNA-Stränge.
(2) Eine Endonuclease schneidet die falsch eingebauten Nucleotide aus dem Strang.
(3) Die DNA-Polymerase I baut anhand der Matrize des intakten Strangs neue Nucleotide korrekt ein.
(4) Eine Ligase schließt den DNA-Strang.

Der Fehler ist damit behoben und die Zelle vor den Auswirkungen des Genschadens geschützt.

8.7 Tumorbiochemie

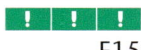

F15

Tumorgenetik

Onkogene

Protoonkogene

Tumorsuppressorgene

p53-Gen

Onkogene: Gene, deren Produkte Proteine sind, die zur Tumorentstehung beitragen. Sie können entweder von Viren in das Erbgut eingebracht werden (v-Onkogene) oder durch Mutation aus Protoonkogenen entstanden sein (c-Onkogene).

Protoonkogene: Gene, die für Proteine kodieren, die grundlegend an der Regulation von Wachstumsprozessen beteiligt sind. Sie kodieren für

- Wachstumsfaktoren
- Wachstumsfaktorrezeptoren
- G-Proteine
- Tyrosinkinasen
- Transkriptionsfaktoren
- Apoptose induzierende Proteine

Durch Mutationen der Protoonkogene werden diese übermäßig stark exprimiert (z.B. Wachstumsfaktoren) oder fallen aus (z.B. Apoptose induzierende Proteine), so dass eine Tumorentstehung begünstigt wird.

Tumorsuppressorgene: Supressorgene kodieren für Proteine, die das Zellwachstum hemmen und so übermäßiges Wachstum einzelner Zellen verhindern können, indem sie z.B. eine Apoptose-Kaskade auslösen. Eines der bekanntesten Tumorsuppressorgene ist das **p53-Gen**.

p53-Gen: Dieses als „Wächter des Genoms" bezeichnete Gen wird bei Auftreten von Fehlern in der DNA vermehrt exprimiert und hält den Zellzyklus bis zur Behebung des Fehlers in der G1-Phase an oder löst die Apoptose der Zelle aus. Es verhindert so die Vermehrung von Zellen mit fehlerhaftem Erbgut. In Tumorzellen ist es besonders häufig defekt.

8.7 Tumorbiochemie

F15

Tumorgenese

Eigenschaften von Tumoren

Mehrschritt-Tumorgenese

Die beschriebenen Mutationsmöglichkeiten, Fehlregulationen und Ausfälle von Tumorsuppressorgenen können zur Entstehung eines bösartigen Tumors führen.

Eigenschaften maligner Tumore:
- **autonomes Wachstum:** dereguliertes, ungehemmtes Wachstum
- **infiltratives Wachstum:** umgebende Gewebe werden überwuchert
- **Metastasierung:** Abtrennung einzelner Zellen vom Tumor und Wachstum an einem anderen Ort im Körper

Mehrschritt-Tumorgenese:

Die Theorie der Mehrschritt-Tumorgenese oder „zwei Treffer"-Tumorgenese besagt, dass nicht ein einmaliges Ereignis oder ein einmaliger Schaden an der DNA einer Zelle zur Entstehung eines Tumors führen kann. Dies ist am Beispiel der Mutation von Tumorsuppressorgenen verständlich: In jeder Zelle ist z. B. das p53-Gen in 2 Allelen angelegt. Wird das Gen auf einem Chromosom beschädigt, reicht die Funktion des 2. Gens aus, um die Tumorentstehung zu verhindern. Im Falle der **familiären Prädisposition** allerdings kann eines der Allele schon in der Keimbahn beschädigt sein. Nun reicht eine weitere Mutation aus, die Entstehung eines Tumors zu induzieren.

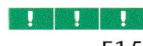
Apoptose

Definition

Physiologische Bedeutung

Auslöser

Caspasen und Signalwege

Zellmorphologie

Definition: Apoptose ist ein zelluläres Selbstmordprogramm, das den geregelten Untergang von Zellen steuert (= **programmierter Zelltod**)

Physiologische Bedeutung: Repression der Tumorentstehung (z. B. p53 Gen). Darüber hinaus finden sich Apoptoseprozesse beim Abbau von Übergangsgewebe in der **Embryogenese** oder bei der **Selektion von T-Zellen** im Thymus.

Auslöser: Apoptose wird unter anderm ausgelöst bei DNA-Schädigung, Erreichen einer bestimmten Zellteilungszahl, Einwirken von Hormonen bzw. durch deren Entzug oder bei Stimulation durch Immunzellen.

Caspasen und Signalwege: In der Signaltransduktion der Apoptose spielt die Gruppe der **Caspasen** eine herausragende Rolle. Man unterscheidet die Initiatorcaspasen am Beginn des Signalweges von den Effektorcaspasen, die selbst proteolytisch aktiv sind. Zwei bisher bekannte **Signalwege** führen zur Auslösung der Apoptose:
- **Extrinsischer Weg:** Aktivierung von Todesrezeptoren (z. B. durch TNF) führt zur Bildung des „death inducing signaling complex" DISC und aktiviert *Caspase 8*.
- **Mitochondrialer Weg:** Er beginnt mit der Freisetzung von Cytochrom c aus den Mitochondrien, das im Komplex mit anderen Enzymen *Caspase 9* aktiviert.
- Diese und andere, Caspase-unabhängige Signalwege führen schließlich zum Abbau der DNA, des Zytoskeletts und zur Zerstörung der Mitochondrien.

Zellmorphologie: Apoptotische Zellen fallen wegen des Verlusts des Zytoskeletts als kugelige Zellen auf und schnüren bis zur völligen Lyse der Zelle Apoptosekörperchen ab, die ohne eine immunologische Reaktion von Makrophagen beseitigt werden.

8.8 Übertragung von Erbmaterial

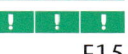

F15

Gentransfer

Genaustausch bei Bakterien

Bedeutung

Genaustausch bei Bakterien:

- **Transformation:** Aufnahme von „nackter", doppelsträngiger DNA (Plasmide) durch empfangsbereite Zellen aus dem umgebenden Medium über Rezeptor-vermittelte Endocytose.
- **Konjugation:** Übertragung von Erbmaterial über eine *Plasmabrücke* („F-Pilus") von benachbarten Bakterien. Nur Bakterien, die das sog. F-Pilus-Gen tragen sind dazu in der Lage.
- **Transduktion:** bezeichnet den Gentransfer durch Viren.

Bedeutung:

- **Übertragung von Resistenzen:** In der Umwelt werden alle drei Wege des Genaustauschs von Bakterien genutzt. Häufig werden Gene auch zwischen verschiedenen Spezies ausgetauscht. Die Übertragung und damit schnelle Ausbreitung von **Antibiotikaresistenzen** stellt dabei ein besonderes Problem in der Medizin dar.
- Beim **Einsatz in der Gentechnik** macht man sich alle bekannten Mechanismen zum Genaustausch zunutze, um das Genom von Bakterien, Zellen und Tieren zu verändern.

9.1 Grundlagen

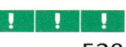

F28

Einteilung

Nach Struktur

Nach Signaltransduktion

Nach Struktur:
- **Peptidhormone:** bestehen aus AS, z.B. Insulin, Glucagon, Parathormon, GIP, Somatostatin
- **Amine:** AS-Derivate, z.B. Thyroxin, Adrenalin, Melatonin, Serotonin, Histamin
- **Steroidhormone:** Cholesterin-Derivate, z.B. Gluko- und Mineralkortikoide, Androgene, Östrogene, Calcitriol
- **Fettsäurederivate:** Prostaglandine, Prostacycline, Thromboxane, Leukotriene

Nach Signaltransduktion:
- **Parakrin:** Botenstoff diffundiert von der synthetisierenden Zelle durch das Interstitium zu Nachbarzellen, z.B. Interferone und Histamin.
- **Endokrin:** Botenstoff wird über den Blutkreislauf zu den Zielzellen in anderen Organen transportiert, z.B. Insulin.
- **Autokrin:** Botenstoff wirkt auf die synthetisierende Zelle selbst; z.B. verschiedene Interleukine.

9.2 Hormone des endokrinen Pankreas

Insulin I

Synthese

Abbau

Struktur

Sekretion

Regulation

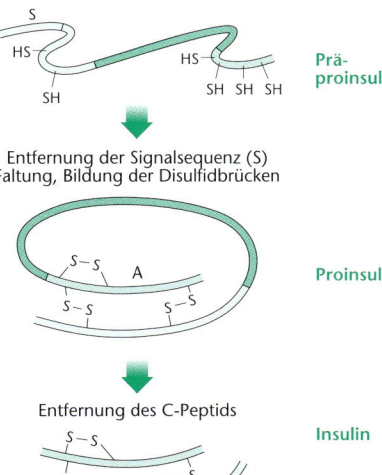

Prä-
proinsulin

Entfernung der Signalsequenz (S)
Faltung, Bildung der Disulfidbrücken

Proinsulin

Entfernung des C-Peptids

Insulin

Abb. 9.1: Insulinsynthese aus Präinsulin [9]

Synthese: Bildung aus Vorstufen in den β-Zellen der Langerhans-Inseln:
- *Präproinsulin* → Proinsulin + Signalpeptid (Prozessierung am ER)
- *Proinsulin* → *Insulin* + C-Peptid (limitierte Proteolyse)

Abbau: Der Abbau des Insulins erfolgt durch das Enzym Insulinase (S–S-Spaltung) in der Leber → $T_{1/2}$ im Plasma 20 min

Struktur: A-Kette (21 AS) und B-Kette (30 AS) mit 3 S–S-Bindungen stabilisiert (↗ Abb. 9.1)

Sekretion:
- Glucosecarrier Glut 2 transportiert Glucose in die β-Zellen
- schnelle Einschleusung der Glucose in die Glykolyse durch die Glucokinase (= Schrittmacherenzym der Glykolyse)
- ATP-Anstieg
- Schließung von ATP-abhängigen K^+-Kanälen
- Depolarisierung der Zellmembran
- Öffnung von spannungsabhängigen Ca^{2+}-Kanälen
- Dies ist das Signal zur Fusion der insulingefüllten Vesikel mit der Zellmembran → Insulinfreisetzung.

Regulation:
- **Stimulation** zusätzlich durch Parasympathikus, AS, FS, Ketonkörper, ACTH, GIP u.a. Enterohormone
- **Hemmung** durch Noradrenalin, Adrenalin, Somatostatin

Insulin II

Insulinrezeptor

Signaltransduktion

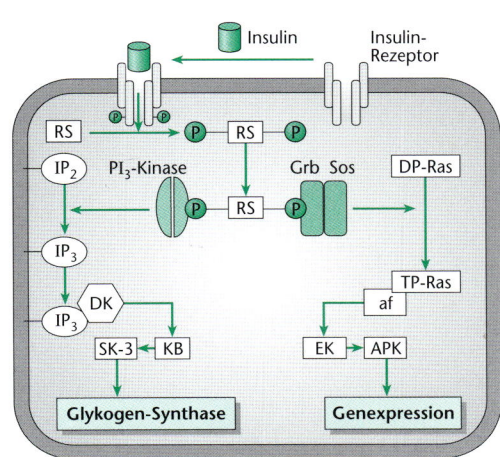

Abb. 9.2: Transduktion des Insulin-Signals

Insulinrezeptor: membranständiges heterotetrameres Protein
je 2 extrazelluläre α- und cytosolische β-Ketten

Insulinbindung an der α-Domäne aktiviert Tyrosinkinaseaktivität der β-Domäne →
Autophosphorylierung der β-Ketten → intrazelluläre Überleitung des Signals

Signaltransduktion:
- Bindung von IRS → PI3-Kinase-Aktivierung → PIP3 ↑ → PDK1-Aktivierung →
  - Aktivierung der F6P-2-Kinase (F-2,6-bP ↑) und der Glykogensynthase-Kinase → Aktivierung
    der Glykogensynthase
  - Aktivierung der PKC ξ → Einbau von Glut 4 in die Plasmamembran → Glucoseaufnahme
    erhöht
- Bindung von IRS → Aktivierung der Ras-Kaskade → Phosphorylierung von
  Transkriptionsfaktoren → Regulation der Genexpression
- außerdem Aktivierung einer Phosphodiesterase → cAMP ↓ → z. B. Dephosphorylierung der
  Glykogensynthase (= Aktivierung)

Insulin III

Wirkung

Wirkung: Insulin wirkt sich auf den Stoffwechsel vieler Organe aus:
- **Allgemein:** Zellwachstum ↑ , Proteinsynthese ↑ , Blutglucose ↓
- **Leber:**
  - Stimulation von Glykolyse, Glykogensynthese, Pentosephosphatweg
  - Hemmung der Gluconeogenese (keine Wirkung auf die Glucoseaufnahme)
  - Induktion von Glucokinase, Phosphofructokinase, Glykogensynthase, Pyruvatkinase
  - Repression von Glucose-6-Phosphatase u. a.
- **Muskel:** Stimulation von Glykogensynthese, Glucoseaufnahme
- **Fettgewebe:**
  - Stimulation der Fetteinlagerung, Glucoseaufnahme
  - Hemmung der Lipolyse

F42

Diabetes mellitus

Diabetes mellitus Typ I und II

    Definition

    Ursachen

    Risikofaktoren

    Auswirkungen

    Therapie

	Diabetes mellitus Typ I	Diabetes mellitus Typ II
Ursache	Autoimmunreaktion gegen β-Zellen des Pankreas oder Insulin Insulinmangel, wenn mehr als 90 % der β-Zellen zerstört sind	Insulinresistenz der Zielorgane, hauptsächlich der Muskulatur
Risikofaktoren	unbekannte Pathogenese, Virusinfektionen spielen eine Rolle, genetische Faktoren geringer ausgeprägt als bei Typ II	Übergewicht, Bewegungsmangel, genetische Faktoren
Auswirkungen	verminderte Aufnahme und Abbau der Glucose in Muskelzellen vermehrte Gluconeogenese und Glykogenolyse in der Leber aufgrund mangelnder Hemmung → Hyperglykämie *Spätfolgen:* Retinopathie/Neuropathie, Arteriosklerose, KHK, Hypertonie	
	gesteigerte Lipolyse → FS-Oxidation ↑ → Ketonämie → Ketoazidose	kompensatorische Hyperinsulinämie lange Zeit asymptomatisch
Therapie	immer insulinpflichtig	Gewichtsreduktion, Diät und Sport, orale Antidiabetika (später auch Insulin)

Glucagon I

Synthese

Regulation

Glucagonrezeptor

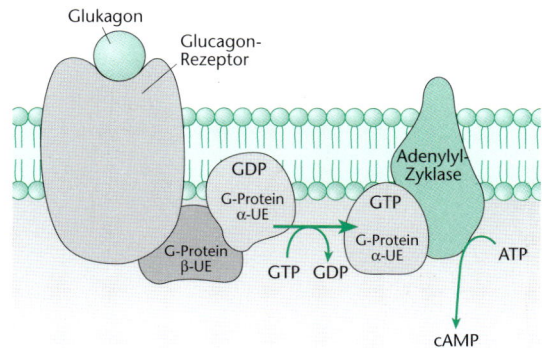

Abb. 9.3: G-Protein-gekoppelter Rezeptor

Synthese: Bildung von Glucagon in den α-Zellen des Pankreas aus Präproglucagon. In Mucosazellen des GI-Trakts wird aus Präproglucagon GLP 1 und 2 prozessiert. Im ZNS wird ebenfalls Präproglucagon gebildet (Funktion unbekannt).

Regulation: Sekretion im Pankreas stimuliert durch **Abfall des Blutglucosespiegels**, außerdem:
- **Stimulation** durch AS, Ach, Adrenalin und Sekretin
- **Hemmung** durch freie FS, Somatostatin

Glucagonrezeptor: G-Protein-gekoppeltes Protein mit 7 Transmembrandomänen (↗ Abb. 9.3), hauptsächlich in der Leber exprimiert. Nach der Bindung von Glucagon an der extrazellulären Domäne kommt es zur Konformationsänderung an der intrazellulären Domäne, was die intrazelluläre Signaltransduktion einleitet.

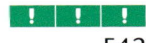
Glucagon II

Signaltransduktion

Signaltransduktion nach der Bindung von Glucagon an den Rezeptor
- Ersatz von GDP durch GTP am G-Protein
- Dissoziation der α-UE
- Bindung der α-UE an membranständige Adenylatcyklase
- **cAMP-Bildung**

Das entstandene cAMP ist ganz allgemein ein „Hungersignal". Es führt zu
(1) PKA-Aktivierung → Phosphorylierung (= Aktivierung) der Phosphorylasekinase →Aktivierung der Phosphorylase → Abspaltung von G1P aus Glycogen **(Glycogenolyse ↑)**
(2) PKA-Aktivierung → Phosphorylierung (= Inaktivierung!) der Glycogensynthase →
Glycogensynthese ↓
(3) Aktivierung von Transkriptionsfaktoren

Glucagon III

Wirkung

Signalstopp

Wirkung: fast ausschließlich an der Leber

- **Stimulation von**
  - Glykogenabbau
  - β-Oxidation
  - Ketonkörpergenese
  - Gluconeogenese

- **Hemmung von**
  - Glykogensynthese
  - Glykolyse

$\Longrightarrow$ Alle Effekte der Glucagoneinwirkung dienen also der **Erhöhung des Plasmaglucosespiegels** wodurch die Insulinwirkung antagonisiert wird.

Signalstopp: Um die Zellen empfänglich für neue Signale zu halten und um eine überschießende Wirkung zu verhindern, müssen alle Auswirkungen des Glucagons in der Zelle rückgängig gemacht werden:

(1) Bindung der α-UE an die Andenylatcyclase
(2) GTPase-Aktivität der α-UE steigt
(3) Spaltung des GTP zu GDP
(4) (Re-)Assoziation der α-UE an das G-Protein
(5) Stopp der cAMP-Produktion an der Adenylatcyclase
(6) ständiger intrazellulärer Abbau des cAMP durch Phosphodiesterasen
(7) Phosphatasen dephosphorylieren laufend die phosphorylierten Proteine
    → fällt der cAMP-Spiegel, überwiegt die Dephosphorylierung

9.2 Hormone des endokrinen Pankreas

F42

Somatostatin

Synthese

Wirkung

= **Somatotropin-Realeasing-Inhibiting-Hormone (SRIH)**

Synthese: in den δ-Zellen des Pankreas und im Hypothalamus

Regulation:
- **Stimulation:** Sympathikusaktivierung

Wirkung:
- Hemmung der Freisetzung von Wachstumshormonen aus dem HVL (↗ Kap.9.9), Insulin, Glucagon, Prolactin und aller gastrointestinaler Hormone
- Hemmung der Darmmotilität
- Stimulation der Freisetzung von Somatotropin (STH)

9.3 Schilddrüsenhormone

F26

Hyperthyreose, Hypothyreose

Definition

Ursachen

Symptome

Jodmangelstruma

Definition: Unter **Hyperthyreose** und **Hypothyreose** versteht man eine Dysfunktion der Schilddrüse, die zu einem Überangebot (**Hyper**) oder einem Mangel (**Hypo**) der Schilddrüsenhormone führt.

	Hyperthyreose	Hypothyreose
Ursachen	**M. Basedow:** Bildung von Autoantikörpern (AAK) gegen TSH-Rezeptor → Aktivierung der Thyroxinsynthese	**M. Hashimoto:** Bildung von AAK gegen Peroxidase oder Thyreoglobulin
	Thyreoditis: Entzündung mit Hormonfreisetzung aus dem Kolloid	**Jodmangel:** bei langfristiger Unterversorgung (< 50 µg/d)
	sekundäre Hyperthyreose: Störungen im Regelkreis, z. B. hypophysäre T_3-Resistenz	**sekundäre Hypothyreosen:** mangelnde TRH- oder TSH-Sekretion
Symptome	Struma Nervosität, Schlaflosigkeit, Müdigkeit Gewichtsverlust, gesteigerter Appetit Tachykardie Wärmeintoleranz Exophthalmus (bei M. Basedow)	Antriebsarmut, Müdigkeit Gewichtszunahme Bradykardie Kälteempfindlichkeit *Kretinismus:* schwere Störung der Entwicklung von Körper und Gehirn

Jodmangelstruma: Jodmangel → Thyroxinmangel → ständig erhöhte TSH-Sekretion → Hypertrophie und Hyperplasie der Follikelepithelzellen mit Strumabildung → verbesserte Jodausschöpfung mit euthyreoter Stoffwechsellage (normale Hormonproduktion)

9.3 Schilddrüsenhormone

! ! !

F26

Thyroxin

Synthese

rT3, T3, T4

Sekretion

Abbau

Transport

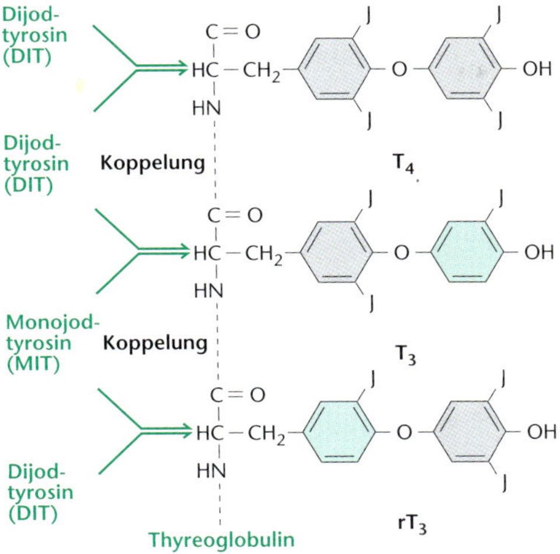

Abb. 9.4: Thyroxin-Synthese [9]

Synthese ($\nearrow$ Abb. 9.4):
(1) **Jodination:** Jod wird durch die (nur hier exprimierte) **Jodid-ATPase** in die Epithelzellen der Schilddrüse aufgenommen
(2) **Jodisation:** die Tyrosinreste des Thyreoglobulins werden jodiert $\rightarrow$ Mono (MJT)- und Dijodtyrosin (DJT) entstehen
(3) **Koppelung:** Mono- und Dijodtyrosin-Reste innerhalb des Thyreoglobulins werden unter Abspaltung von Alanin verknüpft $\rightarrow$ rT_3, T_3 und T_4 entstehen
(4) **Speicherung:** als Thyreoglobulin im Lumen der Schilddrüsenfollikel

rT3, T3, T4: Diese 3 Formen des Schilddrüsenhormons haben unterschiedliche Eigenschaften:
- rT3: unwirksam am Thyroxinrezeptor
- T4: bindet am Thyroxinrezeptor
- T3: löst ein 5-mal stärkeres Signal aus als T4

Sekretion: TSH-stimulierte Endozytose des Thyreoglobulins aus den Follikeln in die Zelle, Abspaltung des T_3/T_4 vom Thyreoglobulin und Sekretion ins Blut. In der Peripherie T_4-Dejodierung zu T_3 oder rT_3.

Abbau: Im Plasma wird T_3/T_4 durch Dejodasen und Kopplung mit Glucuronsäure und Schwefelsäure inaktiviert.

Transport: Im Plasma sind die Schilddrüsenhormone zu über 90% an Transportproteine gebunden: **TBG** (Thyroxinbindendes Globulin), **Transthyretrin** (Präalbumin) und **Albumin**.

$\Rightarrow$ Dieses gebundene Thyroxin stellt einen großen **Thyroxinspeicher** dar, aus dem lange Zeit ohne Nachbildung der Hormone der Körper versorgt werden kann ($T_{1/2}$= 7 Tage).

9.3 Schilddrüsenhormone

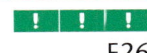

Thyroxin

Intrazelluläre Signaltransduktion

Wirkungen

Intrazelluläre Signaltransduktion:
- Bindung an liganden-aktivierenden T_3-Rezeptor im Zellkern
- Rekrutierung eines Coaktivators an den Rezeptor
- Aktivierung der Transkription schilddrüsenhormon-abhängiger Proteine

Wirkungen:
- **Steigerung des Grundumsatzes (= O_2-Verbrauch)** durch Induktion der Na^+/K^+-ATPase
- **Thermogenese** (Freisetzung von Wärmeenergie) durch Entkopplung der Atmungskette
- **Steigerung der Blutglucose** durch
  - Induktion der Enzyme von Gluconeogense und Glykogenabbau
  - Verbesserung der intestinalen Glucoseresorption
- **Körperwachstum** durch erhöhte STH-Produktion in der Hypophyse
- **Erhöhung der freien FS im Blut** durch Induktion der Enzyme der Fettsäuresynthese und Aktivierung der *Lipase*
- **Senkung des Cholesterins** trotz Induktion der *HMG-CoA-Reduktase* durch Stimulation des „Cholesterinabbaus"
- **Tachykardie** durch Induktion der β-Rezeptoren und Myosinexpression im Myokard

9.3   Schilddrüsenhormone

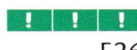

F26

Thyroxin

Regulation

Regulation: Die Konzentration der Schilddrüsenhormone T_3 und T_4 ist durch Rückkopplung mit dem Hypothalamus und dem Hypophysenvorderlappen streng reguliert.

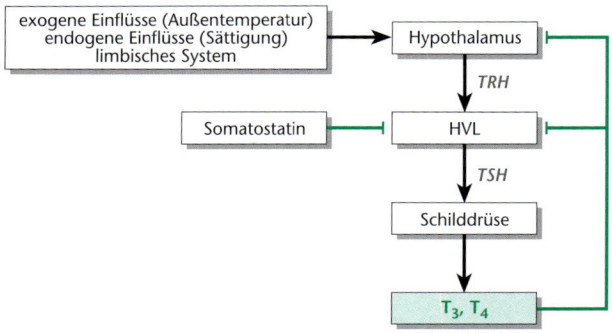

Abb. 9.5: Regelkreis des Thyroxinhaushalts

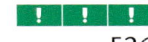
Parathormon (PTH)

Synthese

Abbau

Regulation

Signaltransduktion

Wirkung

Calcitonin

Synthese

Regulation

Wirkung

Parathormon (PTH)

Synthese: in der Nebenschilddrüse (Gl. parathyroidea) aus 84 AS. Speicherung in Vesikeln.

Abbau: erfolgt in Leber und Niere

Regulation: Ca^{2+}-Bindung an G_i-Protein-Rezeptor $\rightarrow$ cAMP $\downarrow$ $\rightarrow$ PTH-Sekretion $\downarrow$

Signaltransduktion: PTH bindet an G_a-Protein-Rezeptor $\rightarrow$ cAMP $\uparrow$

Wirkung: Erhöhung des Plasma-Ca^{2+} durch:
- vermehrte Ca^{2+}-Resorption in der Niere (unter erhöhter Phosphat-Ausscheidung)
- Aktivierung der 1α-Hydroxylase $\rightarrow$ vermehrte Fertigstellung von Calcitriol in der Niere $\rightarrow$ intestinale Ca^{2+}-Resorption $\uparrow$
- intestinale Mg^{2+}-Resorption $\uparrow$
- Aktivierung von Osteoblasten $\rightarrow$ IL-1 Sekretion $\rightarrow$ Aktivierung von Osteoklasten $\rightarrow$ Ca^{2+}-Freisetzung aus dem Knochen

Calcitonin

Synthese: in den C-Zellen der Schilddrüse aus 32 AS

Regulation: Anstieg des Plasma-Ca^{2+} $\rightarrow$ Calcitoninfreisetzung

hydrophile Hormone
↳ membranständiger Rezeptor

Wirkung: Antagonisierung des PTH-Effekts $\rightarrow$ Hemmung der Osteoklasten und Förderung des Knochenanbaus

9.4   Hormone des Nebennierenmarks (NNM)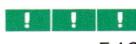

F42

Katecholamine

Adrenalin, Noradrenalin

     Sekretion

     Rezeptortypen

     Signalweg

     Wirkung

Sekretion: Ausschüttung aus den Granula wird neural durch ACh induziert
→ **A** fast ausschließlich aus dem NNM (→ **Hormonwirkung**)
→ **NA** fast ausschließlich aus Nervenendigungen (→ **Neurotransmitterwirkung**), gelangt aber aus dem synaptischem Spalt auch ins Blut (→ **Hormonwirkung**)

Rezeptortyp		Signalweg	Agonist	Wirkung
α_1	G_C-Protein	PLC → IP_3 ↑ → Kanalöffnung → Ca^{2+} ↑ PLC → DAG ↑ → PKC-Aktivierung	**NA**, A	**Leber:** Glykogenolyse ↑ **Gefäße:** Vasokonstriktion **Haut:** Schweißbildung
α_2	G_i-Protein	cAMP ↓	**NA**, A	**Fett:** Lipolyse ↓ **Hormonstatus:** Insulinsekretion ↓
β_1	G_a-Protein	cAMP ↑ → PKA-Aktivierung → Phosphorylierung der L-Typ-Ca^{2+}-Kanäle → Ca^{2+} ↑	NA, **A**	**Herz:** HF ↑, Kontraktilität ↑ **Leber:** Glykogenolyse ↑, Gluconeogenese ↑ **Hormonstatus:** Insulinsekretion ↑
β_2	G_a-Protein	cGMP ↑ → Phosphatase-Aktivierung → Ca^{2+}-ATPase-Aktivierung → Ca^{2+} ↓	NA, **A**	**Fett:** Lipolyse ↑ **Gefäße:** Dilatation im Skelett- und Herzmuskel **Bronchien:** Dilatation
β_3	G_a-Protein	cAMP ↑	**A**	**Braunes Fett:** Thermogenese

⟹ **Blutdruck** ↑, **HF** ↑, **Blutglucose** ↑, **Insulin** ↓ → **Leistungsbereitschaft** ↑

9.4 Hormone des Nebennierenmarks

! ! !

F42

Katecholamine

Synthese

Regulation

Abbau

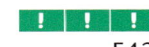

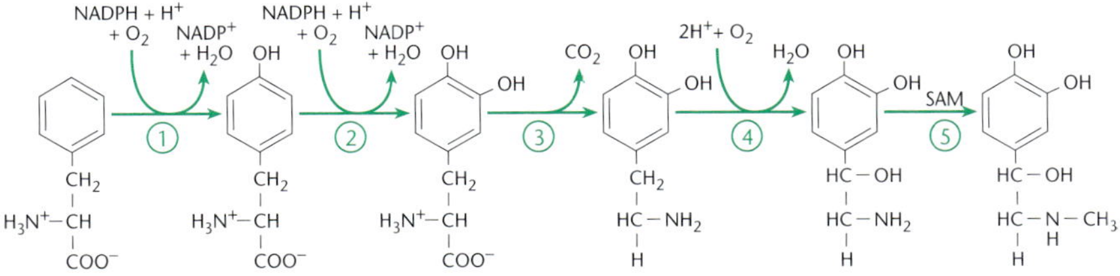

Abb. 9.6: Synthese der Katecholamine

Synthese: (↗ Abb 9.6)
- **Enzyme:** **1** Phenylalaninhydroxylase **2** Tyrosinhydroxylase **3** Decarboxylase (CoE:PALP) **4** Dopamin-β-Hydroxylase **5** Phenylethanol-amin-N-methyl-transferase (CoE:SAM)
- **Zwischenprodukte:** **A** Phenylalanin **B** Tyrosin **C** Dihydroxyphenylalanin (DOPA) **D** *Dopamin* **E** *Noradrenalin* (NA) **F** *Adrenalin* (A)

(Gleicher Syntheseweg wird auch in adrenergen Ganglien bis zum Noradrenalin als Neurotransmitter genutzt)

Regulation:
- Rückkopplungshemmung durch die Endprodukte NA und A
- Induktion durch Cortisol und neurale Reize (ACh)

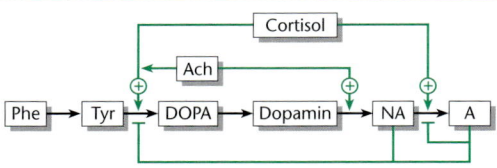

Abb. 9.7: Regulation der Katecholaminsynthese

Abbau: erfolgt **rasch** zur Beendigung des Signals durch
(1) *Methylierung* der OH-Gruppe durch Katecholamin-O-Methyltransferase (**COMT**)
(2) *Desaminierung* unter Ammoniakbildung durch Monoaminooxidase (**MAO**)

→ *Vanillinmandelaldehyd* → Oxidation zu *Vanillinmandelsäure* (bzw. deren Alkohol)
→ Ausscheidung im *Urin* (diagnostischer Marker)

9.6   Gewebshormone

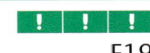

F19

Serotonin, Kinine

Synthese

Wirkung

Abbau

Serotonin

Synthese: aus *5-Hydroxytryptophan* durch Decarboxylierung in **enterochromaffinen Zellen** des GI-Trakts und im ZNS; Vorkommen auch in Granula der Thrombozyten.

Wirkung:
- *Glatte Muskulatur:* Kontraktion
- *Darm:* Steigerung der Motilität
- *Blutgerinnung:* Thrombozytenaggregation
- *ZNS:* Neurotransmitter

Abbau: durch MAO und Ausscheidung als Hydroxyindolessigsäure

Kinine

Synthese: Freisetzung der Kinine (z. B. Bradykinin, Kallidin) durch Kallikrein aus α_2-Globulinen in verschiedenen exokrinen Drüsen, Darmwand und Plasma.

Wirkung: Sie sind an der Vermittlung von Entzündungsreaktionen beteiligt.
- *Gefäße:* Erhöhung der Gefäßpermeabilität und Dilatation
- Kontraktion *glatter Muskulatur* in Darm, Uterus und Bronchien
- *Chemotaktischer Faktor* bei Entzündungsreaktionen
- Reizung der *Schmerzrezeptoren*

Abbau: durch Peptidasen

9.6 Gewebshormone

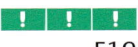

Histamin

Synthese

Rezeptoren

Wirkung

Abbau

Allergische Reaktion

Synthese: aus *Histidin* durch PALP-abhängige Decarboxylierung in Mastzellen und Granulozyten, Speicherung in Bindung an *Heparin*.

Rezeptoren: Für Histamin gibt es 2 Rezeptor-Klassen:
- **H$_1$-Rezeptor:** in der glatten Muskulatur
- **H$_2$-Rezeptor:** an den Belegzellen des Magens

Wirkung:
- **Belegzellen: HCl-Produktion** ↑
- Kontraktion *glatter Muskulatur* in Darm, Uterus und Bronchien
- *Gefäße:* Dilatation, Erhöhung der Permeabilität
- Sensibilisierung von *Schmerzrezeptoren* → u. a. Juckreiz
- Katecholaminausschüttung

Abbau: Histamin wird oxidativ zu Imidazolessigsäure abgebaut

Allergische Reaktion: Wichtige Rolle des Histamins in der allergischen Reaktion vom sog. **Soforttyp** (innerhalb sec bis 15 min nach Allergenkontakt), v.a. bei generalisierter Anaphylaxie, allergischem Asthma.

Mechanismus: Antigene binden an mastzellgebundene IgE-Antikörper → Vesikuläre Freisetzung von Histamin, Leukotrienen, PAF → Vasodilatation und Permeabilitätssteigerung (Rötung und Ödembildung), Kontraktion glatter Muskulatur (Bronchien) und Gewebsinfiltration durch Entzündungszellen.

9.5 Hormone der Nebennierenrinde (NNR)

F42

Übersicht

Syntheseorte

Mineralkortikoide

Glukokortikoide

Sexualhormone

Syntheseorte: Steroidhormonproduktion in den Schichten der NNR von außen nach innen:
- *Zona glomerulosa:* Bildung der **Mineralkortikoide**
- *Zona fascicularis:* Bildung der **Glukokortikoide**
- *Zona reticularis:* Bildung der **Androgene**

Mineralkortikoide:
- Hauptvertreter: **Aldosteron**
- Funktion: wichtige Rolle im Wasser- und Elektrolyt-Haushalt

Glukokortikoide:
- Hauptvertreter: **Kortison**
- Funktion: Auswirkungen auf Stoffwechselvorgänge, Immunreaktionen, Knochenauf- und -abbau
- sog. „Hungerhormon" zum Überstehen langer Hungerperioden

Sexualhormone:
- **Testosteron, Östrogen, Progesteron**
- Funktion: wichtige Rolle in der Ausbildung der Geschlechtsmerkmale, Regulation des Menstruationszyklus

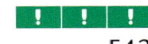
F42

Synthese

Synthese bis zum Progesteron

Synthese des Kortisons

Synthese des Aldosterons

Synthese der Sexualhormone

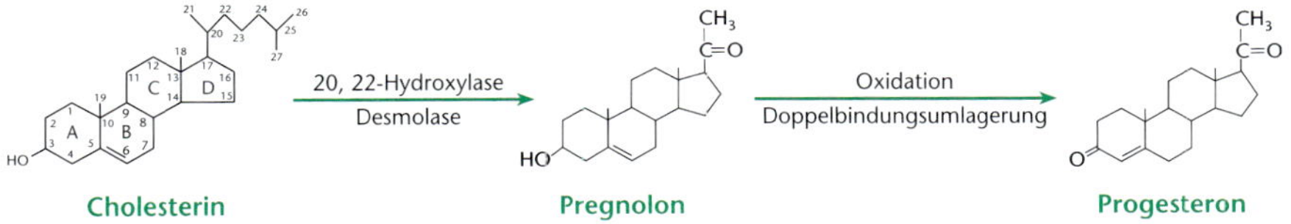

Cholesterin → **20, 22-Hydroxylase / Desmolase** → Pregnolon → **Oxidation / Doppelbindungsumlagerung** → Progesteron

Cholesterin   **Pregnolon**   **Progesteron**

Abb. 9.8: Synthese bis Progesteron

Synthese bis zum Progesteron: Bis zum Pregnolon erfolgt die Synthese in der mitochondrialen Matrix, die Umwandlung zu Progesteron erfolgt im Zytosol. **Progesteron** ist der gemeinsame Grundbaustein der NNR-Hormone ($\nearrow$ Abb. 9.8).

Synthese des Kortisons: Hydroxylierung des Progesterons an C_{17}, C_{21} und C_{11} (in dieser Reihenfolge) zu Kortisol und Oxidation der OH-Gruppe an C_{11}.

Synthese des Aldosterons: Hydroxylierung des Progesterons an C_{21}, C_{11}, C_{18} und Oxidation der OH-Gruppe an C-18.

Synthese der Sexualhormone: Hydroxylierung des Progesterons an C_{17} und Abspaltung der Seitenkette zu **Androstendion** $\rightarrow$
- Reduktion der verbleibenden OH-Gruppe $\rightarrow$ **Testosteron**
- Entfernung von C_{19} und Aromatisierung des A-Rings $\rightarrow$ **Östron**

9.5   Hormone der Nebennierenrinde

F42

Aldosteron

Regulation

Signaltransduktion

Wirkung

Dysfunktionen

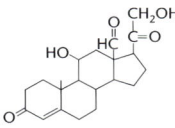

Aldosteron

Abb. 9.9: Aldosteron [1]

Regulation: Aldosteronsekretion reagiert auf Veränderungen im Elektrolythaushalt und auf Blutdruckschwankungen.
- **Stimulation:** hauptsächlich durch Angiotensin II aus dem Renin-Angiotensin-Aldosteron-System
- **Hemmung:** durch *freies Na$^+$* im Plasma

Signaltransduktion: Der ligandenaktivierende Mineralkortikoidrezeptor wirkt bei Aldosteronbindung als Transkriptionsfaktor → Induktion der Gene für folgende Proteine:
- **apikaler Na$^+$-Kanal** im Tubulusepithel der Niere und anderen Geweben (s. u.)
- **basale Na$^+$/K$^+$-ATPase**

Wirkung: Wirkorte sind der distale Tubulus der Niere, aber auch intestinal, an Speichel- und Schweißdrüsen:
- Na$^+$-Rückresorption ↑
- K$^+$-Ausscheidung ↑
- H$^+$-Ausscheidung (im Austausch mit Na$^+$) ↑
- ⟹ erhöhte Wasserretention

Dysfunktionen: Hyperaldosteronismus → erhöhte Aldosteronproduktion mit pathologischer Na$^+$- und H$_2$O-Resorption → Hypertonie, Ödembildung
- **Primäre Form** (= Conn-Syndrom): z. B. bei Tumoren
- **Sekundäre Form:** Dysfunktion des RAAS

9.5   Hormone der Nebennierenrinde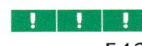

F42

Cortisol I

Regelkreis

Signaltransduktion

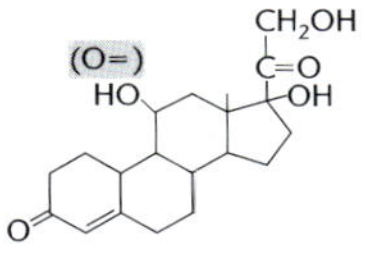

CH₂OH...

Cortisol

Abb. 9.10: Cortisol [1]

Regelkreis:

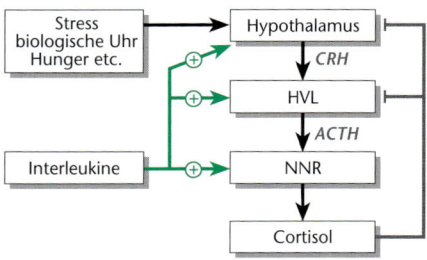

Abb. 9.11: Regelkreis Cortisol

Cortisolkonzentration im Plasma schwankt mit zirkadianem Rhythmus → höchste Konzentration um 6 Uhr morgens.

Signaltransduktion:

Bindung an zytosolischen Cortisolrezeptor → Wanderung des Hormonrezeptorkomplexes in den Kern → Bindung an Enhancer und/oder Promotoren

→ **Genexpression**

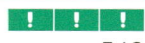

Cortisol II

Wirkungen

Glukokortikoid-Therapie

Wirkungen:
- **Entzündungherd:** Aktivierung des Lipocortins → Inhibition der Phospholipase A II → Hemmung der Prostaglandinbildung → **Entzündungshemmung**
- **Immunsystem: Hemmung der Prä-T-Helferzell-Differenzierung**
- **Muskelgewebe:** Induktion von Proteasen → Proteolyse → **Abgabe freier Aminosäuren ins Blut**
- **Fettgewebe:** Aktivierung der Lipase: Abgabe freier Fettsäuren ins Blut
- **Leber:**
  - Induktion von **Aminotransferasen** (Umbau der AS in Substrate der Gluconeogenese) und der Enzyme der **Gluconeogenese** (Pyruvatcarboxylase, Phosphoenolpyruvatcarboxykinase, Fructose-1,6-Bisphosphatase, Glucose-6-Phosphatase) → Speicherung der Glucose als **Glykogen** bzw. Abagbe ins Blut
  - Ketonkörpersynthese aus freien FS
- **Allgemein:** Hemmung der Glucoseaufnahme → Glucose exklusiv für das Gehirn

Glukokortikoid-Therapie:
- **Indikationen:** Allergien, chronische Entzündungen, Autoimmunerkrankungen
- **Nebenwirkungen:** bei Langzeittherapie mit systemisch erhöhten Cortisolspiegeln:
  - erhöhtes Glucoseangebot → TAG-Synthese gesteigert → **Vollmondgesicht, Stammfettsucht, „Stiernacken"**
  - NNR-Atrophie aufgrund ACTH-Suppression
  - Skelettmuskelabbau, Osteoporose, Wachstumshemmung
  - Immundefizienz, Wundheilungsstörungen
  - Ausbildung einer Glucoseintoleranz bis zum Steroiddiabetes auf dem Boden eines latenten Diabetes mellitus aufgrund Blutglucoseerhöhung

Cortisol III

Hyperkortisolismus

Hypokortisolismus

Hyperkortisolismus (= Cushing-Syndrom)

- **Symptome:** ähnlich den NW bei Glukokortikoid-Therpie (↗ Karte 162), außerdem:
  - Hypertonie
  - Nierensteinbildung

- **Ursachen:**
  - **Morbus Cushing:** Hypersekretion von **ACTH**, entweder durch einen Tumor oder die Hypophyse selbst
  - **Cortisol** produzierender NNR-Tumor

Hypokortisolismus (= NNR-Insuffizienz)

- **Symptome:**
  - Hypotonie
  - Hyperpigmentation
  - Hypoglykämie
  - Hypogonadismus

- **Ursachen:**
  - **Morbus Addison:** NNR-Insuffizienz nach NNR-Atrophie
  - Hypothalamus-/Hypophysenunterfunktion
  - ACTH-Mangel bei Absetzen einer langanhaltenden Glukokortikoidtherapie

9.5 Hormone der Nebennierenrinde (NNR)

! ! !

F42

Androgene

Synthese

Regulation

Signaltransduktion

Wirkung

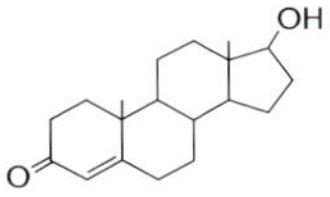

Testosteron

Abb. 9.12: Testosteron [1]

Syntheseorte: NNR und hauptsächlich Leydig-Zwischenzellen des Hodens

Regulation: Androgene hemmen im Sinne einer negativen Rückkopplung die Synthese des GnRHs und des LHs.

Signaltransduktion: Reduktion des Testosterons zu 5-Dihydrotestosteron (= aktive Form des Testosterons)
→ Bindung an cytosolischen ligandenaktivierten Steroidhormonrezeptor → **Genexpression**

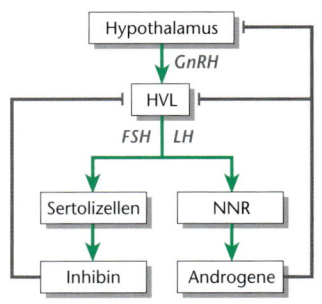

Abb. 9.13: **Regelkreis Androgene**

Wirkung:
- Entwicklung der männlichen **Fortpflanzungsorgane** (Samenleiter, Prostata, Penis)
- Schluss der **Epiphysenfugen** bei Testosteronanstieg in der Pubertät
- Ausbildung **sekundärer männlicher Geschlechtsmerkmale**, u. a. Behaarung
- Stimulation der **Spermatogenese**
- Anabole Wirkung: **Muskelaufbau**
- Steigerung der **Erythropoese**
- Steigerung der **Libido**

9.5   Hormone der Nebennierenrinde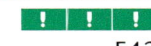

Östrogene

Synthese

Signaltransduktion

Wirkung

Zyklische Hormonschwankungen

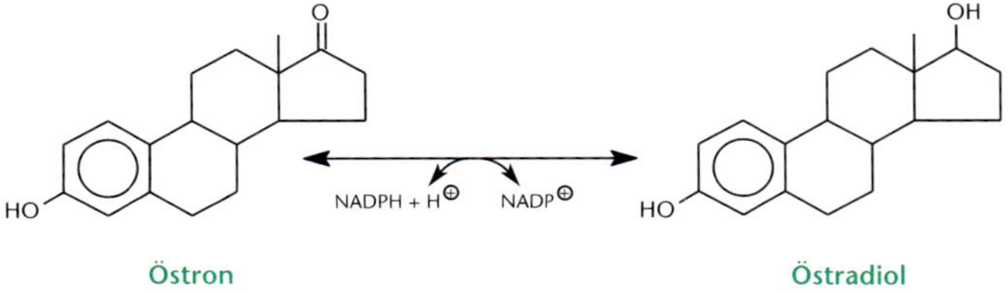

HO — Östron   NADPH + H$^{\oplus}$ NADP$^{\oplus}$ HO — Östradiol

Abb. 9.14: Östron und Östradiol [1]

Synthese: FSH-abhängig in Thekazellen des Graaf' Follikel, Corpus luteum, Ovar, Plazenta und (kaum) NNR

Signaltransduktion: Bindung an zytosolischen, ligandenaktivierten Rezeptor
→ **Genexpression**

Wirkung:
- Entwicklung der weiblichen **Fortpflanzungsorgane** (Vagina, Uterus, Ovar)
- Entwicklung der **sekundären weiblichen Geschlechtsmerkmale**, u.a. Mamma
- Induktion der **Proliferationsphase** der Uterusschleimhaut
- Produktion von „spinnbarem" Zervixschleim (Spermiendurchlässigkeit ↓)
- Steigerung des **Kollagen**gehalts von Bindegeweben
- **Stimulation** von **Osteoblasten** (→ Osteoporose bei Abfall der Östrogene in der Menopause)
- beim alten Mann: **Hypertrophie der Prostata** durch Abnahme des Testosteronspiegels und Verschiebung der Hormonkonzentrationen zu den Östrogenen

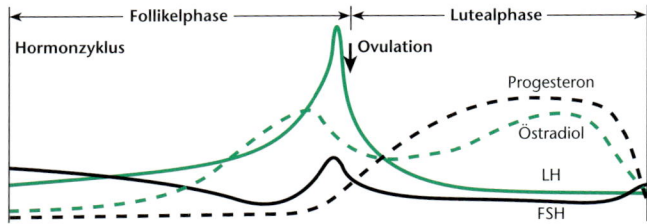

Abb. 9.15: Zyklische Hormonschwankungen

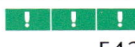
Progesteron

Synthese

Signaltransduktion

Wirkung

Antikonzeption

Synthese: LH-abhängig in Corpus luteum, Ovar, Plazenta und NNR als Zwischenprodukt der Steroidhormonsynthese

Signaltransduktion: (↗ Östrogene, Karte 165)

Wirkung: „Schwangerschaftshormon"
- Übergang der Uterusschleimhaut in **Sekretionsphase**, wodurch die Einnistung des befruchteten Eies ermöglicht wird
- Uteruswachstum und Ruhigstellung des Uterus
- Entwicklung des Milchgangsystems der Mammae
- **Ovulationshemmung** und LH-Sekretionshemmung
- Plötzlicher Abfall des Progesterons → **Menstruation**
- Steigerung der Körperkerntemperatur um 0,5 °C
- Kontraktion von Muttermund und Zervixkanal

Antikonzeption: Minimale Mengen an Gestagenen und Östrogenen hemmen die FSH- und LH-Freisetzung aus dem HVL (↗ Kap. 9.9) → keine Follikelreifung im Ovar

9.6   Gewebshormone

F19

Eicosanoide

Synthese

Prostaglandine

Prostazykline

Leukotriene

Thromboxane

Synthese: Substrat der Eicosanoid-Synthese ist die **Arachidonsäure**, die aus Membranlipiden durch die *Phospholipase A II* freigesetzt wird.

- *Cyclooxygenasen* und Peroxidasen führen zu **Prostaglandinen** I_2, E_2, F_2 und **Thromboxan A_2**.
- *Lipoxygenasen* führen zu den **Leukotrienen** ($\nearrow$ Kap. 5.4).

Steigerung der Synthese bei allen entzündlichen Prozessen oder Ischämie.

Prostaglandine: Magensaftsekretion $\downarrow$, Vaso- und Bronchodilatation, jedoch Kontraktion der Pulmonalgefäße, Lipolyse $\uparrow$ (= Antagonisierung von Katecholaminen), Reizung der Schmerzrezeptoren

Prostazykline (aus dem Gefäßendothel): Hemmung der Thrombozytenaggregation; Vaso- und Bronchodilatation

Leukotriene (aus Leukozyten): Bronchokonstriktion, chemotaktischer Faktor für Entzündungszellen

Thromboxane (aus Sekretgranula der Thrombozyten): Aggregation von Thrombozyten, Reninausschüttung

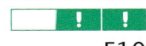
Gastrin, Sekretin, CCK, GIP, Somatostatin

Struktur

Syntheseort

Regulation

Wirkung

Name	Struktur	Syntheseort	Regulation	Wirkung
Gastrin	17 AS	G-Zellen des Antrum, prox. Duodenum	Dehnung des Antrum ↑ pH < 2,5 ↑ GIP, Sekretin ↓	HCl-Produktion ↑ Sekretion von Insulin und Somatostatin ↑
Sekretin	27 AS	Duodenum, Jejunum	saurer pH im Duodenum ↑ Peptide im Chymus ↑	Sekretion von enzymarmem Pankreassekret und Insulin ↑ Gastrinsekretion ↓
CCK	33 AS	Duodenum, Jejunum	Fette und Peptide im Duodenum ↑	Kontraktion der Gallenblase, Sekretion v. enzymreichem Pankreassekret und Insulin ↑ erzeugt Sättigungsgefühl, Magenentleerung ↓
GIP	42 AS	Duodenum, Jejunum	Fette, Glucose, AS im Dünndarm ↑	Insulinsekretion ↑ HCl-Produktion ↓
Somatostatin (↗ Kap. 9.2)	14 AS	gesamter GI-Trakt	Fette, AS im Magen ↑	Magensaft-, Enzym-, Gastrinsekretion ↑

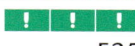

Vasopressin

Synthese

Regulation

Wirkung

Diabetes insipidus

Synthese: ADH wird im magnozellulären Kerngebiet des Hypothalamus gebildet. Über axonalen Transport gelangt es zur Speicherung und Sekretion in den HHL.

Regulation:
- **stimulierte** Sekretion bei erhöhter Serumosmolarität, Nikotin- und Ach-Einwirkung, Aufregung
- **verminderte** Sekretion bei Alkoholeinwirkung

Wirkung:
- G_a-Protein-Rezeptor vermittelte **Vasokonstriktion** $\rightarrow$ peripherer Widerstand $\uparrow$
- G_C-Protein-Rezeptor vermittelte Insertion von Aquaporinen in die luminale Membran von Tubulusepithelzellen $\rightarrow$ **H_2O-Rückresorption**, Harnkonzentrierung

Diabetes insipidus
- **Ursachen:** genetisch oder toxisch bedingter ADH-Mangel
  - **zentraler D.i.:** gehemmte ADH-Synthese
  - **renaler D.i.:** ADH-Resistenz der Niere
- **Folgen:** Bildung von bis zu 30 l hypotonem Harn pro Tag $\rightarrow$ Hypotonie, Hypovolämie, Dehydration

9.8 Hormone des Hypophysenhinterlappens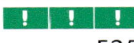

Oxytocin

Synthese

Regulation

Wirkung

Synthese: Oxytocin wird wie ADH im magnozellulären Kerngebiet des Hypothalamus gebildet. Über axonalen Transport gelangt es zur Speicherung und Sekretion in den HHL.

Regulation: Stimulation durch Berührungsreiz an den Brustwarzen oder Uterusdehnung.

Wirkung:
- Kontraktion des Uterus → Einsatz in der Geburtshilfe zur Steigerung der Uteruskontraktionen
- Kontraktion myoepithelialer Brustdrüsenzellen → Laktation (= Milchfluss).

Somatotropin, Prolaktin

Synthese

Regulation

Wirkung

Somatotropin

Synthese: aus 188 AS in der Hypophyse

Regulation:
- **Stimulation: SRH** und **Hunger**
- **Hemmung:** Somatostatin
- Beeinflussung durch zirkadiane Rhythmen

Wirkung: allgemeiner **Wachstumsreiz**
- Synthese von Wachstumsfaktoren in Leber/Niere
- Proteinabol
- Lipolyse ↑ , Gluconeogenese ↑
- Erythropoese
- Stimulation von Chondrozyten der Epiphysenfuge → Längenwachstum

Prolaktin

Synthese: aus 198 AS in der Hypophyse

Regulation:
- **Stimulation:** Thyroliberin und Endorphine
- **Hemmung:** Dopamin

Wirkung:
- Steigerung der Milchproduktion (Laktogenese, Galaktopoese)
- Induktion von Mutterinstinkten

9.9   Hormone des Hypophysenvorderlappens

F25

Hypothalamisch-Hypophysäre Achsen

Releasinghormone des Hypothalamus

Hypophysäre Hormone

Wirkungen

Releasinghormone werden aufgrund neuronaler und hormoneller Reize vom Hypothalamus als übergeordneter Instanz dieser Regelkreise ausgeschüttet und induzieren das entsprechende **hypophysäre Hormon**. Prolaktin und STH sind „**Effektorhormone**" mit direkten systemischen Auswirkungen, die anderen sog. **gonadotropen Hormone** lösen wiederum die Ausschüttung von Hormonen in endogenen Drüsen aus.

Releasinghormon	Hormone	Wirkung
SRH	STH	Längenwachstum
CRH	ACTH	Cortisolsynthese
TRH	TSH	Thyroxinsynthese
LH-RH	FSH	Follikelreifung und Spermatogenese
	LH	Ovulation, Bildung des Corpus luteum, Testosteronsynthese
PIH	Prolaktin	Milchproduktion

9.10 Sonstige Hormone

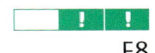

F8

Calcitriol

Nomenklatur

Synthese

Wirkung

Cholesterin $\xrightarrow{\text{I}}$ 7-Dehydrocholesterin $\xrightarrow{\text{II}}$ Vitamin D $\xrightarrow{\text{III}}$ 25-(OH)D$_3$ $\xrightarrow{\text{IV}}$ 1,25-(OH)D$_3$

Abb. 9.16: Synthese des Calcitriols

Nomenklatur:
- Calcitriol = 1,25-Hydrocholecalciferol = 1,25-D_3 (voll wirksames Hormon)
- 25-Hydrocholecalciferol = 25-(OH)-D_3 (schwach wirksames Hormon)
- Calciferol = Vitamin D

Synthese: Substrat der Calcitriolsynthese ist **Cholesterin**. Sie erfolgt in folgenden Schritten:
- **I** *Cholesterindehydrogenase* in der **Leber**
- **II** UV-abhängiger Schritt in der **Haut**
- **III** *25α-Hydroxylase* in der **Leber**
- **IV** parathormonabhängige *1α-Hydroxylase* in der **Niere**

Wirkung:
- *Dünndarm:* Ca^{2+}-Aufnahme ↑ durch Ca^{2+}-bindendes Protein und Ca^{2+}-ATPase; Phosphat-Aufnahme ↑ (**synergistisch zum Parathormon**)
- *Knochen:* Osteoblastenstimulation (Mineralisation ↑), Osteoklastendifferenzierung (**antagonistisch zum Parathormon**)
- *Inselzellen:* Insulinsekretion ↑
- *Immunsystem:* Makrophagendifferenzierung

lipophiles Hormon
bindet an intrazellulären
Rezeptor

9.10 Sonstige Hormone

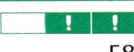

Atriales natriuretisches Hormon

Syntheseort

Sekretion

Wirkung

„Atriales natriuretisches Hormon" oder ANF sind Überbegriffe für mehrere Peptide mit gleicher Wirkung, z. B. das atriale natriuretische Peptid (ANP).

Syntheseort: Herzvorhöfe

Regulation:
- **Stimulation:** Vorhofdehnung bei erhöhter venöser Volumenbelastung, Cortisol, T_3, Adrenalin

Wirkung: schnell einsetzende Diurese
- Dilatation der Kapillaren und großen Venen
- Kapillarpermeabilität $\uparrow$ $\rightarrow$ Wasserspeicherung im Interstitium
- Glomeruläre Filtrationsrate $\uparrow$
- Na^+-Rückresorption in der Niere $\downarrow$
- Aldosteron- und Reninfreisetzung $\downarrow$

9.11 Zytokine

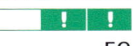

F9

Definition

Interleukine

Interleukin-Klassen

Bildungsort

Wirkungen

Definition

Zytokine sind eine Familie von Peptiden, die vielfältige Signale übertragen. Dazu gehören Interleukine (IL), Interferone und einige Wachstumsfaktoren.

Interleukine (IL)

Interleukin-Klassen:

IL	Bildungsort	Wirkungen
IL-1	Makrophagen Fibroblasten Endothelzellen Osteoblasten	T-Zell-Proliferation, Induktion von IL-6 und GM-CSF (↗ Karte 178), Makrophagen- und Osteoklastenaktivierung, Induktion von Akut-Phase-Proteinen, Fieber
IL-2	aktive T-Zellen	T-Zell-Proliferation
IL-4	T-Zellen	B-Zell-Proliferation und Differenzierung
IL-6	T-, B-Zellen, Makrophagen, Fibroblasten, Endothelzellen	T-Zell-Proliferation, B-Zell-Proliferation und Differenzierung, Akut-Phase-Induktion, Fieber
IL-8	T-Zellen, Makrophagen, Monozyten, Granulozyten	T-Zell-Stimulation, Chemotaxis von Immunzellen

Als **Entzündungsmediatoren** von besonderer Bedeutung sind IL-1, 6, 8 sowie TNFα.

9.11 Zytokine

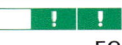

F9

Wachstumsfaktoren

Bildungsort

Wirkungen

Name	Bildung in	Wirkung
GM-CSF granulocytes-monocytes-colony-stimulating-factor	Makrophagen, Endothelzellen	Stimulation blutbildender Zellen
PDGF platelet-derived-growth-factor	Endothelzellen, Thrombozyten	Chemotaxis für Leukozyten, Wachstum von Bindegewebe + Gefäßen
EGF epidermal-growth-factor	Niere, Pankreas	universeller Wachstumsreiz für Epidermalzellen
IGF-1 insulin-like-growth-factor-1	Leber	globaler Wachstumsreiz, proteinabol, Stimulation der Gluconeogenese, Proliferation von Chondrozyten (Längenwachstum) und Stimulation der Erythropoese
IGF-2		
TGF transforming-growth-factor	Makrophagen, Lymphozyten	Wachstumsinhibition
EPO Erythropoetin	Niere	Stimulation der Erythropoese
TNFα tumor-necrosis-factor α	Makrophagen	Stimulation von Fibroblasten, Chemotaxis, Zytolyse v.a. von Tumorzellen

10.1 Grundlagen

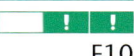

Einteilung

Wasserlösliche, Fettlösliche Vitamine

Abkürzung

Name

Funktion

Vitamine sind organische Verbindungen, die im Körper als Coenzyme oder Cofaktoren chemischer Reaktionen wichtige Funktionen besitzen. Da sie vom Körper selbst nicht synthetisiert werden können (bis auf Vitamin D), müssen sie mit der Nahrung in ausreichender Menge aufgenommen werden.

Wasserlösliche Vitamine

	Name	Abkürzung	Funktion
Wasserlösliche Vitamine	Thiamin	B_1	Kohlenhydratstoffwechsel
	Riboflavin	B_2-Komplex	H_2-Übertragung
	Nikotinamid	B_2-Komplex	H_2-Übertragung
	Pantothensäure	B_2-Komplex	CoA-Bestandteil
	Folsäure	B_2-Komplex	C_1-Übertrag
	Biotin	B_2-Komplex (Vit. H)	Carboxylierung
	Pyridoxin	B_6	Decarboxylierung
	Cobalamin	B_{12}	C_1-Übertragungen
	Ascorbinsäure	C	Redoxreaktionen
Fettlösliche Vitamine	Retinol	A	Sehvorgang
	Calciferol	D	Ca^{2+}-Stoffwechsel (↗ Kap. 9)
	Tocopherol	E	Oxidationsschutz
	Phyllochinon	K	Carboxylierung von Gerinnungsfaktoren

10.2 Wasserlösliche Vitamine

! ! !

F17

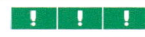

Thiamin

Struktur

Wirksame Form

Funktion

Bedarf

Mangel

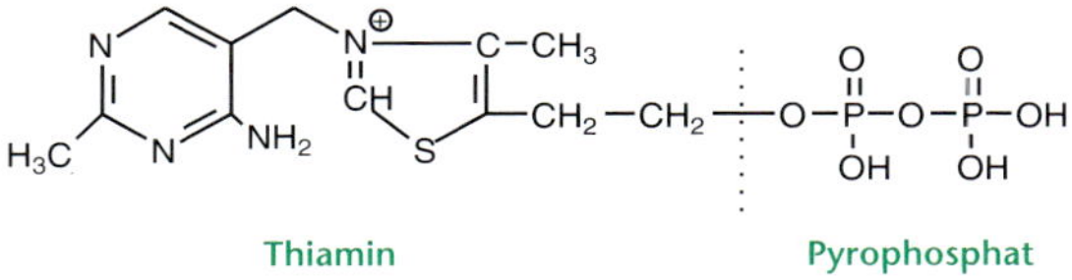

Abb.10.1: Thiamin, Thiaminpyrophosphat [1]

Thiamin wird auch als **Vitamin B₁** bezeichnet. Es wird im Darm resorbiert und in der Leber zur wirksamen Form umgewandelt.

Struktur: Thiamin besteht aus einem Pyrimidin- und einem Thiazolring.

Wirksame Form: Thiaminpyrophosphat (TPP)

Funktion:
- Coenzym bei Decarboxylierungen (**Citratzyklus**)
  - Pyruvat-Dehydrogenase: Pyruvat $\rightarrow$ Acetyl-CoA
  - α-Ketoglutarat-Dehydrogenase: α-Ketoglutarat $\rightarrow$ Succinyl-CoA
- Transketolase (**Pentosephosphatweg**)

Bedarf: 1,5–2 mg/d

Mangel: Häufig bei Alkoholabusus durch verminderte Thiaminresorption und Speicherung: Beri-Beri (Muskel- und Nervenerkrankung), Polyneuritis

10.2 Wasserlösliche Vitamine

F17

Riboflavin

Struktur

Wirksame Form

Funktion

Bedarf

Mangel

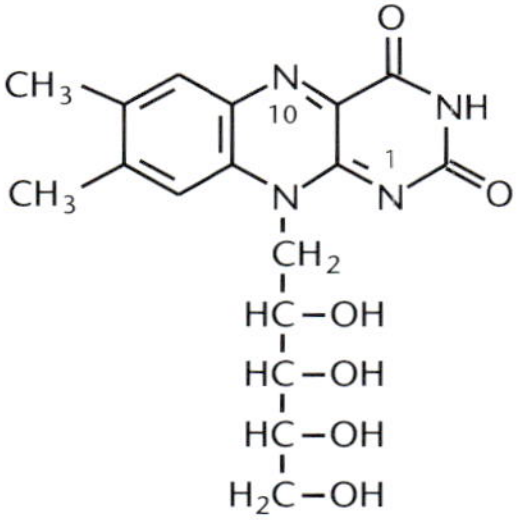

Riboflavin

Abb.10.2: Riboflavin

Riboflavin gehört zum **Vitamin-B$_2$-Komplex**. Es wird, nachdem es phosphoryliert wurde, als FMN im Darm resorbiert.

Struktur: ($\nearrow$ Abb.10.2)

Wirksame Form:
- Riboflavin + Phosphat $\rightarrow$ FMN (Flavinmononukleotid)
- Riboflavin + P-P-Ribosyl-Adenin $\rightarrow$ FAD (Flavinadenindinukleotid)

Funktion: Bestandteil von Dehydrogenasen (H$^+$-Übertragung)
- **FMN:**
  - L-Aminosäuren-Oxidase
  - NAD(P)H + H$^+$-Dehydrogenase
- **FAD:**
  - Acyl-CoA-Dehydrogenase (β-Oxidation)
  - Xanthin-Oxidase (Purinbasenabbau)
  - Lipoat-Dehydrogenase (Pyruvatdehydrogenase-Reaktion)
  - Succinat-Dehydrogenase (Citratzyklus)

Bedarf: 1,5–2 mg/d

Mangel: Dermatitis, Glossitis

10.2 Wasserlösliche Vitamine

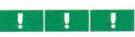

Nikotinamid

Struktur

Wirksame Form

Funktion

Bedarf

Mangel

Besonderheiten

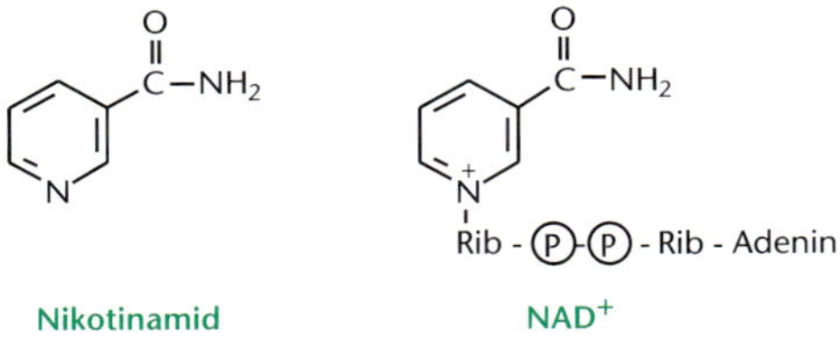

Nikotinamid   NAD$^+$

Abb.10.3: Nikotinamid, NAD$^+$ [1]

Nicotinamid gehört zum **Vitamin-B$_2$-Komplex**. Es wird mit der Nahrung in Form von NAD$^+$ oder NADP$^+$ aufgenommen und daraus im Gastrointestinaltrakt freigesetzt.

Struktur: Nikotinamid ist ein Derivat des Pyridins (↗ Abb. 10.3)

Wirksame Form:
- **NAD$^+$:** Niacinamid-Ribose-PP-Ribose-Adenin (Nikotinsäureadenindinukleotid)
- **NADP$^+$:** Niacinamid-Ribose-PP-Ribose-P-Adenin (Nikotinsäureadenindinukleotid-Phosphat)

Funktion:
- Protonenübertragung
- Coenzym von Oxidoreduktasen

Bedarf: 10–20 mg/d

Mangel: Pellagra („3 Ds": Dermatitis, Diarrhoe, Demenz)

Besonderheiten:
- Synthese aus Tryptophan möglich
- häufige Verwendung in der photometrischen Analytik von Enzymaktivitäten als NAD$^+$/NADH und NADP$^+$/NADPH-Paare (↗ Kap. 2)

10.2 Wasserlösliche Vitamine

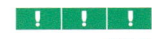

Pantothensäure

Struktur

Wirksame Form

Funktion

$$HO - \overset{\overset{O}{\|}}{C} - CH_2 - CH_2 - \overset{H}{N} - \overset{\overset{O}{\|}}{C} - \overset{\overset{H}{|}}{\underset{OH}{C}} - \overset{\overset{CH_3}{|}}{\underset{CH_3}{C}} - CH_2OH$$

Pantothensäure

Bedarf

Mangel

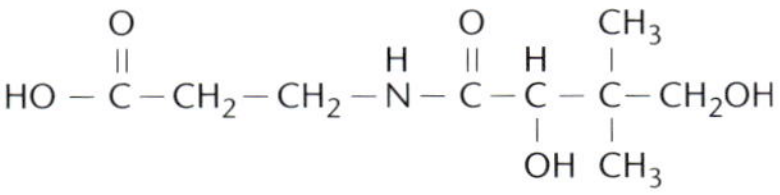

Abb.10.4: Pantothensäure [4]

Pantothensäure gehört zum **Vitamin-B$_2$-Komplex.**

Struktur: Dipeptid aus β-Alanin und 2,4-Dihydroxy-3,3-Dimethyl-Buttersäure (↗ Abb. 10.4)

Wirksame Form: Coenzym A–SH (Adenin-Ribose-P-P-Pantothensäure-Cysteamin-SH)

Funktion:
- Aktivierung von Stoffwechselzwischenprodukten als aktive Thioesterbindung
- Acyltransport als Acyl-CoA
- Bestandteil des FS-Synthese-Multienzymkomplexes (als Pantetheinphosphat)

Bedarf: 10 mg/d

Mangel: nicht bekannt

10.2 Wasserlösliche Vitamine

Folsäure

Struktur

Wirksame Form

Funktion

Bedarf

Mangel

Sulfonamide

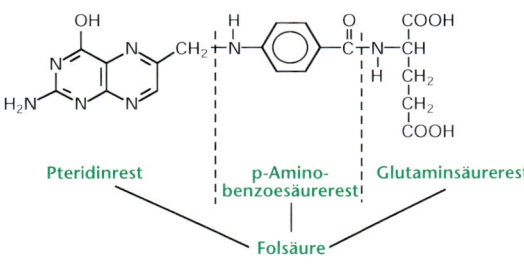

Abb.10.5: Folsäure [1]

Folsäure gehört zum **Vitamin-B$_2$-Komplex**.

Struktur: Folsäure ist zusammengesetzt aus einem Pteridinrest, einem p-Aminobenzoesäurerest und einem Glutaminsäurerest (↗ Abb. 10.5)

Wirksame Form: Tetrahydrofolsäure
- Folsäure + NADPH/H$^+$ → 7,8-Dihydrofolsäure + NADP$^+$ (*Folatreduktase*)
- 7,8-Dihydrofolsäure + NADPH/H$^+$ → 5,6,7,8-Tetrahydrofolsäure + NADP$^+$ (*Dihydrofolatreduktase*)

Funktion: Coenzym der C1-Übertragungen (z.B. Methyl-, Formiat-, Hydroxyl- und Formylreste)
- Purinsynthese
- Thyminsynthese
- Histidinstoffwechsel

Bedarf: 0,3–1 mg/d (z.T. über die Synthese der Darmflora gedeckt)

Mangel: verminderte Erythropoese → megaloblastäre Anämie (häufige Avitaminose)

Sulfonamide: Antibiotika, die die Enzyme der Folsäuresynthese von Bakterien kompetitiv hemmen, da sie große strukturelle Ähnlichkeiten zur p-Aminobenzoesäure besitzen. (z.B. Trimetoprim, Aminopterin, Amethopterin).

10.2 Wasserlösliche Vitamine

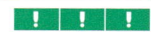

Biotin, Pyridoxin

Struktur

Wirksame Form

Funktion

Bedarf

Mangel

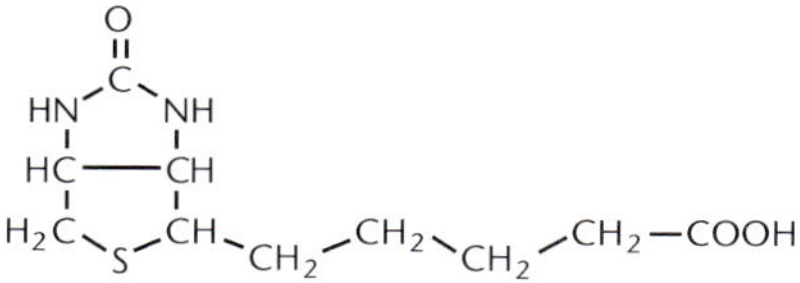

Biotin

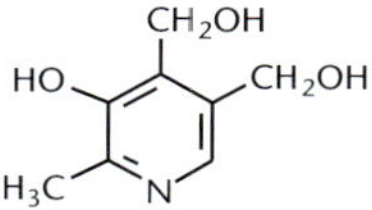

Pyridoxol
(= Pyridoxin)

Abb. 10.6: Biotin, Pyridoxin [1]

Biotin

Biotin, auch **Vitamin H** genannt, gehört zum **Vitamin-B_2-Komplex**.

Struktur: (↗ Abb. 10.6)

Wirksame Form: gebunden an Lysinreste von Carboxylasen

Funktion: CO_2-Übertragung
- Acetyl-CoA-Carboxylase: Acetyl-CoA + CO_2 → Malonyl-CoA
- Propionyl-CoA-Carboxylase: Propionyl-CoA + CO_2 → Methylmalonyl-CoA
- Pyruvat-Carboxylase: Pyruvat + CO_2 → Oxalacetat

Bedarf: 0,1–0,3 mg/d (z. T. aus Synthese in der Darmflora gedeckt)

Mangel: extrem selten (Dermatitis, Haarausfall)

Pyridoxin (Vitamin B_6)

Struktur: Pyridoxin kommt in 3 Formen vor: **Pyridoxin** (= Pyridoxol), **Pyridoxal** (=Aldehyd) und **Pyridoxamin** (= Amin), welche in die jeweils andere umgewandelt werden können.

Wirksame Form: Pyridoxalphosphat (PALP)

Funktion: Coenzym des Aminosäurestoffwechsels
- δ-Aminolävulinsäure-Synthase (Häm-Synthese)
- vielfältige Decarboxylilierungs-, Transaminierungs- und Eliminierungsreaktionen

Bedarf: 1 mg/d

Mangel: hypochrome Anämie

Cobalamin

Struktur

Wirksame Form

Funktion

Bedarf

Mangel

Besonderheiten

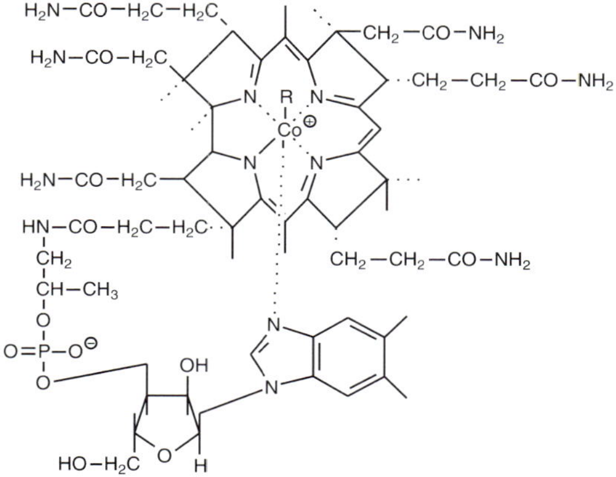

Cobalamin

Abb.10.7: Cobalamin [1]

Cobalamin wird auch als **Vitamin B$_{12}$** bezeichnet.

Struktur: Cobalamin besteht aus 4 um ein Cobalt-Kation (Co$^+$) gelagerten Pyrrolringen (↗ Abb. 10.7).

Wirksame Form: Methylcobalamin

Funktion: Umlagerung von H$^+$ und organischen Gruppen
- Methylmalonyl-CoA → Succinyl-CoA (Abbau ungeradzahliger Fettsäuren)
- Homocystein → Methionin

Bedarf: 0,003 mg/d

Mangel: perniziöse Anämie (Megaloblastenanämie), Störung der Erythropoese

Besonderheiten:
- Cobalamin wird nur von Mikroorganismen gebildet (→ **essentiell** für Tiere und Pflanzen, wird über Mikroorganismen aufgenommen). Da höhere Pflanzen nur wenig Cobalamin enthalten, ist bei Vegetariern öfter ein Mangel zu beobachten.
- Für die Resorption wird der **Intrinsic-Faktor** (von den Belegzellen des Magens gebildetes Glykoprotein) benötigt → Cobalamin wird auch als **Extrinsic-Faktor** bezeichnet.

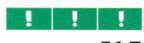
Ascorbinsäure

Struktur

Wirksame Form

Funktion

Bedarf

Mangel

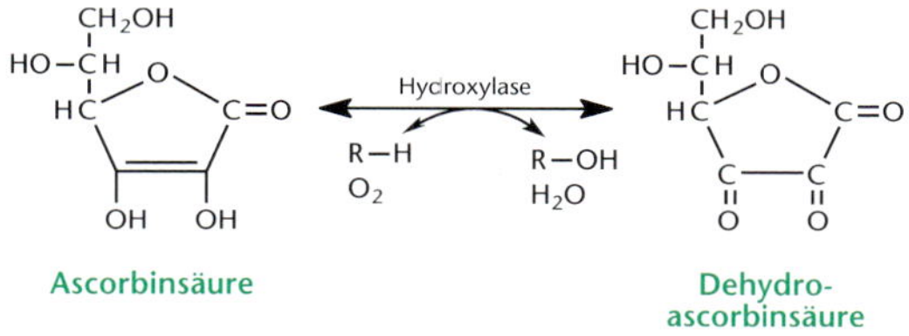

Ascorbinsäure — Hydroxylase, $R-H$, O_2 ⟷ $R-OH$, H_2O — Dehydroascorbinsäure

Abb. 10.8: Ascorbinsäure (Redoxsystem) [1]

Acorbinsäure wird auch als **Vitamin C** bezeichnet.

Struktur: En-diol-Lacton der Keto-L-Gulonsäure (↗ Abb. 10.8)

Wirksame Form: Redoxsystem Ascorbat/Dehydroascorbat

Funktion:
- Coenzym bei Hydroxylierungen von
  - Lysin, Prolin in der Kollagensynthese
  - Dopamin → Noradrenalin
  - Steroiden der Nebennierenrinde
  - Tryptophan → 5-Hydroxytryptophan (→ Serotonin)
- Reduktion: Met-Hämoglobin → Hämoglobin
- Beteiligung an der Bildung von Tetrahydrofolsäure

Bedarf: 60–100 mg/d.
Da nur eine geringe Speicherung der Ascorbinsäure möglich ist, ist eine regelmäßige Aufnahme zur Deckung des Bedarfs nötig. Überschüssige Ascorbinsäure wird über die Nieren ausgeschieden.

Mangel: Skorbut (Blutungen, Zahnausfall)

Retinol wird auch als **Vitamin A** bezeichnet.

Struktur: Retinol gehört zu den Isoprenderivaten (↗ Kap. 5). Es wird mittels der Alkoholdehydrogenase reversibel zu Retinal oxidiert (↗ Abb. 10.9).

Wirksame Form:
- 11-cis-Retinal (+ Opsin = Rhodopsin) im Sehvorgang
- Retinsäure (Vitamin-A-Säure)

Funktion:
- **Retina:** Retinal vermittelt hier den Sehvorgang.
  Trifft Licht auf **Rhodopsin**, wird **11-cis-Retinal** zu **all-trans-Retinal** umgewandelt. **Opsin** ändert die Konformation und das **Rhodopsin** zerfällt dadurch in **Opsin** und **all-trans-Retinal**. Durch diesen Vorgang wird ein **Aktionspotential** generiert, das über den N. opticus weitergeleitet wird. Das **all-trans-Retinal** wird zu einem kleinen Teil direkt zu **11-cis-Retinal** umgewandelt und wieder mit **Opsin** zum **Rhodopsin** zusammengelagert.
  Der größere Teil des **all-trans-Retinals** wird zu **all-trans-Retinol** und gelangt über die Blutbahn zur Leber, die es über **11-cis-Retinol** zu **11-cis-Retinal** zurückverwandelt. Dieses kann wieder in der Netzhaut verwendet werden.
- **Schleimhäute:** Regulation der Genexpression und der Entwicklung von Epithelien über intrazelluläre Rezeptoren

Bedarf: 1,5–2 mg/d (z. T. aus Carotin gedeckt, großer Speicher in der Leber)

Mangel: Nachtblindheit, Epithelschäden

10.3 Fettlösliche Vitamine

Retinol

Struktur

Wirksame Form

Funktion

Bedarf

Mangel

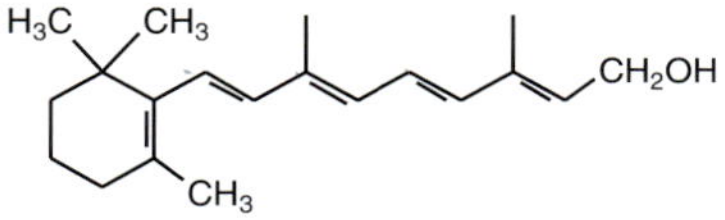

Retinol

Abb.10.9: Retinol [1]

10.3 Fettlösliche Vitamine

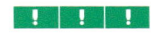

F23

Tocopherol, Phyllochinon

Struktur

Wirksame Form

Funktion

Bedarf

Mangel

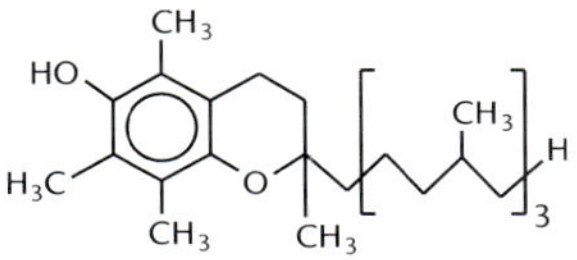

Tocopherol

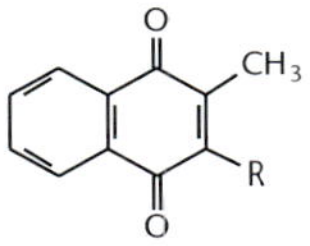

Phyllochinon

Abb.10.10: Tocopherol, Phyllochinon [1]

Tocopherol (Vitamin E)

Struktur: Chromanring + isoprenoide Seitenkette (↗ Abb. 10.10)

Wirksame Form: Redoxsystem Tocopherol/Tocochinon

Funktion: Oxidationsschutz für empfindliche Stoffe
- Vitamin A
- mehrfach ungesättigte Fettsäuren
- Thiolgruppen

Bedarf: 20 mg/d

Mangel: unspezifische Symptome, Störungen der neuromuskulären Erregungsleitung bei schwerem Mangel

Phyllochinon (Vitamin K)

Struktur: abgeleitet vom 2-Methyl-1,4-Naphtochinon (↗ Abb. 10.10)

Funktion: Bildung von Gerinnungsfaktoren
Vitamin K ist Cofaktor der γ-Carboxylierung der Faktoren II, VII, IX und X *(neun, zehn, zwei, sieben: 1972)* → erst durch die Carboxylierung können die Gerinnungsfaktoren Ca^{2+} und Phospholipide binden (↗ Kapitel 11).

Bedarf: 1–2 mg/d (z. T. aus Synthese der Darmflora gedeckt)

Mangel: verminderte Gerinnungsfähigkeit des Blutes → therapeutische Option (**Vitamin-K-Antagonisten**, z. B. Cumarine)

11.1 Aufgaben und Zusammensetzung

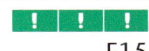

Zusammensetzung des Blutes

Plasma

Zelluläre Bestandteile

Im Körper des Menschen zirkulieren ca. 4–6 l Blut. Das Blut setzt sich aus **zellulären Bestandteilen** und dem **Blutplasma** zusammen.

Blutplasma: 55 %
- enthält Proteine, Elektrolyte, Spurenelemente, Vitamine, Nährstoffe (Glucose, AS, FS), Hormone, ausscheidungspflichtige Substanzen
- **Serum** = Blutplasma ohne Fibrinogen

Zelluläre Bestandteile: 45 %
- **Erythrozyten:** 4–6 Mio/µl
  - **Hämatokrit (Hk):** Anteil der Erythrozyten am Blutvolumen
    bei Frauen 41–43 %, bei Männern 44–46 %
  - **Hämoglobingehalt (Hb):** normal 160 g/l Blut
  - **MCH:** mittlerer Hb-Gehalt pro Erythrozyt (Hb/Erythrozytenzahl): **27–34 pg**
  - **MCHC:** mittlere korpuskuläre Hb-Konzentration (Hb/Hkt): **320–360 g/l**
  - **MCV:** mittleres Erythrozytenvolumen (Hk/Erythrozytenzahl): **86–98 fl**
- **Leukozyten:** 4.000–10.000/µl
  - Granulozyten: 60 % (neutrophile, eosinophile, basophile)
  - Lymphozyten: 25–40 %
  - Monozyten: 4–8 %
- **Thrombozyten:** 150.000–350.000/µl

11.1 Aufgaben und Zusammensetzung

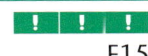

F15

Aufgaben des Blutes

Transport

Immunabwehr

Gerinnung und Fibrinolyse

pH-Regulation

Osmoregulation

Transport:
- O_2 und CO_2
- Hormone zur Signalübermittlung
- Nährstoffe (v. a. Glucose, AS, FS, Ketonkörper, Lactat) zu den Geweben
- Vitamine
- Elektrolyte
- Stoffwechselendprodukte zu Leber und Niere
- Wärmeaustausch

Immunabwehr: (↗ Kap. 12)
- unspezifische Abwehr (Komplementsystem, Makrophagen)
- spezifische Abwehr (Lymphozyten)

Gerinnung und Fibrinolyse (↗ Karten 205–208)
- Thrombozyten
- Gerinnungssystem

pH-Regulation → Puffersysteme (↗ Kap. 13)
- Bicarbonat
- Hämoglobin
- Plasmaproteine
- Phosphat

Osmoregulation
- Plasmaproteine

Plasmaproteine I

Einteilung

Aufgaben

Albumin

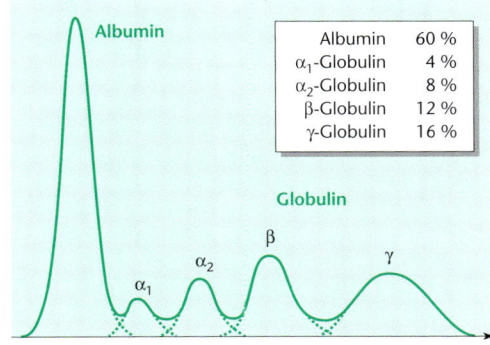

Albumin	60 %
α_1-Globulin	4 %
α_2-Globulin	8 %
β-Globulin	12 %
γ-Globulin	16 %

Abb. 11.1: Elektrophoresediagramm [7]

Plasmaproteine sind Glykoproteine, die v.a. von der Leber synthetisiert werden. Ihr Gesamtgehalt im Serum beträgt **7 g/100 ml**.

Einteilung: in 5 verschiedene Fraktionen: Albumin, α 1-, α 2-, β- und γ-Globulin

Aufgaben:
- Transport wasserunlöslicher Substanzen (Lipide, Hormone, Vitamine, Metalle etc.)
- Gerinnung und Fibrinolyse
- Infektabwehr (durch Immunglobuline, Akute-Phase-Proteine, Komplementfaktoren)
- Konstanthaltung des Plasmavolumens (durch Albumin)

Elektrophorese-Fraktion	Albumin	α 1-Globulin	α 2-Globulin	β-Globulin	γ-Globulin
Anteil	~ 60%	~ 4%	~ 8%	~ 12%	~ 16%
wichtige Proteine	Albumin	Transcobalamin Transcortin Prothrombin	Haptoglobin Caeruloplasmin	Transferrin Lipoproteine Fibrinogen	Antikörper Lysozym

Albumin: Von der Leber synthetisiertes Proalbumin wird durch Peptidabspaltung zu Albumin.

Funktionen:
- ist hauptsächlich verantwortlich für den kolloidosmotischen Druck des Blutes
- Transport von FS, Bilirubin, Cholesterin, Vitamin B_{12}, Ca^{2+}, Mg^{2+} u.a.

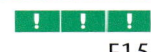
Plasmaproteine II

Akute-Phase-Proteine

Akute-Phase-Proteine:

Diese Proteine werden bei Entzündungsreaktionen nach 6–48 Stunden freigesetzt. Stimuliert wird die Freisetzung durch im verletzten Gewebe ausgeschüttete Zytokine (IL1, IL6). Sie sind Bestandteil der angeborenen (unspezifischen) Abwehr. Dazu zählen:

- Gerinnungsfaktoren (Prothrombin, Fibrinogen)
- Komplementsystem (↗ Kap. 12.5)
- C-reaktives Protein (CRP): Opsonisierung
- α1-Antitrypsin/Antichymotrypsin (Proteinaseinhibitoren)
- Kallikrein-Kinin-System
- Serumamyloid-A-Protein
- Haptoglobin, Caeruloplasmin (Transportproteine)

Der sensitivste Marker für Entzündungen ist der bis zu tausendfache Anstieg des **C-reaktiven Proteins**.

11.2 Erythrozyten

Hämoglobin I

Aufbau

Typen

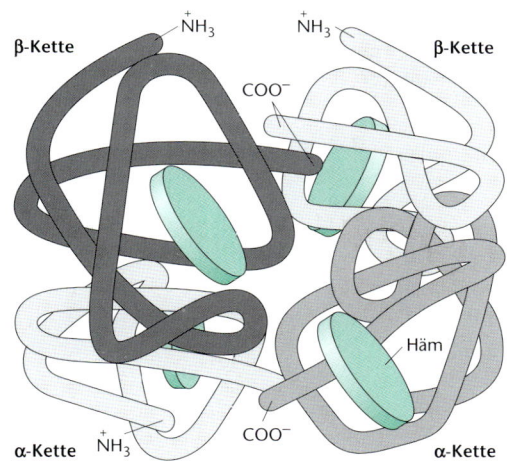

β-Kette

$\overset{+}{N}H_3$

$\overset{+}{N}H_3$

β-Kette

COO⁻

Häm

α-Kette $\overset{+}{N}H_3$

COO⁻

α-Kette

Abb. 11.2: Hämoglobin [9]

Hämoglobin (Hb) ist das Transportprotein für O_2 und CO_2 im Erythrozyten.

Aufbau: Hämoglobin besteht aus 4 Proteineinheiten (je 2 identischen), die jeweils aus einem **Häm** (Farbstoff) und einem **Globin** (Protein) zusammengesetzt sind. Der Körper kann 4 verschiedene Globinketten synthetisieren.

Typen: Das Hämoglobin des Erwachsenen unterscheidet sich vom fetalen Hb im Aufbau durch die unterschiedliche Kombination der 4 Globinketten α, β, γ und δ.

- **Erwachsene:**
  - **HbA$_1$:** 2 α- und 2 β-Ketten $\rightarrow$ $\alpha_2\beta_2$ (Anteil im Blut: 97,5 %)
  - **HbA$_2$:** 2 α- und 2 δ-Ketten $\rightarrow$ $\alpha_2\delta_2$ (2,5 %)
- **Embryo: Hb Gower** 1 und 2: 2ϵ- und 2 ζ-Ketten $\rightarrow$ $\zeta_2\,\epsilon_2$, wird im dritten Schwangerschaftsmonat durch HbF ersetzt
- **Fetus: HbF:** 2 α- und 2 γ-Ketten $\rightarrow$ $\alpha_2\gamma_2$
  HbF besitzt eine höhere O_2-Affinität. So ist bei dem niedrigeren pO_2 im mütterlichen Blut, das den Fetus erreicht, eine ausreichende Sauerstoffversorgung gewährleistet. Bei der Geburt sind noch 60–80 % HbF im Blut enthalten. Es wird allmählich durch HbA ersetzt (bis etwa zum 6. Lebensmonat).

Hämoglobin II

Häm

Hämstruktur

Hämsynthese

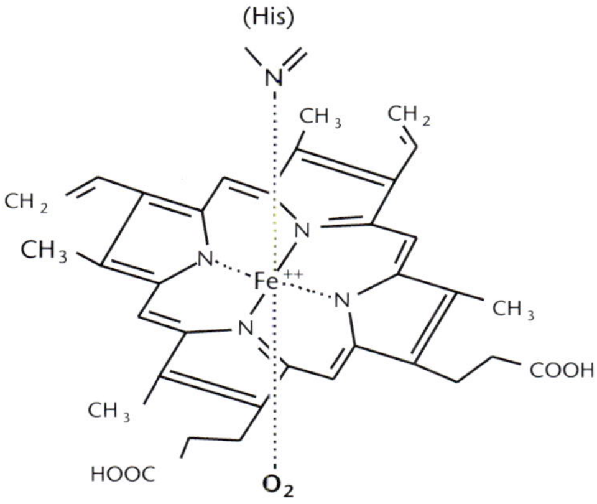

(His)

CH_3 CH_2

CH_2

CH_3

N   N

Fe^{++}

N   N

CH_3

COOH

CH_3

HOOC O_2

HÄM

Abb. 11.3: Häm [1]

6/19

Häm:

- Häm ist die Farbstoffkomponente des *Hämoglobins*. Es ist auch im *Myoglobin* und in *Cytochromen* enthalten. Die Cytochrome nutzen den Hämanteil zur Übertragung von Elektronen (↗ Kap. 4.2)
- *Funktion*: Häm befähigt das Hb als dessen prosthetische Gruppe zum O_2-Transport durch Bindung des Sauerstoffs an das Eisenatom.

Hämstruktur: Häm gehört zur Gruppe der Porphyrine, die aus 4 über Methinbrücken verbundenen Pyrrolringen bestehen → *Tetrapyrrol*. Die 4 Stickstoffatome der Pyrrolringe binden ein Eisenatom (↗ Abb. 11.3).

Synthese: Ausgangsstoffe sind **Glycin** und **Succinyl-CoA**, welches aus dem Citratzyklus stammt.

- Glycin + Succinyl-CoA → δ-Aminolävulinsäure (δ-*Aminolävulinsäure-Synthase*)
- 2 δ-Aminolävulinsäuren (ALA) → Porphobilinogen + 2 H_2O (δ-*ALA-Dehydratase*)
- 4 Porphobilinogen → Uroporphyrinogen III + 4 NH_3 (*Desaminase, Isomerase*)
- Uroporphyrinogen III → → → Protoporphyrin III (Decarboxylierung, 2 Oxidationen)
- Protoporphyrin III + Fe^{2+} → Häm + 2 H^+ (*Ferrochelatase*)

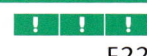
Hämoglobin III

O$_2$-Bindung

Sauerstoffbindungskurve

Bohr-Effekt

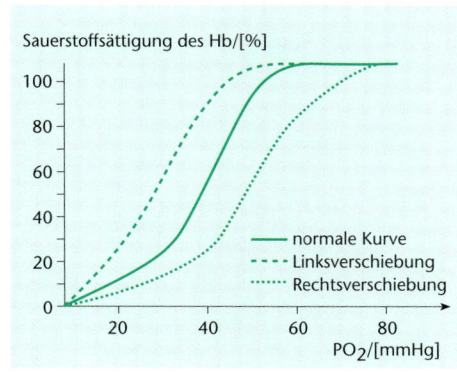

Abb. 11.4: O$_2$-Bindungskurve des Hb [1]

O_2-Bindung: Die Beladung des Hb mit O_2 wird als Oxygenierung bezeichnet: $Hb + O_2 \rightarrow Hb(O_2)$. O_2 wird an das **Fe^{2+} des Häms** gebunden $\rightarrow$ pro Hb können 4 O_2-Moleküle aufgenommen werden.

O_2-Bindungskurve: Das Diagramm der prozentualen O_2-Sättigung des Hb gegenüber dem Sauerstoffpartialdruck hat einen **sigmoidalen Verlauf**, bedingt durch das Bindungsverhalten des Hb: Je mehr O_2 angelagert wird, umso leichter kann ein weiteres O_2-Molekül binden = **kooperativer Effekt** (↗ Abb. 11.4).

Eine sog. **Rechtsverschiebung** der Kurve zeigt eine geringere Affinität des Hb zu O_2 an. Die Desoxygenierung (O_2-Abgabe) ist dadurch erleichtert. Dies ist der Fall, wenn:
- Temperatur ↑
- CO_2-Konzentration ↑
- pH-Wert ↓ ($\rightarrow$ H^+-Konzentration ↑)
- 2,3 BPG-Konzentration ↑ (↗ Kap. 11.2)

Bei einer **Linksverschiebung** der Kurve ist die O_2-Affinität des Hb erhöht, d.h. die Desoxygenierung ist erschwert.

Bohr-Effekt: Erleichterte O_2-Freisetzung (Verschiebung der O_2-Bindungskurve nach rechts) bei erhöhter H^+- und CO_2-Konzentration $\rightarrow$ die Desoxygenierung des Hb in den Geweben ist erleichtert (dort ist der pCO_2 und die H^+-Konzentration höher)

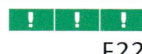
Hämoglobin IV

Erscheinungsformen des Hämoglobins

Met-Hb

HbCO

Glykosyliertes Hb (HbA$_{1c}$)

Abbau

Erscheinungsformen des Hämoglobins:
- **Met-Hb:** Hier ist das Fe^{2+} zu Fe^{3+} oxidiert und kann somit kein O_2 mehr binden
  → wird im Erythrozyt wieder reduziert ($\nearrow$ Karte 201)
- **HbCO:** Hb hat eine 300-fach höhere Affinität zu Kohlenmonoxid (CO) als zu O_2
  → bei einer CO-Vergiftung wird der O_2-Transport lahmgelegt und die O_2-Abgabe erschwert →
  Linksverschiebung der O_2-Bindungskurve.
- **Glykosyliertes Hb** (HbA_{1c}): 4–6 % des Hb liegen glykosyliert vor (das N-terminale Valin der
  β-Kette bindet spontan Blutglucose) → das glykosylierte Hb kann beim Diabetiker zur
  rückblickenden Beurteilung des Blutglucosespiegels der ca. letzten 2 Monate herangezogen
  werden, da bei Hyperglykämien mehr HbA_{1c} vorliegt.

Abbau: Beim Zerfall des Erythrozyten im retikuloendothelialen System wird Hb freigesetzt. Freies
Hb wird an Haptoglobin gebunden.
- **Retikuloendotheliales System:**
  - Hämoglobin + O_2 → Verdoglobin + CO
  - Verdoglobin → Biliverdin + Globin + Fe^{2+}
  - Biliverdin → Bilirubin (Bindung an Albumin, Transport zur Leber)
- **Leber:** Bilirubin + 2 UDP-Glucuronsäuren → **Bilirubindiglucuronid** + 2 UDP
  Bilirubindiglucuronid wird mit der **Galle** ausgeschieden.
- **Darm:** Bilirubin → Mesobilirubin → Stercobilin (brauner Kotfarbstoff)
- Zwischenprodukte des Bilirubinabbaus werden z. T. rückresorbiert (**enterohepatischer
  Kreislauf**); ein kleiner Teil gelangt zur
- **Niere:** hier wird Bilirubin als **Urobilinogen** im Urin ausgeschieden

Hämoglobinopathien

Thalassämie

Sichelzellanämie

Hämoglobingehalt bei Anämien

Thalassämie (autosomal-rezessiv erblich): *Quantitative* Synthesestörung der Globinketten (α oder β) $\rightarrow$ Erythrozyten gehen früher zugrunde $\rightarrow$ hämolytische **Anämie**

• **α-Thalassämie:** verminderte **α-Ketten**-Synthese $\rightarrow$ Hb mit 4 β- oder 4 γ-Ketten

• **β-Thalassämie:** verminderte **β-Ketten**-Synthese $\rightarrow$ Vermehrung von HbF ($\alpha_2\gamma_2$) und HbA$_2$ ($\alpha_2\delta_2$)

Man unterscheidet außerdem zwischen der **Thalassämia major**, bei der das Merkmal homozygot vorliegt und meist zum Tod im Kindesalter führt und der **Thalassämia minor** (heterozygot), bei der die Lebenserwartung normal ist.

Sichelzellanämie (autosomal-rezessiv erblich): *Qualitative* Synthesestörung des Hb, bei der in der β-Kette Glutamat in Position 6 durch Valin ersetzt wird $\rightarrow$ **HbS**. Die Löslichkeit des HbS ist vermindert $\rightarrow$ Aggregation des Hbs und Bildung sichelförmiger Zellen v.a. im desoxygenierten Zustand. Folgen:

• Störung des O$_2$-Transports
• Hämolyse $\rightarrow$ Anämie, Thrombenbildung
• Prognose:
  – **homozygot:** meist tödlich
  – **heterozygot:** meist kaum Symptome + **relative Malariaresistenz** mit abgeschwächtem Krankheitsverlauf ($\rightarrow$ Selektionsvorteil in Malariagebieten)

Hämoglobingehalt bei Anämien

Beurteilung anhand des MCH (↗ Karte 190)

• **normochrome** Anämie $\rightarrow$ Hb-Gehalt im Ery normal (z.B. Blutungsanämie)
• **hypochrome** Anämie $\rightarrow$ Hb-Gehalt erniedrigt (v.a. bei Eisenmangel)
• **hyperchrome** Anämie $\rightarrow$ Hb-Gehalt erhöht (v.a. bei Vitamin-B$_{12}$-, Folsäuremangel)

11.2 Erythrozyten

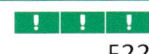

Erythrozytenstoffwechsel I

Erythropoese

Regulation

Stoffwechsel

Anämien

Erythropoese: Bildung der Erythrozyten im Knochenmark (ca. 2,4 Mio. Erys/sec)
myeloische Stammzelle → Erythroblast → Makroblast → Normroblast → Retikulozyt →
Erythrozyt
Während der Reifung gehen Zellorganellen verloren, der Zellkern wird abgestoßen.

Regulation der Erythropoese: Stimulation durch **Erythropoetin** (Glykoprotein aus der Niere), das
bei O_2-Minderversorgung vermehrt freigesetzt wird (z.B. bei Höhentraining). Nach ca. **120 Tagen**
werden die Erythrozyten vom retikuloendothelialem System eliminiert.

Stoffwechsel: Erythrozyten besitzen keine Mitochondrien. Sie müssen ihren Energiebedarf über
die **anaerobe Glykolyse** (→ Lactat) decken. Der **ATP-Bedarf** entsteht vor allem durch die Arbeit
der Na^+/K^+- und der Ca^{2+}-ATPase (Aufrechterhaltung der intrazellulären Na^+-, K^+-, Ca^{2+}-
Konzentrationen). Außerdem ist ATP nötig zur **Formerhaltung** und **Glutathionsynthese**.

Anämien: Abnahme der Erythrozytenkonzentration im Blut
- **Renale Anämie:** bei chronischen Nierenerkrankungen durch Erythropoetinmangel
- **Hämolytische Anämie:** vermehrter Abbau von Erythrozyten
- **Eisenmangelanämie:** verminderte Synthese der Erythrozyten durch Störungen der Hb-Bildung
- **Perniziöse (megaloblastische) Anämie:** verminderte Synthese durch Vitamin B_{12}-Mangel
  (gestörte Erythropoese)
- **Aplastische Anämie:** Stammzellschädigung im Knochenmark

Erythrozytenstoffwechsel II

2,3-Bisphosphoglycerat

O_2-Transport

CO_2-Transport

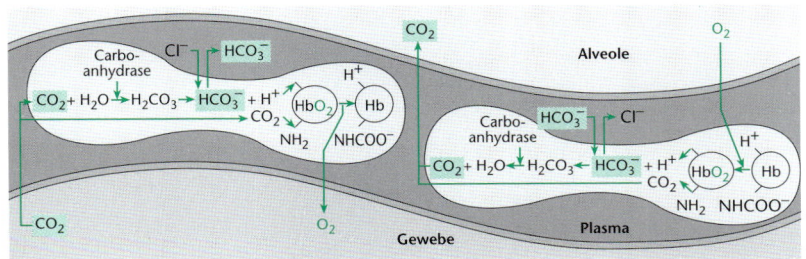

Abb. 11.5: O_2/CO_2-Transport im Erythrozyten [11]

2,3-Bisphosphoglycerat:

Ein kleiner Teil des in der Glykolyse gewonnenen **1,3-Bisphosphoglycerats** wird durch die *Bisphosphoglyceratmutase* zu 2,3-Bisphosphoglycerat (**2,3-BPG**) umgewandelt. Nach Phosphatabspaltung durch die *Bisphosphoglyceratphosphatase* entsteht **3-Phosphoglycerat**, welches in der **Glykolyse** weiter verstoffwechselt werden kann.

- **Funktion:** 2,3-BPG **erleichtert** die **O_2-Abgabe** im Gewebe durch Anlagerung an die β-Kette des Hb ($\rightarrow$ O_2-Bindungskurve wird nach rechts verschoben). Es wird daher bei vermehrtem O_2-Bedarf (z. B. bei Höhenanpassung oder Anämie) gebildet.
- **Energiegewinn:** 2 ATP bei normaler anaerober Glykolyse. Im Erythrozyten ist der Energiegewinn **kleiner als 2 ATP**, da bei dem Weg über 2,3-Bisphosphoglycerat, das in kleinen Mengen gebildet wird, die Phosphoglyceratkinasereaktion ($\nearrow$ Glykolyse) wegfällt und so weniger ATP entsteht.

O_2-Transport: im Blut von der Lunge zu den Geweben mittels der Erythrozyten ($\nearrow$ Abb. 11.5)

CO_2-Transport:
- 10 % physikalisch gelöst,
- 10 % an Hb gebunden,
- Rest als HCO_3^-

11.2 Erythrozyten

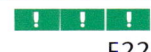

Erythrozytenstoffwechsel III

Met-Hb

Entstehung

Entfernung

Glutathion

Synthese

Funktion

MetHb: $Hb(Fe^{3+})$
- **Entstehung:** bei **erhöhtem pO₂** (O_2-Konzentration im Erythrozyten ist erhöht → Spontanoxidation des Fe^{2+}) oder bei Vergiftungen mit Oxidationsmitteln (Chlorate, Bromate), Nitrit, Anilin, aromatischen Amino-, Nitroverbindungen etc.
  $Hb (Fe^{2+}) + O_2 \rightarrow Hb (Fe^{3+}) + O_2^-$
- **Entfernung:**
  - $2 Hb(Fe^{3+}) + NADH \rightarrow 2 Hb(Fe^{2+}) + NAD^+ + H^+$ (*Met-Hb-Reduktase*)
  - $2 O_2^- + 2 H^+ \rightarrow O_2 + H_2O_2$ (*Superoxiddismutase*)

  Das dazu benötigte NADH wird der Glykolyse entzogen → Pyruvat kann nicht mehr zu Lactat umgewandelt werden.

Glutathion: Aus 2 **reduzierten Glutathion**-Molekülen **(GSH)**, die je eine SH-Gruppe enthalten, entsteht ein verknüpftes, **oxidiertes Glutathion (GSSG)** mit 2 Disulfidbrücken.
- **Synthese:** durch die *Glutathionsynthase* aus Glutamat, Cystein und Glycin unter Verbrauch von 2 ATP → Tripeptid (↗ Kap. 6.5)
- **Funktion:**
  - **Peroxidentgiftung:** Peroxide entstehen z. B. bei der MetHb-Entfernung
    $H_2O_2 + 2 GSH \rightarrow 2 H_2O + GSSG$ (*GSH-Peroxidase*)
    $GSSG + NADPH/H^+ \rightarrow 2 GSH + NADP^+$ (*GSSG-Reduktase*)
    NADPH stammt aus dem Pentosephosphatweg (↗ Kap. 3.3). Bei *Gluc-6-P-Dehydrogenase-Mangel* kommt es durch fehlende Peroxidentfernung zu einer Störung der Erythrozytenfunktion und dadurch zu einer hämolytischen Anämie.
  - **Oxidationsschutz** von Proteinen

11.2 Erythrozyten

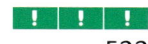

F22

Blutgruppen

AB0-System

Rhesus-System

Antikörper

Phänotyp	Genotyp	Ak im Serum	Häufigkeit
A	AA, A0	Anti B	40 %
B	BB, B0	Anti A	16 %
AB	AB	keine	4 %
0	00	Anti A + Anti B	40 %

AB0-System:

- **Struktur:** an Glykoproteine und Sphingolipide der Membran geknüpfte **Oligosaccharide** → antigene Oberflächenstrukturen auf Erythrozyten (Thrombozyten, Leukozyten, Epithelzellen, Spermien)
- **Funktion:** fremde Ag werden durch Ak im Serum erkannt → Agglutination der Erythrozyten durch Ag-Ak-Reaktionen
- **Gruppe 0** (= H-Substanz): Membranlipid–N-Acetylglucosamin–Gal–Fucose (→ an ein Membranlipid ist ein Oligosaccharid mit aufgeführter Struktur geknüpft)
- **Gruppe A:** H-Substanz + N-Acetylgalaktosamin
- **Gruppe B:** H-Substanz + Galaktose

Rhesus-System: Antigene Oberflächenstrukturen (Proteine), v.a. Antigen D
- Ag D vorhanden: Rhesus-**positiv** (bei 85 % der Bevölkerung)
- nicht vorhanden: Rhesus-**negativ**

Antikörper:

- **AB0-System:** Im AB0-System werden Ak (v.a. IgM) gegen die AB0-Antigene in den ersten Lebensmonaten gebildet, ausgelöst durch Darmbakterien.
- **Rhesus-System:** Ak gegen das Rhesus-Ag werden erst nach Kontakt mit Rhesus-positiven Erythrozyten (z.B. bei Bluttransfusionen) gebildet. Rhesus-Ak sind inkomplette IgG und damit plazentagängig. So kann es bei Rhesus-negativen Müttern zur Rhesusinkompatibilität während der Schwangerschaft kommen.

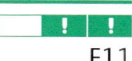
Thrombozyten

Bildung

Blutstillung

Adhäsion

Aggregation

Aggregationshemmer

Thrombozyten

Bildung: myeloische Stammzelle → Megakaryoblast → Megakaryozyt → durch Abschnürung entstehen Thrombozyten (kernlos, Mitochondrien noch vorhanden)
Lebensdauer: 8–10 Tage

Blutstillung (Hämostase)

Die Hämostase verhindert Blutverluste bei Gefäßverletzungen durch:
(1) **Kontraktion der Gefäße:** durch Serotonin, Adrenalin von Thrombozyten
(2) **Bildung eines Thrombus:** Thrombozytenaggregation und plasmatische Gerinnung:
- **Adhäsion:** Thrombozyten interagieren durch ihre Oberflächenrezeptoren (Glykoproteine) mit **freiliegendem Kollagen**, Laminin und Fibronektin verletzter Endothelien. Zur Anheftung an das Endothel ist der **von-Willebrand-Faktor** (vWF) nötig, der von Endothelzellen produziert wird. Durch die Adhäsion werden die Thrombozyten aktiviert und aggregieren.
- **Aggregation:**
  - Freisetzung von **ADP** aus den Thrombozyten (bindet an den thrombozytären ADP-Rezeptor) → **reversiblen Aggregation** der Thrombozyten (**Thrombusbildung**)
  - Ausschüttung von Thromboxan A_2, Serotonin und Adrenalin aus den Thrombozyten → **Vasokonstriktion** und Anheftung weiterer Thrombozyten
  - **Fibrinogen** fördert die Vernetzung der Thrombozyten durch Bindung an Fibrinogen-Rezeptoren (bestehen aus Glykoprotein IIb/IIIa).

Ein fester Thrombus entsteht erst durch die **Einlagerung von Fibrin**. Dazu ist das Gerinnungssystem des Plasmas notwendig (↗ Karten 204–206).

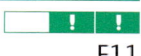

11.3 Blutgerinnung und Fibrinolyse

F11

Blutgerinnung I

Prinzip

Wichtige Faktoren

Prinzip: Lösliches Fibrinogen wird zu unlöslichem Fibrin (proteolytische Spaltung durch die Protease Thrombin):

$$
\begin{array}{l}
\textbf{Fibrinogen} \rightarrow \textbf{Fibrin} \\
\qquad\quad \uparrow \\
\text{Thrombin} \leftarrow \text{Prothrombin} \\
\qquad\qquad\quad \uparrow \\
\qquad\qquad Ca^{2+}, \text{ extrinsisches/intrinsisches System}
\end{array}
$$

Wichtige Faktoren:

- **Thrombin:**
  - **Prothrombin** wird in der Leber Vitamin-K-abhängig synthetisiert und durch die *Prothrombinase* (Komplex aus Faktor Va + Xa) zu **Thrombin** gespalten
  - Thrombin hat *Peptidase*-Funktion: spaltet vom Fibrinogen Peptide ab
- **Fibrinogen:**
  - Fibrinogen besteht aus 2 Anteilen, die je aus 3 verschiedenen Ketten (α-, β-, γ-Kette) zusammengesetzt und über Disulfidbrücken verknüpft sind.
  - Nach der Abspaltung von Peptiden lagern sich die entstandenen Fibrinmonomere spontan zu faserförmigen Strukturen, dem **Fibrin**, zusammen.
  - Fibrin wird durch den Faktor XIIIa quer vernetzt $\rightarrow$ **Fibrinpolymer**.

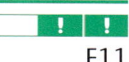

11.3 Blutgerinnung und Fibrinolyse

Blutgerinnung II

Gerinnungsfaktoren

Gerinnungsfaktoren

I	Fibrinogen
II	Prothrombin
III	Gewebsthromboplastin
IV	Ca^{2+}
V	Proaccelerin
VII	Prokonvertin
VIII	antihämophiles Globulin A
IX	antihämophiles Globulin B Christmas-Faktor
X	Stuart-Prower-Faktor
XI	Plasmathromboplastin
XII	Hageman-Faktor
XIII	fibrinstabilisierender Faktor
a	Faktor ist aktiviert

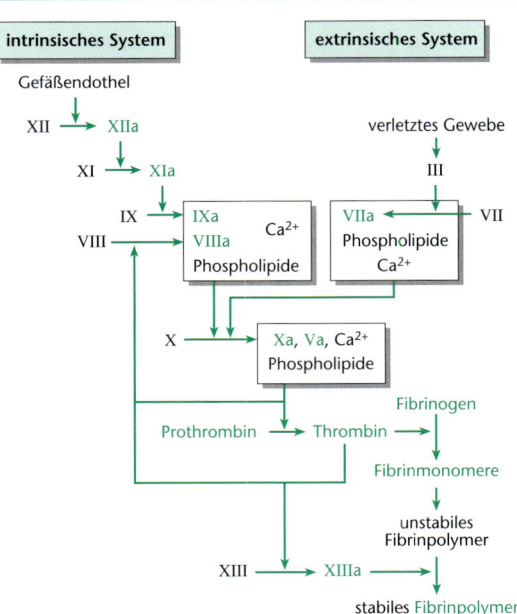

Abb. 11.6: Schema der Blutgerinnung [9]

11.3 Blutgerinnung und Fibrinolyse

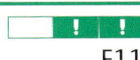

Blutgerinnung III

Extrinsisches System: Blutgerinnung bei Gefäßverletzungen ($\nearrow$ Abb. 11.6)
- **Aktivierung:** durch Kontakt mit freiliegenden Kollagenfasern in verletzten Gefäßen, innerhalb von **Sekunden**
- **Ablauf:** Faktor III (Gewebsthromboplastin) wird aus dem verletzten Gewebe freigesetzt → Aktivierung von Faktor VII, der zur Aktivierung von Faktor X beiträgt

Intrinsisches System: Blutgerinnung in unverletzten Gefäßen (z. B. bei Strömungsverlangsamung des Blutes)
- **Aktivierung:** durch Oberflächenkontakt, innerhalb von **Minuten**
- **Ablauf:** Faktor XII wird durch den Gefäßendothelkontakt und Kallikrein (aus Präkallikrein) aktiviert → XIa → IXa (mitbeteiligt an der Faktor X-Aktivierung)

Beide Systeme münden in eine gemeinsame Endstrecke: **Aktivierung von Faktor X** (dieser aktiviert Prothrombin). Zur Beschleunigung dieser Aktivierung ist **Faktor VIII** nötig, der durch Faktor Xa oder Thrombin aktiviert wird.

Vitamin-K-abhängige Faktoren: II, VII, IX, X (*Merke:* 1972)
Vitamin K wird zur Synthese (als Cofaktor der γ-Carboxylierung) der Faktoren II, VII, IX und X benötigt. Durch die Carboxylgruppen sind Interaktionen mit Ca^{2+} und Membranphospholipiden und damit eine Anheftung an Membranen möglich. Die Gerinnung findet so nur an der verletzten Endothelstelle statt und nicht im ganzen Gefäß.

11.3 Blutgerinnung und Fibrinolyse

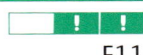

F11

Fibrinolyse

Funktion

Ablauf

Regulation

Gerinnungshemmung

In vivo

In vitro

Fibrinolyse

Unter Fibrinolyse versteht man die Auflösung von Fibrinnetzen, z. B. bei der Wundheilung.

Funktion: Abbau von Fibrin, das ständig im Körper gebildet wird

Ablauf: Plasminogen $\rightarrow$ **Plasmin**, dieses spaltet als *Protease* Fibrin

Regulation:

- **Aktivierung:** Plasminogen ist im Blut vorhanden
  - wird durch den Gewebsplasminogen-Aktivator (t-PA), die *Urokinase* (beides körpereigen) und
  - durch die *Streptokinase* (aus Streptokokken) zu Plasmin aktiviert
- **Hemmung** durch: ε-Aminocapronsäure, α-Antiplasmin III

Gerinnungshemmung:

- **In vivo:**

Körpereigen:

  - **Antithrombin III:** inaktiviert Thrombin, IXa, Xa, XIa, XIIa durch Komplexbildung
  - **Heparin:** bildet einen Komplex mit Antithrombin III und verstärkt dessen Effekt, in Mastzellen, Granulozyten vorhanden
  - **Protein C/S:** hemmen Faktor Va, VIIIa

Therapeutisch:

  - **Vitamin-K-Antagonisten:** hemmen die Synthese der Faktoren II, VII, IX, X
  - Heparin

- **In vitro:**

  - Citrat, EDTA, Oxalat: komplexieren das für die Gerinnung wichtige Ca^{2+}
  - Heparin

11.3 Blutgerinnung und Fibrinolyse

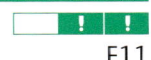

Aggregationshemmung

Erkrankungen

Hämophilie

APC-Resistenz

Von-Willebrand-Syndrom

Aggregationshemmung

Die Aggregation der Thrombozyten kann durch **Aggregationshemmer** unterbunden werden. Diese werden zur Thromboseprophylaxe eingesetzt.
- **Acetylsalicylsäure (ASS):** hemmt die *Cyclooxygenase* → Thromboxansynthese ↓
- Blocker des ADP-Rezeptors (z. B. Clopidogrel), Blocker der Glykoproteine IIb/IIIa (z. B. Abciximab, Tirofiban)

Erkrankungen

- **Hämophilie:** X-chromosomal vererbt
  - Mangel an Faktor VIII (Hämophilie A) oder Faktor IX (Hämophilie B) → erhöhte Blutungsneigung
  - **Therapie:** Gabe von Faktor VIII- bzw. Faktor IX-Konzentrat
- **APC-Resistenz:** Aktiviertes Protein C (APC) kann den Faktor V nicht mehr spalten → körpereigene Gerinnungshemmung ↓ → Thrombosen
- **Von-Willebrand-Syndrom:** autosomal-dominant vererbt
  - Mangel an **Faktor XII** durch eine Synthesestörung → verminderte Anheftung der Thrombozyten ans Endothel → Blutungsneigung
  - **Therapie:** bei starken Blutungen Substitution von Faktor XII

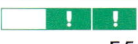

12.1 Immunsystem

F5

Übersicht

Aufgabe

Unspezifische Abwehr

Spezifische Abwehr

Abwehrmechanismen

Aufgabe: Abwehr körperfremder Substanzen, z.B. Bakterien, Viren, Tumorzellen, Pilze, Fremdzellen etc.

Unspezifische Abwehr: Angeborene Mechanismen, die gegen alle als fremd (nicht körpereigen) erkannte Substanzen gerichtet sind.
- **zellulär:** Makrophagen, neutrophile Granulozyten, Natürliche Killer (NK)-Zellen
- **humoral:** Komplementsystem, Interferone (INF), Lysozym
- physikalische/chemische Hindernisse: z.B. Säureschutzmantel der Haut, Magensäure
- Fieber

Spezifische Abwehr: Erworbene Mechanismen, die **spezifisch** gegen das auslösende Antigen wirken, Gedächtnisbildung
- **zellulär:** T-Lymphozyten
- **humoral:** B-Lymphozyten (→ Plasmazellen → Antikörper-Produktion)

Abwehrmechanismen:

	unspezifisch *(angeboren)*	spezifisch *(erworben)*
zellulär	– Phagozytose (Makrophagen, Granulozyten) – Abtötung virusinfizierter und Tumorzellen – INFγ-Produktion (NK-Zellen)	Aktivierung von B-Lymphozyten, Makrophagen; Abtötung von Zellen (T-Lymphozyten)
humoral	– Abtötung fremder Organismen (Komplementsystem) – Virusvermehrung ↓ (INF) – Bakterienlyse durch Mureinspaltung (Lysozym)	Ak-Produktion (B-Lymphozyten)

Immunzellbildung

Entwicklung immunkompetenter Zellen

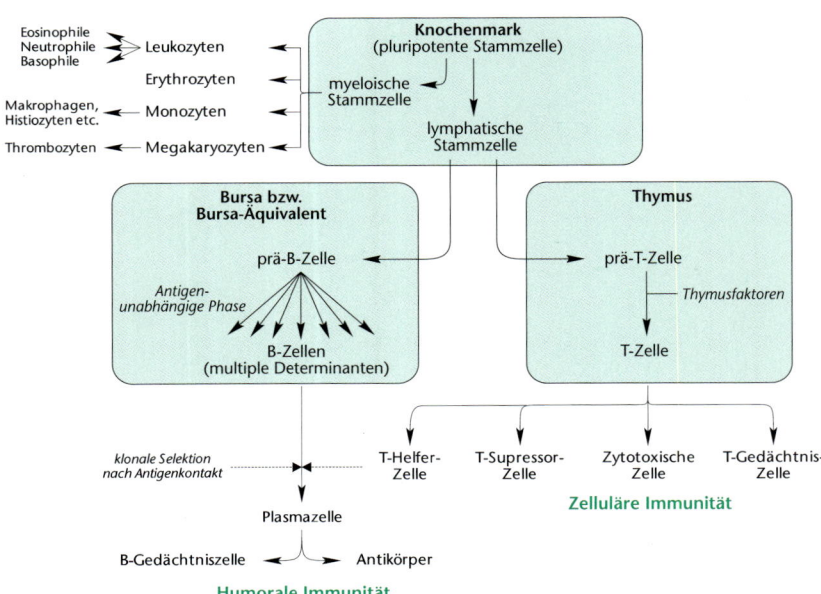

Abb. 12.1: Entwicklung immunkompetenter Zellen [1]

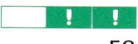
Lymphozyten

T-Lymphozyten

B-Lymphozyten

Non-T-non-B-Zellen (NK-Zellen)

Lymphatische Organe

T-Lymphozyten	B-Lymphozyten	Non-T-Non-B-Zellen
zytotoxische T-Zellen T-Helferzellen T-Suppressorzellen T-Gedächtniszellen	B-Plasmazellen B-Gedächtniszellen	weitere Lymphozytenpopulation, v.a. natürliche Killerzellen (NK-Zellen)

Lymphatische Organe:

- **Primäre lymphatische Organe:** Vorläuferzellen aus dem KM entwickeln sich dort zu reifen
  B- und T-Lymphozyten *Thymus + Knochenmark*
  - **Thymus (T-Lymphozyten)**
  - Knochenmark: **B**ursa-Äquivalent/**b**one marrow: **B-Lymphozyten**
- **Sekundäre lymphatische Organe:** Hier differenzieren und proliferieren gereifte
  Lymphozyten nach Antigenkontakt
  - Lymphknoten
  - Milz
  - Peyer-Plaques (im Ileum)
  - Appendix vermiformis
  - Tonsillen (Tonsilla pharyngea, lingualis und palatina → „Waldeyer-Rachenring")

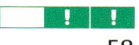

T-Lymphozyten

Reifung

Subtypen

T-Zellrezeptor

Sie dienen der Abwehr von virusinfizierten Zellen, Tumorzellen und Fremdgewebe.
Reifung: Nach Ag-Kontakt differenzieren sich aus T-Lymphozyten im Thymus die **Subtypen:** !

- **Zytotoxische T-Zellen:** töten Zellen, die körperfremde Antigene enthalten durch **Perforin**ausschüttung (zytotoxisch → Membranperforation)
- **T-Helferzellen:** sezernieren Zytokine
  - T_{H2}-**Zellen:** werden durch an MHC II gebundenes Ag aktiviert und sezernieren Zytokine, die B-Zellen zur Differenzierung in Plasmazellen anregen (↗ Abb. 12.2).
  - T_{H1}-**Zellen:** inflammatorische T-Zellen, die v.a. Makrophagen aktivieren.
- **T-Suppressorzellen:** unterdrücken spezifisch Immunreaktionen durch ihre hemmende Wirkung auf T-Helferzellen und B-Zellen.
- **T-Gedächtniszellen:** Gedächtniszellen kreisen im Blut und differenzieren sich bei erneutem Ag-Kontakt viel schneller als beim Primärkontakt zu T-Effektorzellen.

T-Zell-Rezeptor: in der Plasmamembran von T-Zellen verankerter Proteinkomplex

- **Aufbau:** enthält eine **α- und eine β-Kette** (jeweils mit transmembranärem und zytosolischem Teil), die über eine Disulfidbrücke verbunden sind (ähnlich den Antikörpern)
- **Funktion:** bindet von MHC-Komplexen (↗ Karte 219) präsentierte Antigene → zur optimalen Bindung sind spezifische Zelloberflächenmoleküle (**CD** 4+8) nötig:
  - **CD4** (auf **T-Helferzellen**) interagiert mit **MHC II**
  - **CD8** (auf **zytotoxischen T-Zellen**) interagiert mit **MHC I**
- liegt assoziiert mit CD3-Polypeptiden (Oberflächenmoleküle) → CD3-Komplex
- Durch genetische Rekombination von V-, D-, J-Gensegmenten gibt es eine Vielfalt an T-Zell-Rezeptoren (gleicher Mechanismus wie bei der Ak-Vielfalt ↗ Karte 217).

→ somatische Rekombination

12.2 Zellen des Immunsystems

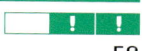

B-Lymphozyten

Reifung

Subtypen

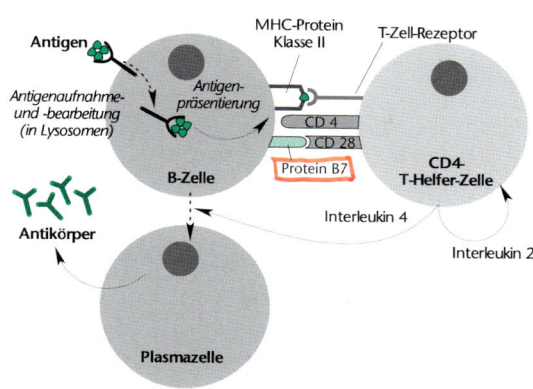

Abb. 12.2: Interaktion zw. B- und T-Helferzellen [1]

Reifung:

- Stammzellen aus dem **Knochenmark** reifen zunächst **antigenunabhängig** zu B-Lymphozyten. Sie exprimieren dazu den B-Lymphozytenrezeptor auf der Zelloberfläche, an den ein Ag binden kann.
- In den **sekundären lymphatischen Organen** differenzieren die B-Lymphozyten **bei Antigenkontakt** zu Plasma- und Gedächtniszellen.

Subtypen:

- **Plasmazellen:** Bei Ag-Bindung wird der Komplex aus Ag und Rezeptor in den B-Lymphozyten aufgenommen, lysosomal fragmentiert und die Ag-Peptide mittels MHC II an der Zelloberfläche präsentiert. T-Helferzellen interagieren mittels des T-Zellrezeptors und CD4 mit dem präsentierten Ag. Dadurch setzen sie IL2 + 4 frei. Durch IL4 stimuliert vermehrt sich der B-Lymphozyt und differenziert zur Plasmazelle, welche spezifische Ak gegen das Ag produziert, das die Differenzierung auslöste (↗ Abb. 12.2).
- **B-Gedächtniszellen:** Sie bilden sich bei Ag-Kontakt, sezernieren jedoch bei der ersten Immunantwort keine Ak, sondern erst bei erneutem Kontakt mit demselben Ag → schnellere Zweitreaktion.

T-Lymphozyten : IL 2 + 4

12.2 Zellen des Immunsystems

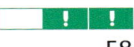

Makrophagen

Aufgaben

Arten

Makrophagen sind **differenzierte Monozyten** (Blutmakrophagen), die nach ein- bis zweitägiger Zirkulation im Blut ins Gewebe einwandern und sich dort gewebsspezifisch entwickeln. Zusammengefasst werden alle Makrophagenarten als **mononukleäres Phagozytensystem** bezeichnet.

Aufgaben: Sie sind an der unspezifischen (angeborenen) Immunantwort beteiligt durch:

- Phagozytose und Prozessierung von Antigenen
- Ag-Präsentation mittels MHC II
- Sekretion von IL 1 und IL 6, dadurch kommt es zur:
  - Aktivierung von T-Lymphozyten
  - Stimulation der Sekretion von Akute-Phase-Proteinen

Arten:

- **Histiozyten:** im Gewebe
- **Alveolarmakrophagen:** in der Lunge
- **Kupffer Sternzellen:** in der Leber
- **Langerhans-Zellen:** in der Haut
- **Mikroglia:** im Nervensystem

Makrophagen: IL 1 + 6

12.3 Humorale Immunantwort

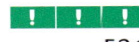

F26

Antikörper

Definition

Funktion

Aufbau

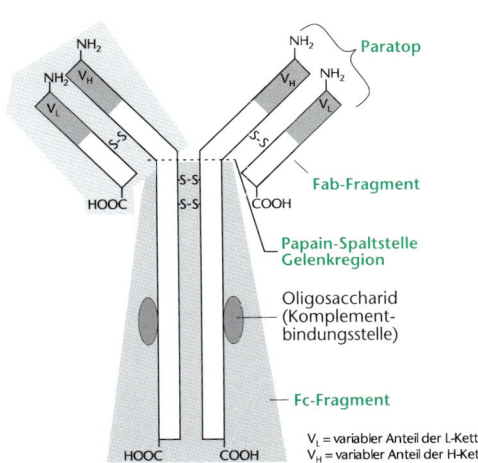

NH₂ — Paratop

V_H

V_L

Fab-Fragment

Papain-Spaltstelle
Gelenkregion

Oligosaccharid
(Komplement-
bindungsstelle)

Fc-Fragment

V_L = variabler Anteil der L-Kettte
V_H = variabler Anteil der H-Kette

Abb. 12.3: Aufbau des Ig G [1]

Definition: Antikörper (Immunglobuline) sind Proteine, die nach Kontakt mit körperfremden Substanzen (Antigenen) gebildet werden. Sie sind γ-Globuline, da sie in der γ-Fraktion bei der Elektrophorese wandern.

Funktion:

- Antikörper reagieren mit Antigenen, es entsteht ein Antigen-Antikörper-Komplex: Das Ag wird durch die Beladung mit Ak markiert (**Opsonisierung**).
- **Granulozyten** binden den Komplex mittels eines Oberflächenrezeptors, phagozytieren ihn und bauen ihn lysosomal ab.
- Ag-Ak-Komplexe auf Bakterienzellen sind wichtig für die **Aktivierung des Komplementsystems**.

Aufbau: (↗ Abb. 12.3)

- **Grundstruktur:** 4 Proteinketten mit **2** schweren **H-Ketten** (heavy) und **2** leichten **L-Ketten** (light), die über Disulfidbrücken verbunden sind.
  - L-Ketten-Typen: λ, ϰ
  - H-Ketten-Typen: α, γ, δ, μ, ε
- Die Ketten enthalten jeweils **konstante Abschnitte** (biologische Funktion) und **variable Abschnitte** (Antigenbindungsstellen).
- Papain (*Protease*) spaltet Ak in zwei Fragmente:
  - F_{ab}-**Fragment:** Antigenbindung
  - F_c-**Fragment:** biologische Funktion (z. B. Komplementaktivierung)
- **Paratop** = Antigenbindungsstelle des Antikörpers
- **Epitop** = Antigenregion, die von der Antikörperbindungsstelle erkannt wird (antigene Determinante)

12.3 Humorale Immunantwort

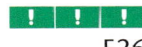

F26

Antikörperklassen

Ig G

Ig M

Ig A

Ig E

Ig D

Die einzelnen Antikörperklassen unterscheiden sich durch den Typ der **H-Ketten**.

	Ig G	Ig M	Ig A	Ig E	Ig D
H-Kette	γ	μ	α	ε	δ
Struktur	Monomer	Pentamer	Dimer	Monomer	Monomer
Funktion	sekundäre Immunantwort, Komplementaktivierung	primäre Immunantwort, Komplementaktivierung	fangen Infektionserrreger an den Eintrittspforten ab (v.a. Schleimhaut)	führt zur Histaminausschüttung → allergische Reaktion	auf B-Lymphozyten (Funktion unklar)
Eigenschaften	plazentagängig, höchste Serumkonzentration	v.a. gegen Mikroorganismen gerichtet	in Schleim, Speichel, Tränen, Muttermilch enthalten	bindet an Mastzellen, basophile Granulozyten	

In zusammengesetzten Immunglobulinen (Dimer, Pentamer) sind die einzelnen Antikörper durch ein **Joining-Protein** verbunden.

F26

Antikörper

Monoklonale Antikörper

Antikörpervielfalt

Monoklonale Antikörper: Immunreaktionen sind normalerweise **polyklonal:** Durch ein Antigen werden mehrere Lymphozyten zur Umwandlung in Plasmazellen angeregt, welche *unterschiedliche*, spezifische Ak gegen die verschiedenen Epitope des Antigens produzieren. **Monoklonale** Antikörper sind dagegen von einem Klon (z. B. Plasmazelltumor) produzierte Ak, die sich alle spezifisch gegen das *gleiche* Epitop des Ag richten. In der Plasmaelektrophorese treten monoklonale Ak als einzelner Peak in der γ-Bande auf.

- **Herstellung:**
  - Immunisierung einer Maus mit Ag → B-Lymphozyten werden aktiviert
  - Verschmelzung der B-Lymphozyten (aus der Milz entnommen) mit Myelomzellen (maligne Plasmazellen) → immortale Hybridomzellen entstehen, welche zur Ak-Produktion fähig sind.
  - Die Hybridomzellen werden aussortiert, vereinzelt und in einer Kultur zu einem Klon gezüchtet, welcher nur eine Antikörperart produziert.
- **Verwendung:** experimentelle Immunologie, Diagnostik, Therapie

Antikörpervielfalt: Durch Variationen der variablen Abschnitte der H- und L-Ketten im **F$_{ab}$-Fragment** entsteht eine große Antikörpervielfalt.
- **H-Ketten:** werden durch verschiedene **V-, J-, D-Gensegmente** festgelegt, die unterschiedlich zusammengesetzt werden können
- **L-Ketten:** werden aus verschiedenen **V-, J-, C-Gensegmenten** zusammengesetzt
- **Genetische Rekombination** („rearrangement"): Die entstehenden H- und L-Ketten werden unterschiedlich miteinander kombiniert.
- Durch ungenaue Rekombination, somatische Punktmutationen und Einfügen von zusätzlichen Nukliden wird die Vielfalt noch größer.

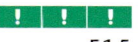

F15

Antigenpräsentation und MHC-Proteine

MHC I

MHC II

Die Antigenpräsentation ist notwendig für die Auslösung einer Immunantwort. Das Antigen wird von Antigen präsentierenden Zellen aufgenommen und im Proteasom zerkleinert. Die entstehenden Fragmente werden mit Hilfe von MHC I und II präsentiert. Nur so können die Ag-Peptide vom T-Zellrezeptor erkannt werden.

MHC-Proteine (MHC = major histocompatibility complex): werden auch als HLA (humane Lymphozytenantigene) bezeichnet, da die Antigene v.a. auf Lymphozytenoberflächen vorhanden sind.

	MHC I	MHC II
Struktur	**Monomer:** α-Kette, mit β_2-Mikroglobulin assoziiert	**Heterodimer:** α- und β-Kette (integrale Membranproteine)
Vorkommen	auf allen kernhaltigen Zellen	auf B-Lymphozyten, Makrophagen, dendritischen Zellen
Funktion	Präsentation **endogener** Peptidfragmente (körpereigen)	Präsentation **exogener** Peptidfragmente
Interaktion mit	CD8-Zellen (zytotoxischen T-Zellen)	CD4-Zellen (T-Helferzellen)

Die MHC-Proteine sind für die **Transplantatabstoßung** veranwortlich: Jedes Individuum hat andere MHC-Proteine. Die T-Zelle des Transplantatempfängers erkennt die fremden MHC-Moleküle des Transplantats und löst eine Immunreaktion aus.

12.4 Antigene

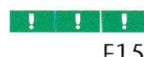
Antigene

Definition

Haptene

Antigen-Antikörper-Reaktion

Eintrittspforten für Antigene

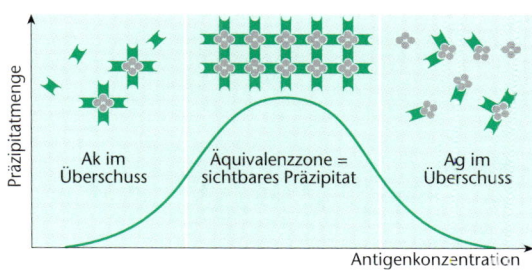

Abb.12.4: Antigen-Antikörper-Reaktionen (Heidelbergerkurve) [8]

Definition: Antigene sind vom Körper als fremd erkannte Substanzen, die eine Immunantwort hervorrufen (Immunogene), v.a. **Proteine**, Polysaccharide, Nukleinsäuren, Oberflächenmoleküle von Bakterien, Viren oder Staubpartikel.

Hapten: Substanz, die wegen ihres geringen Molekulargewichtes nur in Verbindung mit einem Trägerprotein eine Immunantwort hervorruft, z.B. Medikamente (Penicillin) oder Metallionen

Antigen-Antikörper-Reaktion (↗ Abb. 12.4):
- Liegen Ak im Überschuss vor (und umgekehrt), bilden sich lösliche Ag-Ak-Komplexe
- **Äquivalenzbereich:** Es sind so viele Ag und Ak vorhanden, dass alle Bindungsstellen der Ag und Ak besetzt sind. Der Ag-Ak-Komplex wird unlöslich und fällt aus (**Präzipitat**).

Eintrittspforten für Antigene:
- über die **Haut** gelangen Antigene zu regionalen Lymphknoten (LK)
- über den **Gastrointestinal-Trakt** zu den Peyer-Plaques/regionalen LK
- über die **Atemwege** zu den Tonsillen/regionalen LK

Über den Blutweg gelangen Antigene letztendlich zur **Milz**.

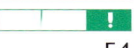

Komplementsystem

Definition

Aktivierung

Funktionen

Definition: Es besteht aus ca. 20 Glykoproteinen (9 Hauptkomponenten: C1–C9) und dient der *unspezifischen Abwehr* durch Abtötung fremder Zellen.

Aktivierung:

- **klassisch** durch Ag-Ak-Komplexe (IgM, IgG)
- **alternativ** durch Polysaccharide von Bakterienzellwänden, zusätzlich sind Plasmafaktoren, Properidin (Plasmaprotein) wichtig

Funktionen:

- bildet Membranangriffskomplexe (MAC: C5b, 6, 7, 8, 9) Porenbildung → Zelllyse
- Chemotaxis, Entzündungsreaktion (C3a, 4a, 5a)
- Bindung von Mikroorganismen an Phagozyten über Komplementrezeptoren
- Opsonisierung (C3b): Markierung von Ag-Strukturen mit Ak

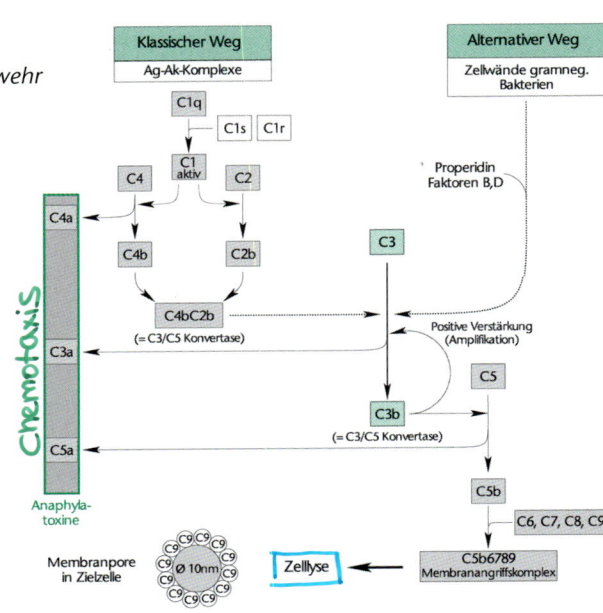

Abb. 12.5: Komplementsystem [1]

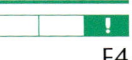

12.6 Störungen des Immunsystems

Immunschwäche, Überaktivität des Immunsystems

AIDS

Autoimmunerkrankungen

Allergien

Transplantatabstoßung

AIDS (**a**cquired **i**mmune **d**eficiency **s**yndrome):
AIDS wird durch den HI-Virus verursacht, der v.a. CD4-T-Lymphozyten befällt. Die Anzahl dieser Zellen nimmt allmählich ab, das Immunsystem wird geschwächt und dadurch das Auftreten von Infektionen und Tumoren begünstigt.
Therapie: medikamentöse Kombinationstherapie von antiviralen Wirkstoffen

Autoimmunerkrankungen: Hier kommt es zur Antikörperbildung gegen körpereigene Strukturen.
Beispiele:
- **Diabetes mellitus Typ I:** Autoimmunreaktion gegen B-Zellen des Pankreas → Insulinkonzentration ↓
- **Addison-Krankheit:** Autoimmunreaktion gegen NNR-Zellen → Hormonproduktion ↓
- **Perniziöse Anämie:** Ak gegen Parietalzellen des Magens und intrinsic factor
- **Multiple Sklerose:** Autoimmunreaktionen gegen Markscheiden-Antigene im ZNS

Allergien: Verstärkte Immunreaktion auf ein (nicht schädliches) körperfremdes Allergen bei Zweitkontakt (durch vorhergehende Immunisierung). *Therapie:* Vermeidung des Allergenkontakts, medikamentöse Therapie, spezifische Hyposensibilisierung

Transplantatabstoßung: Körperfremdes MHC I des Spenders löst eine Immunreaktion im Körper des Empfängers aus (v.a. durch die Aktivierung zytotoxischer T-Zellen).

13.1 Elektrolyte

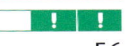

F6

Wichtige Elektrolyte

Natrium

Kalium

Calcium

Chlorid

Magnesium

Phosphat

Elektrolyte sind **Mengenelemente** (Konzentration > 50 mg/kg KG); Spurenelemente liegen dagegen in kleineren Konzentrationen (< 50 mg/kg KG) vor.

	Natrium	Kalium	Calcium	Chlorid	Magnesium	Phosphat
intrazellulär c [mmol/l]	10	**155**	< 0,0001 (frei)	8	**15**	**60** (inkl. org. Phosphat)
extrazellulär c [mmol/l]	**142**	4	**2,5**	**102**	0,9	1
Bedarf	5–20 g/d	2–6 g/d	0,5–0,8 g/d		0,2–0,3 g/d	0,8–0,9 g/d
Ausscheidung	Niere, Schweiß	Niere	85 % Darm, Niere	Niere, Schweiß	Niere	Niere, Schweiß, Stuhl
Funktion	osmotischer Druck, Aktionspotential	Ruhepotential, Enzymaktivator	Gerinnung, Muskelkontraktion, second messenger, Transmitterfreisetzung	wichtig für die Elektroneutralität	Cofaktor bei Reaktionen mit ATP, GTP, UTP; synaptische Erregungsübertragung	Puffer, Signalvermittlung (cAMP), Energieüberträger (ATP)

13.1 Elektrolyte

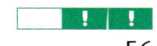

F6

Regulation

Natrium/Kalium:

- **Aldosteron:** bei hohen K^+-Konzentrationen/niedrigen Na^+-Konzentrationen und bei Volumenabnahme wird Renin freigesetzt $\rightarrow$ Aldosteronausschüttung $\rightarrow$ Na^+-Rückresorption, K^+-Ausscheidung ($\nearrow$ Kap. 14.2)
- **ADH:** wird freigesetzt bei erniedrigter Plasmaosmolalität (bedingt durch eine erniedrigte Na^+-Konzentration) $\rightarrow$ Wasserrückresorption im distalen Tubulus und Sammelrohr der Niere, Blutdruckanstieg durch Kontraktion der Gefäßmuskulatur.
- **ANP** (atriales natriuretisches Peptid): wird freigesetzt bei Vorhofdehnung (Volumenzunahme) im rechten Vorhof $\rightarrow$ Natrium-, Wasserausscheidung

Calcium/Phosphat: hormonelle Regulation

- **Parathormon (PTH):** Ca^{2+}-Resorption $\uparrow$, Phosphatausscheidung $\uparrow$, Ca^{2+}-Freisetzung aus dem Knochen $\uparrow$
- **Calcitonin:** Ca^{2+}-Ausscheidung $\uparrow$, Phosphatausscheidung $\uparrow$, Ca^{2+}-/Phosphat-Freisetzung aus dem Knochen $\downarrow$ (*Antagonist* des PTH im Ca^{2+}-Stoffwechsels, *Synergist* im Phosphatstoffwechsel)
- **Calcitriol:** Ca^{2+}-/Phosphat-Resorption $\uparrow$, Ca^{2+}-/Phosphat-Freisetzung aus dem Knochen $\uparrow$
- **Wachstumshormone:** Anstieg des Plasmaphosphatspiegels durch vermehrte Resorption in der Niere
- **Thyroxin, Vitamin D, Azidose:** Anstieg der Plasmaphosphatspiegel durch Freisetzung aus dem Knochen
- **Insulin, Glucose:** Plasmaphosphatspiegel sinkt durch Aufnahme von Phosphat in die Zellen

- **Bestand:** 3–5 g, ¾ des Eisens sind im Hämoglobin enthalten
- **Bedarf:** 1–2 mg/d (entspricht der täglichen Ausscheidung von 1–2 mg)
- **Funktion:**
  - **Hämoglobin** (2,6 g Fe): O_2-Transport
  - **Myoglobin** (0,4 g Fe): O_2-Speicherung
  - **Cytochrome** (0,007 g Fe): Elektronentransport, u. a. in der Atmungskette
- **Speicherung:**
  - **Ferritin** (0,8 g Fe): Eisen als Fe^{3+} gespeichert, bis zu 4.500 Fe^{3+}/Ferritin
  - **Hämosiderin** (0,2 g Fe): Form der Speicherung (als Fe^{3+}) bei Eisenüberschuss
- **Transport:** Transferrin (0,04 g Fe)
- **Stoffwechsel:**
  - Resorption im Darm mittels eines Transportes als Fe^{2+} (↗ Kap. 15.3)
  - **Transport** im Blut an **Transferrin** gebunden nach Oxidation zu Fe^{3+} (durch Caeruloplasmin; *Ferrooxidase*)
  - **Endozytotische Aufnahme** in Körperzellen mittels des **Transferrinrezeptors**
  - **Einbau in Proteine** nach Reduktion zum Fe^{2+}, nicht verwertetes Eisen wird an Ferritin gebunden gespeichert
- **Erkrankungen:**
  - **Eisenmangel:** tritt durch zu wenig Eisen in der Nahrung, durch Blutverlust oder erhöhten Eisenbedarf (Schwangerschaft, Wachstum) auf und führt zu einer gestörten Hb-Synthese. Es entsteht eine **Eisenmangelanämie.**
  - **Hämosiderose:** vermehrte Eisenablagerung im Körper
  - **Idiopathische Hämochromatose:** angeborene Erhöhung der Eisenresorption
    → vermehrte Ablagerung von Hämosiderin v. a. in Leber, Pankreas, Herz, Milz

13.2 Spurenelemente

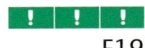

F19

Eisen

    Bestand

    Bedarf

    Funktion

    Speicherung

    Transport

    Stoffwechsel

    Erkrankungen

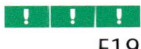
Wichtige Spurenelemente

Kupfer

Zink

Iod

Selen

Kobalt

Fluor

Mangan

Molybdän

- **Kupfer:**
  - Bestandteil von **Oxidasen** (Cytochromoxidase, Katalase, Lysyloxidase, MAO, Superoxiddismutase, Caeruloplasmin)
  - Transport im Plasma an Caeruloplasmin und Albumin gebunden
  - Aufnahme in Zellen (v.a. Leber) über **Cu^{2+}-ATPase**
  - **Morbus Wilson:** Kupferablagerungen in Leber, Gehirn, Kornea bei vermehrter Cu^{2+}-Resorption (Defekt der Cu^{2+}-ATPase), autosomal-rezessiv vererbt
- **Zink:**
  - **Cofaktor vieler Enzyme**, z.B. der Carboanhydrase, Glutamatdehydrogenase, Alkoholdehydrogenase
  - Beteiligung an der Regulation der Transkription als sog. **Zinkfinger** in DNA-Bindungsdomänen
- **Iod:**
  - Bestandteil der Schilddrüsenhormone T_3, T_4
  - wird als Jodid mit der Nahrung zugeführt, Aufnahme über eine **Jodid-ATPase** in die Schilddrüsenzellen
- **Selen:** Cofaktor der Glutathion (GSH)-peroxidase, Bestandteil der Thyroxin-Dejodase
- **Kobalt:** Zentralatom des **Vitamin B_{12}**
- **Fluor:** bildet **Fluorapatit** in Knochen und Zähnen → fördert die Remineralisierung → erhöhte Festigkeit (Einsatz als Osteoporose- und Kariesprophylaxe)
- **Mangan:** Cofaktor der Pyruvatcarboxylase und von Glykosyltransferasen
- **Molybdän:** Cofaktor der Xanthinoxidase, Aldehydoxidase, Nitratreduktase

Puffer

Puffersysteme

Pufferkapazität

Henderson-Hasselbalch-Gleichung

Basenüberschuss

Puffer sind Mischungen aus einer schwachen Säure oder Base und ihres jeweiligen Salzes. Sie sind wichtig für die Konstanthaltung der Protonenkonzentration (pH-Wert).

Puffersysteme: Gesamtpufferbasenkonzentration im Blut = **48 mmol/l**
- **Bicarbonat** ($\sim 50\%$, 24 mmol/l): $CO_2 + H_2O \leftrightarrow H_2CO_3 \leftrightarrow \mathbf{HCO_3^-} + H^+$
- **Hämoglobin** ($\sim 35\%$): Pufferung über Imidazolgruppen der Histidinreste. Hb puffert besser als HbO, da es eine schwächere Säure ist.
- **Plasmaproteine** ($\sim 7\%$): liegen beim Blut-pH als Anionen vor (ihr IP liegt bei pH-Werten von 4,9–6,4) und können somit H^+ aufnehmen.
- **Phosphat** ($\sim 5\%$): $H_2PO_4^- \leftrightarrow HPO_4^{2-} + H^+$

Pufferkapazität: Menge an Säure bzw. Base, die nötig ist, um den pH-Wert von 1 l Pufferlösung um eine Einheit zu ändern. Sie ist wichtig zur Beurteilung der Pufferfähigkeit. In offenen Puffersystemen (z. B. im Bicarbonatsystem) werden die entstehenden Produkte ständig entfernt, sie haben eine höhere Pufferkapazität als geschlossene Systeme.

Henderson-Hasselbalch-Gleichung: pH-Berechnung für Puffersysteme:

$$pH = pK_s + \log \frac{[Base]}{[Säure]} \quad \text{z. B. für Bicarbonat:} \quad pH = pK_s + \log \frac{[HCO_3^-]}{[CO_2]}$$

Basenüberschuss (BE): wird berechnet aus der momentanen Gesamtpufferbasenkonzentration minus dem physiologischen Sollwert. *Normbereich: –2,5 bis +2,5 mmol/l*
- **Azidose** $< -2,5$ mmol/l
- **Alkalose** $> +2,5$ mmol/l

13.3 Säure-Basen-Haushalt

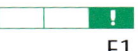

F1

Regulation

Lunge

Niere

Leber

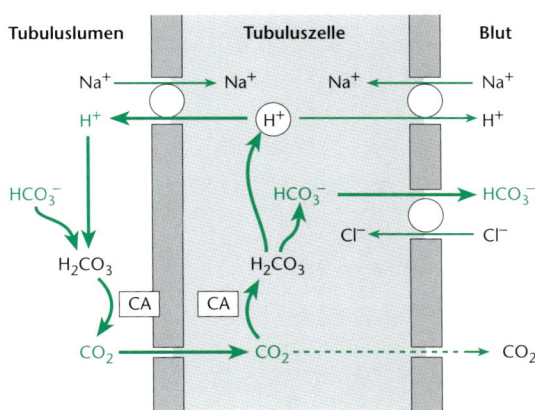

Abb.13.1: Bicarbonatresorption in der Niere

Lunge:
- **Hyperventilation:** Ausgleich einer **erhöhten H⁺- Konzentration**
  $pCO_2 \downarrow$ in den Alveolen $\rightarrow CO_2$-Plasmakonzentration $\downarrow$ ($H_2CO_3 \downarrow \rightarrow H^+ \downarrow$)
- **Hypoventilation:** Ausgleich einer **erniedrigten H⁺-Konzentration**
  $pCO_2 \uparrow \rightarrow CO_2$-Konzentration wird erhöht ($H_2CO_3 \uparrow \rightarrow H^+ \uparrow$)

Niere:
- Ein Basenverlust wird durch die **Rückresorption von HCO_3^-** vermieden.
  - Im Tubuluslumen reagieren Protonen, die im Austausch gegen Na^+ sezerniert wurden, mit HCO_3^- zu Kohlensäure. Diese zerfällt im Tubulus zu H_2O und CO_2 (katalysiert durch die *Carboanhydrase*) (↗ Abb. 13.1).
  - CO_2 kann in die Tubuluszelle diffundieren und reagiert dort mit H_2O zu $H^+ + HCO_3^-$ (↗ Abb. 13.1).
  - HCO_3^- gelangt ins Blut. H^+ kann erneut ins Tubuluslumen sezerniert werden.
- **H^+-Ausscheidung im Urin:** bis zu 1.000 mmol/d. Nur 5 µmol/d werden als freies H^+ ausgeschieden, der Rest wird an Puffer (HPO_4^{2-}, NH_3) gebunden.

Leber: Durch Nahrungsverwertung entstandenes HCO_3^- kann nicht mit dem Urin ausgeschieden werden und wird deshalb zur **Harnstoffbiosynthese** verwendet:

$HCO_3^- + NH_4^+ \rightarrow$ Harnstoff (Harnstoffzyklus; ↗ Karte 86)

Bei erhöhtem HCO_3^--Bedarf wird die Harnstoffsynthese vermindert, NH_4^+ wird an Glutamin gekoppelt und im Urin ausgeschieden.

13.3 Säure-Basen-Haushalt

F1

Störungen

Azidose

Alkalose

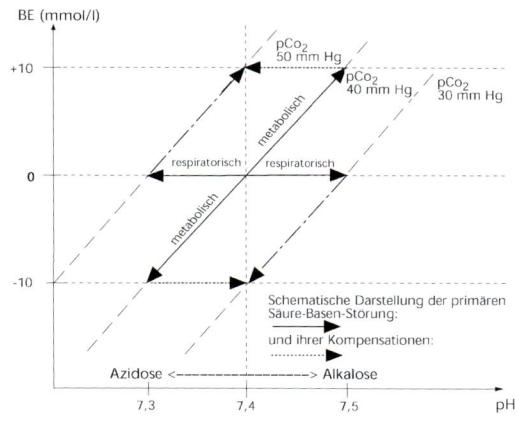

Abb. 13.2: Störungen des Säure-Basen-Haushalts [1]

Störungen des Säure-Basen-Haushalts:
- **respiratorisch:** durch den pulmonalen Gasaustausch bedingt, normaler BE
- **metabolisch:** durch Stoffwechselprozesse bedingt, erhöhter/erniedrigter BE

Azidose: pH < 7,37, erhöhte H^+-Konzentration
- **respiratorisch:** durch eine Erhöhung der CO_2-Konzentration (*Hypoventilation*)
- **metabolisch:** durch eine Erhöhung organischer Säuren → negativer BE
  - Lactat → Lactatazidose
  - Acetat/β-Hydroxybutyrat → Ketoazidose
  - Erniedrigung der $NaHCO_3$-Konzentration (z. B. bei Diarrhöe)
- **Kompensation:**
  - respiratorische Azidose: wird metabolisch ausgeglichen (renale HCO_3^--Resorption, H^+-Ausscheidung)
  - metabolische Azidose: wird respiratorisch ausgeglichen durch Hyperventilation

Alkalose: pH > 7,44, erniedrigte H^+-Konzentration
- **respiratorisch:** durch eine Erniedrigung der CO_2-Konzentration (*Hyperventilation*)
- **metabolisch:** durch eine Erhöhung der $NaHCO_3$-Konzentration oder durch einen Säureverlust (z. B. HCl-Verlust bei Erbrechen) → positiver BE
- **Kompensation:**
  - respiratorische Alkalose: wird metabolisch ausgeglichen (vermehrte HCO_3^--Ausscheidung, verminderte HCO_3^--Resorption)
  - metabolische Alkalose: wird respiratorisch ausgeglichen durch Hypoventilation

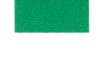
Eukaryote Zellen

Membran

Zellkern

Endoplasmatisches Retikulum

Golgi-Apparat

Mitochondrien

Lysosomen und Peroxisomen

Zytoskelett

Mirkrosomen

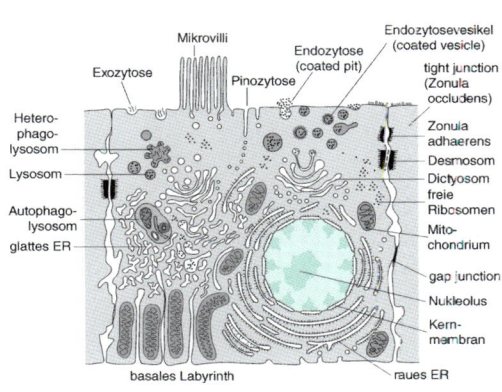

Abb.14.1: Eukaryote Zelle [1]

Membran: Biologische Membranen dienen neben der Abgrenzung der Zelle nach außen (Plasmamembran) auch der **Kompartimentierung** der Zelle, d.h. sie trennen unterschiedliche Reaktionsräume innerhalb der Zelle als Organellen voneinander ab.

Zellkern: Ort der Speicherung und „Verarbeitung" der genetischen Information

Endoplasmatisches Retikulum (ER):
- **Raues ER** (rER): mit Ribosomen besetztes ER zur Synthese exkretorischer Proteine
- **Glattes ER:** Synthese von Membranen und Metabolisierung z.B. von Pharmaka (nicht mit Ribosomen besetzt)

Golgi-Apparat: posttranslationale Modifikation und Adressierung neu synthetisierter Proteine

Mitochondrien: Hauptaufgabe ist die Energiebereitstellung für die Zelle, daneben Beteiligung an vielen Stoffwechselwegen.

Lysosomen und Peroxisomen: Orte des Proteinabbaus bzw. der β-Oxidation von Fettsäuren.

Zytoskelett: Stabilisiert die Zelle, ermöglicht aktive Bewegung und dient als Leitschnur für den Transport von Proteinen und Vesikeln.

Mikrosomen: Unter diesem Begriff werden aufgrund ähnlicher Wandereigenschaften in der Ultrazentrifugation ER, Ribosomen und Golgi-Apparat zusammengefasst.

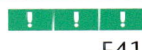
Leitenzyme

    Zellkern

    Lysosomen

    Zytoplasma

    Zellmembran

    Mikrosomen

    Mitochondrien

Für folgende Zellkompartimente gibt es Leitenzyme, die ausschließlich dort vorkommen:

Zellorganelle	Enzym	
Zellkern	NAD^+-Phosphorylase	
Lysosomen	Phosphatase	
Zytoplasma	Hexokinase, Glukose-6-P-Isomerase, Phosphofructokinase, Aldolase etc. (Enzyme der Glykolyse)	
Zellmembran	Adenylatzyklase Na^+/K^+-ATPase	
Mikrosomen	Cytochrom-P450-Isoenzyme Glucose-6-Phosphatase	
Mitochondrien	Succinatdehydrogenase Glutamatdehydrogenase Pyruvatdehydrogenasekomplex	

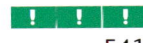
Plasmamembran I

Fluid-Mosaik-Modell

Bausteine
der Plasmamembran

Membranproteine

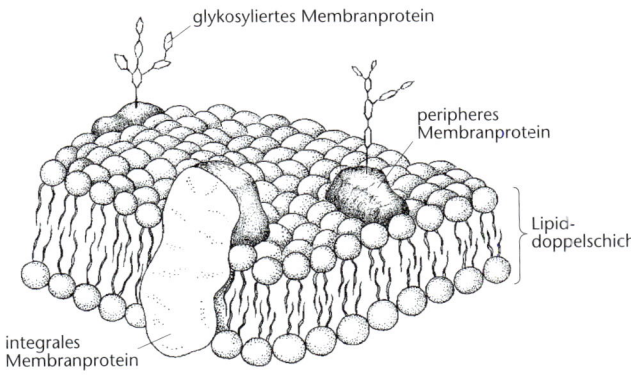

glykosyliertes Membranprotein

peripheres
Membranprotein

Lipid-
doppelschicht

integrales
Membranprotein

Abb.14.2: Fluid-Mosaik Modell nach Singer und Nicolson [1]

Fluid-Mosaik-Modell: Aufbau der Membran aus einer Lipiddoppelschicht ($\nearrow$ Karte 60). Die einzelnen Lipide und eingelagerten Proteine können sich dabei lateral frei bewegen. Allein die Verankerung mancher Membranproteine am Zytoskelett schränkt deren Beweglichkeit ein.

Bausteine der Plasmamembran:

- **Phosphoglyceride** (Phosphatidylcholin, Phosphatidylinositol usw.): Ausbildung der Lipiddoppelschicht
- **Sphingolipide** (Cerebroside, Ganglioside usw.): Ausbildung der Lipiddoppelschicht
- **Cholesterin:** Modulation der **Membranfluidität**.
- **Glykosilierte Lipide:** kommen nur an der Außenseite der Membran vor

Membranproteine:

- **Integrale Membranproteine:** besitzen hydrophobe Domänen, mit denen sie die Membran durchspannen und in ihr verankert sind; z.B. Adenylatzyklase, Na^+/K^+-ATPase, **Kanalproteine** und **Rezeptoren.**
- **Periphere Membranproteine:** sind der Membran angelagert und häufig an integrale Membranproteine assoziiert, z.B. G-Proteine der G-Protein-gekoppelten Rezeptoren.
- **Glykoproteine:** tragen ihre Zuckerketten ebenfalls nur an der Membranaußenseite.

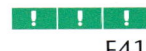

Plasmamembran II

Synthese und Abbau

Transmembran-Transport

Diffusion und erleichterte Diffusion

Transzytose

Aktiver Transport

Synthese und Abbau: Plasmamembranen unterliegen ständigem Umbau:

- **Abbau** der Membran durch *Phospholipasen* (gewinnen aus ihr Substrate für die Prostaglandinsynthese, spalten Inositoltrisphosphat als second messenger ab u.Ä.) oder durch *lysosomale Hydrolasen*
- **Regeneration:** Im ER gebildete Membranlipide schnüren sich als Vesikel vom ER ab und fusionieren mit der Plasmamembran.

Transmembran-Transport

- **Diffusion:** Nur H_2O und **apolare Moleküle** können durch die **hydrophobe Membran** diffundieren (z.B. Atemgase, Harnstoff). Bei **erleichterter Diffusion** gibt es spezielle Kanäle in der Membran, die den passiven Transport einer (auch polaren) Substanz durch die Membran erleichtern, z.B. Glukosetransport aus dem Blut in die Zelle.
- **Transzytose:** Transport von Molekülen in **Membranvesikeln**
  - **Endozytose:** Abschnüren eines Vesikels von der Membran mit Einschluss von Molekülen, z.B. Rezeptor-vermittelte Endozytose von LDL
  - **Exozytose:** Verschmelzung des Vesikels mit der Membran unter Freisetzung des Inhalts nach extrazellulär, z.B. sekretorische Proteine
- **Aktiver Transport:** Transport von Ionen und Molekülen gegen einen Konzentrationsgradienten unter Energie-Verbrauch
  - **Primär aktiver Transport:** das Transportprotein selbst spaltet ATP, z.B. Na^+/K^+-ATPase
  - **Sekundär aktiver Transport:** nutzt einen vorher aufgebauten Konzentrationsgradienten, z.B. Na^+/Ca^{2+}-Antiport in der Muskelzelle (Na^+-Gradient durch Na^+/K^+-ATPase)

Plasmamembran III

Zell-Zell- und Zell-Matrix-Kontakte

Zellidentität

Zell-Zell- und Zell-Matrix-Kontakte: Verschiedene Membranproteine sind für die Ausbildung der Kontakte einer Zelle mit einer Nachbarzelle bzw. für die Verankerung in der extrazellulären Matrix verantwortlich.

Proteinklasse	Verbindung der Zelle mit	intrazelluläre Befestigung
Cadherine	Cadherin der Nachbarzelle	am Zytoskelett
CAM Cell Adhesion Molecules	CAM der Nachbarzelle	keine
Integrine	extrazelluläre Matrix	am Zytoskelett

Zellidentität: Auf der Plasmamembran wird die Identität einer Zelle als körpereigen oder zu einer bestimmten Gewebsklasse gehörend durch folgende Strukturen markiert:
- **MHC-I-Proteine** präsentieren zelleigene Peptidfragmente auf der Oberfläche (↗ Kap. 12.4)
- **Oligosaccharid-Ketten** der Glykolipide und Glykoproteine in der Zellmembran unterscheiden sich in Länge und Zusammensetzung zwischen biologischen Arten, Individuen und auch zwischen unterschiedlichen Gewebetypen und leisten damit einen Beitrag zur *Identitätsbildung* einer Zelle oder eines Individuums (z. B. Blutgruppenmerkmale)

14.1 Zellstrukturen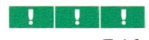

Zellkern

Chromatin

Kernhülle

Funktionen

Chromatin: zu Aufbau, Struktur und Verpackungsebenen des Chromatins ↗ Kap. 8

Kernhülle:
- **Doppelmembran** aus 2 übereinander gelegten Einzelmembranen
- **Kernporen** (ca. 9 nm groß): werden von Membranproteinen gebildet und sind durchlässig für Proteine (bis 60 kD), RNA, Substrate und Cofaktoren der DNA- und RNA-Synthese etc. Der Transport erfolgt hochselektiv und ist für Proteine nur ATP-abhängig möglich.

Funktionen:
- **DNA-Speicherung** und **DNA-Replikation** (↗ Kap. 8)
- **RNA-Synthese** (↗ Kap. 8)
- **NAD$^+$-Synthese**
- **Synthese der Ribosomen-Einheiten** aus im Kern gebildeter RNA und im Zytosol synthetisierten Proteinen

Endoplasmatisches Retikulum

Aufbau

Funktionen

Aufbau: Das ER ist ein schlauchartiges, von einer Membran abgegrenztes System, das teilweise direkt aus der äußeren Kernmembran hervorgeht. Das raue ER ist außerdem mit **Ribosomen** besetzt.

Funktionen:

- **Glattes endoplasmatisches Retikulum:**
  - Synthese von Cholesterin und Steroidhormonen
  - Synthese von Fettsäuren, Lipiden und Membranen
  - Dephosphorylierung der Glucose (Glucose-6-Phosphatase)
  - Metabolisierung von Giften/Arzneistoffen (z. B. Barbiturate)
- **Raues endoplasmatisches Retikulum:** Synthese *nichtzytosolischer* Proteine, die
  - **sezerniert** werden,
  - in **Membranen** eingebaut werden,
  - ihre Funktion in Zellorganellen wie **Golgi-Apparat** oder **Lysosomen** haben.

Golgi-Apparat

Aufbau

Funktion

Prozessierung der Proteine

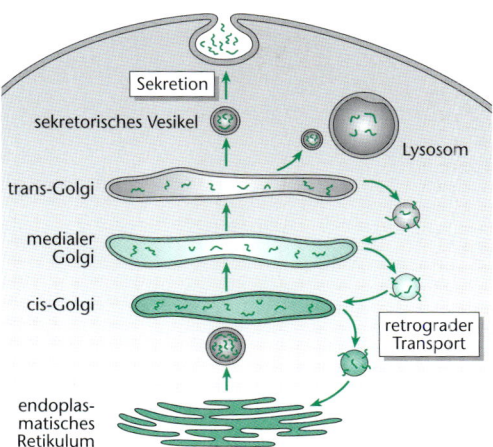

Abb. 14.3: Golgi-Apparat [9]

Aufbau: Der Golgi-Apparat ist ein System aus aufeinander gestapelten Membranzisternen, die polar organisiert sind. Der dem ER zugewandte Pol wird als **cis-Golgi** bezeichnet, dem das **mediale Golgi** und das **trans-Golgi** folgen (↗ Abb. 14.3).

Funktion:

- Prozessierung und Adressierung von Proteinen aus dem ER
- Synthese von Makromolekülen (z. B. Hyaluronsäure)

Prozessierung der Proteine:

(1) Vom ER abgeschnürte Vesikel mit ihren Proteinen erreichen den Golgi-Apparat und fusionieren mit dem cis-Pol.

(2) *Prozessierung* der Proteine, z. B. Modifikationen der Zuckerketten (↗ Kap. 8)

(3) Wanderung der Proteine in Vesikeln *vom cis- zum trans-Golgi* mit spezifischen Modifikationsschritten in jedem Abschnitt

(4) *Abschnürung von Transportvesikeln* aus dem trans-Golgi und Transport der Proteine zur *Plasmamembran* oder anderen *Zielorganellen* (z. B. Lysosomen)

(5) Proteine, die für die Funktionen im ER oder früheren Golgi-Abschnitten von Bedeutung sind, gelangen über *retrograden vesikulären Transport* zurück.

Bei der Endozytose aufgenommene Membranvesikel werden zum trans-Golgi transportiert, mit dem sie verschmelzen; sie werden somit wiederverwertet.

14.1 Zellstrukturen

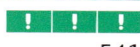

Mitochondrien

Aufbau

Mitochondrien-DNA

Endosymbiontentheorie

Stoffwechselfunktionen

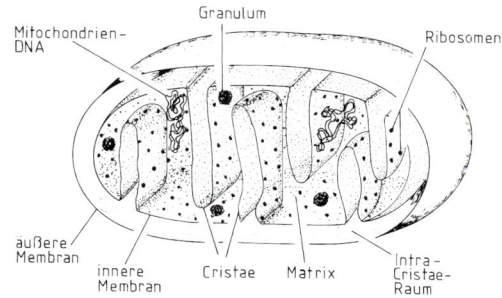

Abb. 14.4: Mitochondrium [1]

Aufbau: (↗ Abb. 14.4)
- **Doppelmembran:** mitbegründend für die Endosymbiontentheorie
- **Cristae:** Ausstülpungen der Innenmembran zur Oberflächenvergrößerung
- **Matrixraum:** Mitochondrieninnenraum

Mitochondrien-DNA: Mitochondrien besitzen eigene DNA, die für einen (kleinen) Teil der mitochondrialen Proteine codiert (22 tRNAs und 2 mRNAs). Mitochondrien und ihre DNA werden mit der Eizelle und daher nur maternal vererbt.

Endosymbiontentheorie: Man nimmt an, dass Mitochondrien aus eigenständigen, autotrophen Prokaryonten hervorgegangen sind, die von Eukaryontenvorgängern phagozytiert wurden. Einmal von der Wirtszelle aufgenommen, gingen sie mit ihnen eine Symbiose ein (Energiebereitstellung durch den Prokaryonten, Schutz und Substratbereitstellung durch die Wirtszelle), um schließlich als Zellorganelle völlig im Prokaryonten aufzugehen. Die Doppelmembran der Mitochondrien, ihre eigene DNA und ihre der prokaryotischen Zellteilung ähnliche Replikation unterstützen die Theorie.

Stoffwechselfunktionen:
- oxidative Phosphorylierung und Atmungskette
- β-Oxidation
- Citratzyklus
- Teile der Harnstoffsynthese
- Ketonkörperbildung
- Porphyrinsynthese (z. B. zur Häm- oder Cytochrombildung)

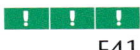
Transportsysteme der Mitochondrien I

Die Mitochondrienmembranen sind nicht für alle Stoffe frei permeabel, die in den Stoffwechselwegen des Mitochondriums eine Rolle spielen. Dazu sind Transportsysteme erforderlich:

NADH/H$^+$-Transport: (↗ Abb. 4.1)
- **Malat-Aspartat-Shuttle:** kein Energieverlust, nicht gegen Gradient möglich
  - Übertragung des Wasserstoffs des zytosolischen NADH/H$^+$ auf Oxalacetat
    → Malat entsteht und passiert die Membranen
  - intramitochondriale Bildung von Oxalacetat und NADH/H$^+$-Regeneration
  - Metabolisierung von Oxalacetat zu α-Ketoglutarat und Passage der Membran; Aspartat/ Glutamat Transport per Glutamat-Carrier.
- **α-Glycerophosphat-Shuttle:** Verlust eines ATP-Äquivalents, gegen Gradient möglich

ATP-Transport: ATP-ADP-Translokase verbraucht beim Antiport von ATP gegen ADP einen Teil des Protonengradienten (↗ Kap. 4.2) und damit bis zu 25 % der gesamten Energieausbeute.

Citratshuttle: Acetyl-CoA-Transport (↗ Abb. 5.8)
Acetyl-CoA wird zu Citrat aufgebaut, das im Antiport mit Malat die Membran passieren kann.

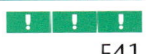
Transportsysteme der Mitochondrien II

    Antiportsysteme

    Uniporter

    Freie Diffusion

Antiportsysteme:
- Malat/Succinat-Antiport
- $Ca^{2+}/2H^+$-Antiport auf Kosten des Protonengradienten
- Pyruvat/OH^--Antiport
- Acylcarnitin/Carnitin-Antiport zum Fettsäure-Austausch

Uniporter:
- α-Ketoglutarat-Transporter
- Glutamat-Transporter

Freie Diffusion:
- Aminosäuren, auch Ornithin, Citrullin etc.
- Atemgase

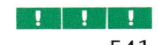
Lysosomen, Peroxisomen

Entstehung

Funktion

Lysosomen

Entstehung:

- **Primäre Lysosomen** werden vom trans-Golgi als Membranvesikel abgeschnürt und enthalten eine Vielzahl an Hydrolasen,
  z. B. DNAse, RNAse, Kollagenase, Phospholipase.
- **Sekundäre Lysosomen** sind mit Endozytosevesikeln verschmolzene primäre Lysosomen.

Funktion:

- Abbau phagozytierter Bakterien, auch zur Präsentation der Peptide an MHC II (↗ Kap. 12.4)
- Abbau von Zellorganellen (Autolysosomen)
- **pH-Optimum:** alle lysosomalen Enzyme arbeiten nur unter sauren Bedinungen (pH um 4). Sie werden deshalb bei Freisetzung ins Zytosol wegen des dort vergleichsweise hohen pH-Wertes inaktiviert.
- Ansäuerung der Lysosomen: Protonen-ATPase, pumpt H^+ ins Lysosom

Peroxisomen

Entstehung: Abschnürung vom rER

Funktion: sauerstoffabhängige Substratoxidationen (z. B. β-Oxidation)
Bei der Oxidation hier anfallendes H_2O_2 wird durch die **Katalase** neutralisiert:
$$2\,H_2O_2 \rightarrow 2\,H_2O + O_2$$

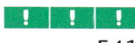
Zytoskelett

Mikrotubuli, Mikrofilamente, Intermediärfilamente

Struktur

Bausteine

Funktionen

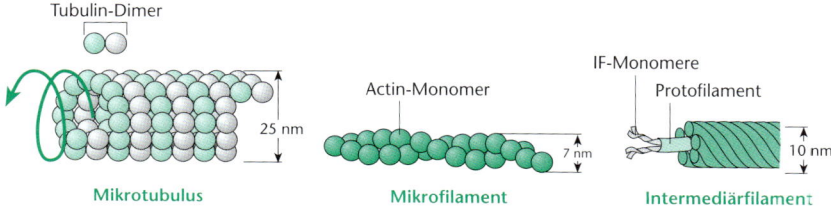

Abb. 14.5: Zytoskelett [10]

	Struktur	Bausteine	Funktionen
Mikrotubuli	röhrenförmige Tubuli (d=25 nm) variabler Länge	α- und β-**Tubulin**dimere	Ausbildung von Axonen und der Teilungsspindel der Mitose, Organellentransport, Bewegung (Cilien), Stabilisierung der Zellform
Mikrofilamente	Faserbündel aus 2 Aktinmonomerfasern	α-**Actin:** Muskel β- und γ-**Aktin:** alle Zellen	Muskelkontraktion Ausbildung von Mikrovilli zelluläre Bewegung Plastizität der Zelle Stabilisierung der Zellform
Intermediärfilamente	Polymere verdrillter Faserproteine	*je nach Zellart:* **Desmin:** Muskel **Keratin:** Haare, Nägeln	Stabilität bei mechanischer Belastung Beteiligung an Desmosomen

14.2 Zellzyklus

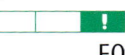

Phasen des Zellzyklus

Mitosephase

Interphase (G_1, S, G_2, G_0)

Regulation des Zellzyklus

Cycline

Wachstumsfaktoren

Mitosehemmstoff

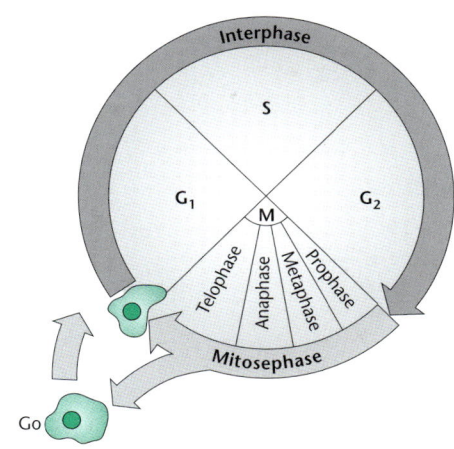

Abb. 14.6: Zellzyklus [10]

Phasen des Zellzyklus

Unterteilung des Zellzyklus in **Mitosephase** (Zellteilung) und **Interphase** (G_1, S, G_2, G_0).
- **Mitose (M-Phase):** Zellteilung mit Unterteilung in Pro-, Meta-, Ana-, Telophase
- **G_1-Phase:** Synthese von Zellmaterial (Wachstum), Regeneration nach der Zellteilung
- **S-Phase:** Wachstum und Replikation der DNA
- **G_2-Phase:** Weiteres Wachstum und Vorbereitung der Mitose
- **G_0-Phase:** Sich nicht weiter teilende Zellen bzw. ausdifferenzierte Zellen durchlaufen den Zellzyklus nicht mehr sondern verbleiben in der G_0-Phase; später können manche Zelltypen wieder in den Zellzyklus eintreten (z. B. ausdifferenzierte Hepatozyten).

Regulation des Zellzyklus:

- **Cycline:** Als **endogene** Zyklusregulatoren aktivieren Cyclinproteine Cyclin-abhängige Proteinkinasen (CDK), welche den Übertritt in die nächste Phase eines Zyklus auslösen.
- **Wachstumsfaktoren:** Sie sind als **exogene Regulatoren** nötig, um eine Zelle im Zellzyklus verbleiben und nicht absterben oder in die G_0–Phase eintreten zu lassen. Sie regulieren die Transkription von Genen und steigern die Synthese von DNA, Transkriptionsfaktoren, Cyclinen und Stoffwechselenzymen.
- **Colchicin:** Dieser **Mitosehemmstoff** stört die Bildung des Spindelapparates.

15.1 Leber

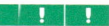

Beteiligung an Stoffwechselwegen

Kohlenhydratstoffwechsel

Aminosäure- und Proteinstoffwechsel

Lipidstoffwechsel

Kohlenhydratstoffwechsel: Konstanthaltung der Blutglucose
- Glucoseabbau (Glykolyse, Citratzyklus)
- Glykogensynthese, Glykogenolyse
- Gluconeogenese
- Galaktose-, Fructosestoffwechsel
- Synthese von Fettsäuren aus Glucose

Aminosäure- und Proteinstoffwechsel:
- Aminosäuresynthese und -abbau
- Synthese biogener Amine (Decarboxylierung von AS)
- Harnstoffbildung
- Kreatinsynthese
- Synthese von Plasmaproteinen (z. B. Gerinnungsfaktoren)

Lipidstoffwechsel:
- Synthese von Lipoproteinen
- Synthese von Cholesterin und Gallensäuren
- Fettsäureabbau (β-Oxidation) + Ketonkörpersynthese
- Synthese von Triacylglycerinen

15.1 Leber

F42

Biotransformation

Aufgabe

Lokalisation

Ablauf

Aufgabe: Entgiftung durch Umwandlung von Fremdstoffen (z.B. Medikamenten) und lipophilen, körpereigenen Stoffen (z.B. Steroidhormonen, Bilirubin), die in anderen Organen nicht verwertet werden können, in hydrophile und damit ausscheidbare Stoffe. Bei der **Giftung** werden durch Reaktionen der Biotransformation Stoffe toxischer.

Lokalisation: im glatten ER der Leberzellen

Ablauf: Die notwendigen Enzyme werden z.T. durch Medikamente oder Umweltgifte induziert
- **Phase I:** Verknüpfung der auszuscheidenden Substanzen mit einer Haftgruppe → Substanzen werden polar und damit reaktionsfreudiger
  - *Reaktionsmöglichkeiten*: Oxidation, Reduktion oder Hydroxylierung
  - *Katalyse*: durch mikrosomale **Monooxygenasen**, die meist Cytochrom P_{450}, O_2, NADPH als Cosubstrate enthalten
  - *Angefügte Gruppen*: OH-, COOH-, NH_2-, SH-Haftgruppen
- **Phase II:** Anhaftung der Substanzen an hydrophile Verbindungen (Konjugation)
  - Kopplung mit **Glucuronsäure** → Glucuronide (Glucuronsäure muss dazu zuvor mit UDP aktiviert werden)
  - Kopplung mit **Sulfat** (Sulfatierung), dazu ist PAPS (aktiviertes Sulfat) nötig
  - Kopplung mit **Glycin:** Anhaftung an Carboxylgruppen, die mit ATP zu Acyl-CoA-Gruppen aktiviert wurden
  - Methylierung: Anhaftung von **–CH₃**
  - Acetylierung: Anhaftung von **Acetat**
  - Bildung von Thioethern mit **N-Acetyl-Cystein** aus Glutathion

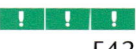
Alkoholentgiftung

Ablauf

Leberschäden durch Alkohol

Ablauf: Die Alkoholentgiftung wird durch NAD$^+$-abhängige *Alkoholdehydrogenasen* katalysiert.
- Methanol (CH$_3$–OH) $\rightarrow$ Formaldehyd (H$_2$C=O) $\rightarrow$ Ameisensäure (HCOOH)
- Ethanol (CH$_3$–CH$_2$–OH):

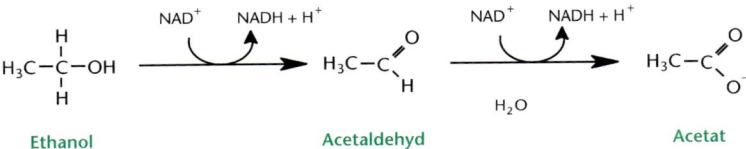

Abb. 15.1: Ethanolabbau [1]

Das entstehende Acetat wird zu *Acetyl-CoA* aktiviert und im *Citratzyklus* verstoffwechselt oder zur *FS*- bzw. *Ketonkörpersynthese* genutzt.

Leberschäden durch Alkohol:
- **Akuter Konsum:** Meist sind die Veränderungen reversibel, wenn der Alkoholkonsum eingestellt wird.
  - Hemmung der Fettsäureoxidation und Gluconeogenese
  - vermehrte Fettsäure-, Triglycerid-, Ketonkörper-, α-Glycerophosphatsynthese durch Verwertung des entstehenden NADH/H$^+$ und Acetats
  - z. T. Hypoglykämie, Lactat-/Ketoazidose, Störungen des Arzneimittelabbaus
- **Chronischer Konsum:** Hier kommt es zur **Fettleber** (Lebervergrößerung durch Fett-, Proteineinlagerungen) und später zur **Leberzirrhose** (= bindegewebiger Umbau der Leber nach Untergang der Hepatozyten).

15.1 Leber

F42

Gallenflüssigkeit

    Bestandteile

    Funktion

    Bildung

Die Leber produziert 500–700 ml/d Gallenflüssigkeit (**Lebergalle**), welche in der Gallenblase gespeichert und durch Wasserentzug konzentriert wird (**Blasengalle**).

Bestandteile: Angaben in Prozent des Gesamtgewichts

	Lebergalle	Blasengalle	
Wasser	96,6	86,7	
Gallensäuren	1,9	9,1	
Mucin, Gallenfarbstoffe	0,5	3,0	
Cholesterin	0,06	0,3	
Fettsäuren	0,1	0,3	
anorganische Salze	0,8	0,3	

Funktion:
- Ausscheidung von Bilirubin, Steroidhormonen, Gallensäuren, Medikamenten
- Verdauung: Emulgation der Nahrungsfette durch Gallensäuren

Bildung: Hepatozyten nehmen basolateral Stoffe auf, die im Zellinneren modifiziert und apikal in die Gallenkanälchen über Transportsysteme ausgeschieden werden. Zu diesen Stoffen gehören Gallensäuren, konjugiertes Bilirubin, Phospholipide, HCO_3^- und Fremdstoffe. Die Epithelzellen der Gallengänge können die Zusammensetzung der Gallenflüssigkeit durch Sekretion von HCO_3^- und H_2O verändern (reguliert durch Sekretin).

Gallensäuren

Synthese

Funktion

Regulation

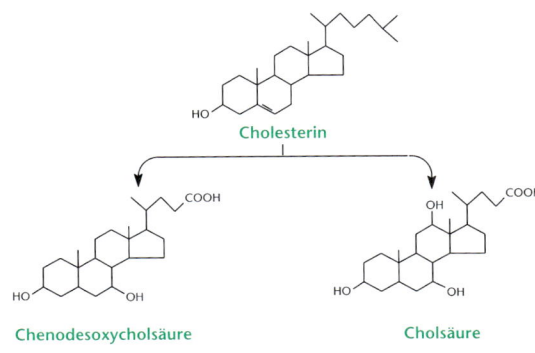

Abb. 15.2: Gallensäuren [2]

Synthese: Ausgangsstoff in der Leber ist das **Cholesterin**.

(1) **Primäre Gallensäuren:** Die Seitenkette des Cholesterins wird um 3 C-Atome verkürzt → eine Carboxylgruppe entsteht. Die Doppelbindung (in Ring B) wird durch H^+-Aufnahme entfernt. Hydroxylgruppen werden eingeführt
   → **Cholsäure/Chenodesoxycholsäure**.

(2) **Sekundäre Gallensäuren:** entstehen im Darm durch Entfernung der Hydroxylgruppe an C_7
   → **Desoxycholsäure/Lithocholsäure**

(3) **Konjugierte Gallensäuren:** Nach Aktivierung von Cholsäure mit CoA wird unter CoA-Abspaltung Taurin oder Glycin an die Seitenkette geheftet
   → **Taurocholsäure/Glykocholsäure**. Konjugierten Gallensäuren werden von der Leber in die Gallengänge sezerniert.

Funktion: Gallensäuren ermöglichen die **Aufnahme von Lipiden** aus dem Darm durch Mizellenbildung.Täglich wird die gleiche Menge an Gallensäuren neu gebildet, die über den Stuhl ausgeschieden wird. Da ein viel größerer Bedarf an Gallensäuren besteht, als durch die Syntheserate der Leber gedeckt werden könnte, werden die Gallensäuren zu 90 % im Ileum rückresorbiert und erneut der Leber zugeführt (**enterohepatischer Kreislauf**).

Regulation der Gallensekretion:

- **Gallensäuren** im Blut stimulieren die **Sekretion von Gallenflüssigkeit** durch die Hepatozyten
- **Cholezystokinin/Pankreozymin** stimuliert die **Gallenblasenkontraktion** → Entleerung der Gallenblase in den Darm

15.1 Leber

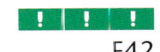

F42

Weitere Funktionen der Leber

Kreatinsynthese

Endokrine Funktionen

Gallensteine

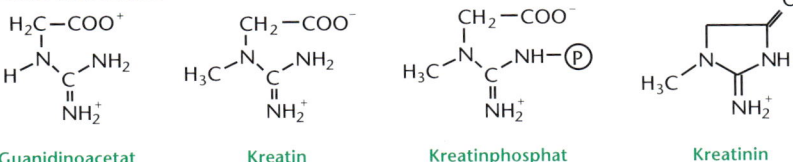

Guanidinoacetat   Kreatin   Kreatinphosphat   Kreatinin

Abb. 15.3: Strukturformeln des Kreatinstoffwechsels [1]

Weitere Funktionen der Leber

Kreatinsynthese: Kreatinphosphat ist eine Energiereserve im Muskel zur schnellen Regeneration von ATP.

(1) Glycin + Arginin $\rightarrow$ **Guanidinoacetat** + Ornithin (*Transaminase*)

(2) Guanidinoacetat + S-Adenosylmethionin $\rightarrow$ **Kreatin** + Adenosylhomocystein (*Transmethylase*)

(3) **Kreatinphosphat** entsteht durch die Anheftung eines Phosphatrestes an eine NH_2-Gruppe in den Mitochondrien des Muskels ($\nearrow$ Kap. 15.5)

(4) Kreatin wird als **Kreatinin** über die Nieren ausgeschieden. Es entsteht im Muskel spontan unter H_2O-Abspaltung.

Endokrine Funktion:

- Bildung von IGF I, IGF II ($\nearrow$ Kap. 9.11) und Angiotensinogen
- Mitbeteiligung an der Dejodierung von T_4 zu T_3
- Inaktivierung und Ausscheidung von Hormonen über die Biotransformation

Gallensteine

- **Cholesterinsteine** (ca. 90%): entstehen, wenn nicht genügend Gallensäuren + Phospholipide vorhanden sind, die Cholesterin normalerweise emulgieren $\rightarrow$ Cholesterin kristallisiert aus.
- **Pigmentsteine: Bilirubin + Calciumphosphat/-carbonat:** entstehen bei vermehrter Dekonjugation von Bilirubindiglukuronid zu Bilirubin, welches schlecht löslich ist. Diese Gallensteinbildung tritt v.a. bakteriell bedingt auf.

15.2 Niere

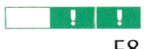

F8

Funktionen

Harnbildung

    Primärharn

    Endharn

    Zusammensetzung

Funktionen

- Ausscheidung von harnpflichtigen Substanzen (z. B. Harnstoff, Harnsäure, Kreatinin, Ammoniak, Oxalat)
- Regulation des Wasser-/Elektrolythaushalts
- Mitbeteiligung an der Regulation des Säure-Basen-Haushalts
- Hormonbildung

Harnbildung

Primärharn: In den **Glomerula** der Niere werden ca. 180 l/d Plasmawasser filtriert → der Primärharn ist plasmaisoton (290 mosmol/l) und enthält Moleküle bis zu einem MG von 60.000 Dalton. Alle größeren Moleküle bleiben im „Filter" der Glomerula hängen.

Endharn: In den **Tubulus**-Abschnitten werden harnpflichtige Substanzen über verschiedene Transportmechanismen vermehrt sezerniert und nicht auszuscheidende Stoffe (Na^+, Cl^-, HCO_3^-, H_2O etc.) rückresorbiert. Im medullären **Sammelrohr** wird der Harn nochmals konzentriert, so dass etwa 1,5 l/d **Endharn** (bis zu 1200 mosmol/l) entstehen.

Zusammensetzung des Endharns: ausgeschiedene Menge in mmol pro Tag

Harnstoff	250–500	Ca^{2+}	5–20
Harnsäure	1,2–5,0	Cl^-	60–200
Kreatinin	9–18	Phosphat	10–40
Na^+	50–120	Sulfat	30–60
K^+	30–100	NH_4^+	20–50

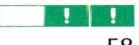

F8

Harnbildung

Rückresorption

Energiestoffwechsel

Harnbildung

Rückresorption:
Im Tubulussystem der Niere werden folgende, in der Tabelle aufgelisteten nicht-/harnpflichtigen Stoffe rückresorbiert:

Rückresoprtionsrate	
Glucose	100 %
Aminosäuren	100 %
HCO_3^-	100 %
H_2O	99,4 %
Na^+	99,4 %
Cl^-	99,2 %
Harnsäure	90 %
K^+	85 %
Harnstoff	52 %
Kreatinin	0 %

Energiestoffwechsel:

- Im proximalen Tubulus (höchster Energiebedarf in der Niere) entsteht **ATP** mittels **Fettsäure-** und **Ketonkörperverwertung** statt der Glykolyse.
  Rückresorbierte Glucose soll dem Körper zur Verfügung stehen und nicht verbraucht werden.
- In den folgenden Tubulus-Abschnitten kann Glucose verwertet werden:
  - **Rinde:** aerob
  - **Mark:** anaerob (schlechtere O_2-Versorgung)

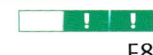

Endokrine Funktionen

Erythropoetin

Calcitriol

Renin-Angiotensin-System

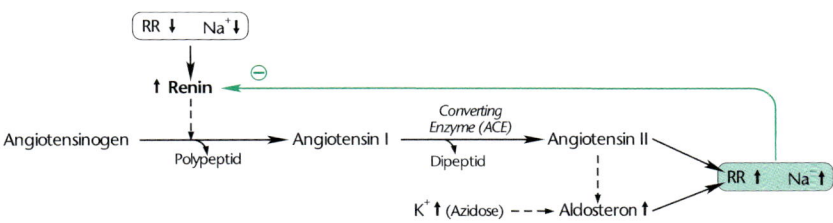

Abb. 15.4: Renin-Angiotensin-Sytem [1]

Erythropoetin (EPO): Glykoprotein
- **Synthese:** von speziellen Fibroblasten in der **Nierenrinde**
- **Funktion:** Stimulation der Erythropoese und Differenzierung der Erythrozyten
- **Regulation der Synthese:**
    - *Stimulation* bei **mangelnder O_2-Versorgung** (z.B. bei arterieller Hypoxie, Anämie) $\rightarrow$ Verstärkung der Transkription des Erythropoetin-Gens
    - *Hemmung* bei **O_2-Überangebot**
- **Renale Anämie:** bei chronischen Nierenerkrankungen kann EPO nicht in ausreichender Menge gebildet werden $\rightarrow$ Erythropoese $\downarrow$ $\rightarrow$ Anämie

    Calcitriol: Das in Haut und Leber synthetisierte 25-Hydroxycholecalciferol wird in der Niere durch Hydroxylierung an C_1 zu 1,25-Dihydroxycholecalciferol (= Calcitriol, wirksamen Form des Vitamin D) umgewandelt.

Renin-Angiotensin-System: bewirkt die Freisetzung von **Aldosteron**
- Na^+-Konzentration $\downarrow$ im Blut und RR $\downarrow$ $\rightarrow$ Synthese von Renin am juxtaglomerulären Apparat der Niere
- **Renin** (*Protease*) spaltet von Angiotensinogen (in der Leber synthetisiert, im Plasma vorhanden) ein Polypeptid ab $\rightarrow$ **Angiotensin I** entsteht.
- Durch das **Angiotensin-Converting-Enzym** (ACE, ubiquitär vorkommend) wird Angiotensin I durch Abspaltung eines Dipeptids zu **Angiotensin II**.
- **Angiotensin II**
    - bewirkt eine Vasokonstriktion $\rightarrow$ RR $\uparrow$
    - fördert die Freisetzung von Aldosteron $\rightarrow$ Na^+-Rückresorption $\uparrow$ in der Niere $\rightarrow$ Na^+-Konzentration $\uparrow$ im Blut

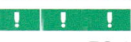
Ernährung I

Nährstoffe

Brennwerte

Energieumsatz

Energiebilanz

Nährstoffe: dienen der Energiegewinnung im Körper, da bei ihrem Abbau Energie in Form von ATP und Wärme (+ CO_2, H_2O, bei Proteinen auch NH_3) entsteht.

Brennwerte:

Nährstoffe	physiologischer Brennwert	Anteil	Bedarf pro Tag	Speicherform
Kohlenhydrate	17 kJ/g	55 %	5 g/kg KG	Glykogen
Fette	39 kJ/g	30 %	0,9 g/kg KG	Triglyceride
Proteine	17 kJ/g	15 %	0,7–1 g/kg KG	Muskelprotein

Der physikalische Brennwert der Proteine (23 kJ/g) ist höher als der physiologische, da im Körper Harnstoff nicht abgebaut wird. Die darin gespeicherte Energie geht durch die Ausscheidung verloren.

Energieumsatz: in kJ/d (1 kcal = 4,184 kJ)

Gesamtumsatz = Grundumsatz + Leistungsumsatz →

- in Ruhe: 8000 kJ/d
- bei leichter Arbeit: 9.200 kJ/d
- bei schwerer Arbeit: 16.800 kJ/d

Energiebilanz:

- **positiv:** Es wird zu viel Nahrung zugeführt → Der Überschuss wird gespeichert.
- **negativ:** Es wird zu wenig Nahrung zugeführt → Der Energiebedarf wird durch Abbau der Speicher gedeckt.

Ernährung II

Essentielle Nahrungsbestandteile

Aminosäuren

Fettsäuren

Vitamine

Spurenelemente

Elektrolyte

Ballaststoffe

Essentielle Nahrungsbestandteile: Sie können vom Körper nicht synthetisiert werden und müssen deshalb mit der Nahrung zugeführt werden.

- **Aminosäuren:** Valin, Leucin, Isoleucin, Lysin, Methionin, Phenylalanin, Tryptophan, Threonin
- **Fettsäuren:** Linolsäure, Linolensäure
- **Vitamine:** Alle Vitamine sind essentiell, müssen aber nur in sehr geringen Mengen in der Nahrung vorliegen (↗ Kap. 10).
- **Spurenelemente:** Eisen, Kupfer, Zink, Jod, Mangan, Kobalt, Molybdän, Selen
- **Elektrolyte:** Natrium, Kalium, Calcium, Chlorid, Magnesium, Phosphat, Sulfat, Hydrogencarbonat

Ballaststoffe:

- **Struktur:** Ballaststoffe sind die in Pflanzen enthaltene Gerüstsubstanzen (z.B. Cellulose). Sie bestehen aus β-glykosidisch verknüpften Kohlenhydraten (außer Lactose). Dem Menschen fehlen die entsprechenden Abbauenzyme.
- **Funktion:** Ballaststoffe beeinflussen die Verdauung: Sie quellen im Darm (Viskosität ↑), regen die Darmmotilität an und werden z.T. von Darmbakterien zu kurzkettigen FS abgebaut. Durch ihren geringen Energiegehalt und hohen Sättigungseffekt sind sie gut geeignete Nahrungsbestandteile bei Adipositas.

Ernährung III

Proteine

Stickstoffbilanz

Biologische Wertigkeit

Parenterale Ernährung

Definition

Bestandteile

Proteine

- **Stickstoffbilanz:** Die Stickstoffausscheidung erfolgt über die Niere als **Harnstoff**, **Kreatinin** und **NH$_3$**. Normalerweise wird so viel Stickstoff ausgeschieden, wie mit stickstoffhaltigen Verbindungen in Proteinen aufgenommen wird. Die Stickstoffbilanz ist bei Aufnahme von mindestens 30–50 g Protein/d ausgeglichen.
  - **Negative Stickstoffbilanz:** Werden wenig oder gar keine Proteine aufgenommen, wird dennoch Stickstoff ausgeschieden (absolutes Minimum der Proteinaufnahme: 15 g Protein/d).
  - **Positive Stickstoffbilanz:** Es wird mehr Stickstoff aufgenommen als ausgeschieden → Aufbau von Proteinen, z. B. im Wachstum, in der Schwangerschaft, bei Muskeltraining.
- **Biologische Wertigkeit:** Ein Nahrungsprotein besitzt eine hohe Wertigkeit, wenn es viele essentielle Aminosäuren enthält. Fehlt in einem Protein jedoch *eine* essentielle AS, ist seine Wertigkeit 0. Tierisches Eiweiß ist hochwertiger als pflanzliches.

Parenterale Ernährung:

- **Definition:** Versorgung des Körpers mit Nährstoffen über intravenöse Infusionen. Dabei wird der Gastrointestinaltrakt umgangen.
- **Bestandteile:** Kohlenhydrate, bei höherem Energiebedarf zusätzlich Fettemulsionen, längerfristig auch AS (v.a. essentielle), Elektrolyte, Spurenelemente, Vitamine, jedoch keine Proteine (Gefahr der Antikörperbildung)

15.3 Magen-Darm-Trakt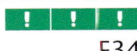

Verdauungssekrete

Mundspeichel

Magensaft

Pankreassekret

Dünndarmsekret

Mundspeichel: gebildet von der Gl. submandibularis, Gl. sublingualis und Gl. parotis
- **Bestandteile:** Amylase und Mucine (schützen die Magenschleimhaut)
- **Regulation:** *Stimulation* der Sekretion durch den Parasympathikus

Magensaft:
- **Bestandteile:**
  - Pepsinogen (Hauptzellen), unter HCl-Einfluss $\rightarrow$ Pepsin
  - HCl und Intrinsic-Faktor (Belegzellen)
  - Mucine (Nebenzellen)
- **Regulation:** *Stimulation* der Sekretion durch Dehnung der Magenwand, Aktivierung des N. vagus, Gastrin und Histamin. *Hemmung* durch Sekretin.

Pankreassekret: enthält $NaHCO_3$ und viele Enzymvorstufen, die von Trypsin durch limitierte Proteolyse aktiviert werden. Trypsin entsteht im Darm durch eine *Enteropeptidase* aus Trypsinogen.
- **Bestandteile:** (Funktion der Enzyme $\nearrow$ Karten 256–258)
  - Endopeptidasen (Trypsinogen, Chymotrypsinogen, Proelastase)
  - Exopeptidasen (Procarboxypeptidase, Proaminopeptidase)
  - Lipase, Phospholipase, Cholesterolesterase, Amylase
  - Ribonuklease, Desoxyribonuklease
- **Regulation:** *Stimulation* der Sekretion durch Sekretin ($\rightarrow NaHCO_3 \uparrow$) und durch ACh, Cholezystokinin/Pankreozymin ($\rightarrow$ vermehrte Sekretion der Enzyme)

Dünndarmsekret: Das Dünndarmsekret wird von Darmepithelzellen gebildet.
- **Bestandteile:** $NaHCO_3$, Disaccharidasen, Dipeptidasen, Aminopeptidasen, Enteropeptidasen und Phosphodiesterasen.

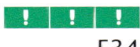

F34

Kohlenhydrate

> Abbau

> Resorption

> Störungen

Abbau:
- **Amylose, Amylopektin** (Stärke) → Maltose, Isomaltose (Pankreas-*Amylase*)
- **Maltose, Isomaltose** → Glucose (*Maltase, Isomaltase*) ⎫
- **Lactose** → Galaktose + Glucose (*Lactase*) ⎬ im Bürstensaum des Duodenums
- **Saccharose** → Fructose + Glucose (*Saccharase*) ⎭

Resorption:
- **Glucose** wird aus dem Darmlumen in die Mucosazellen im Symport mit Na^+ aufgenommen. Treibende Kraft ist ein **Na^+-Konzentrationsgradient**, der durch die Na^+/K^+-ATPase aufgebaut wird. Die Abgabe von Glucose nach extrazellulär (ins Blut) erfolgt über den **GLUT1-Transporter**.
- **Fructose** und **Galaktose** werden wahrscheinlich durch erleichterte Diffusion aufgenommen.

Störungen der Kohlenhydratresorption sind meist bedingt durch einen Mangel oder das Fehlen von Disaccharidasen → Disaccharide bleiben im Darm und lösen eine osmotische Diarrhöe aus.
- **Lactoseintoleranz:** häufige Störung, bedingt durch ein angeborenes Fehlen der Lactase oder durch eine abnehmende Lactaseaktivität mit zunehmendem Alter
- **Saccharase-Isomaltase-Mangel:** selten
- **Maltoseintoleranz:** Mangel an Maltase

15.3 Magen-Darm-Trakt

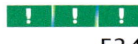

Proteine

Abbau

Resorption

Störung

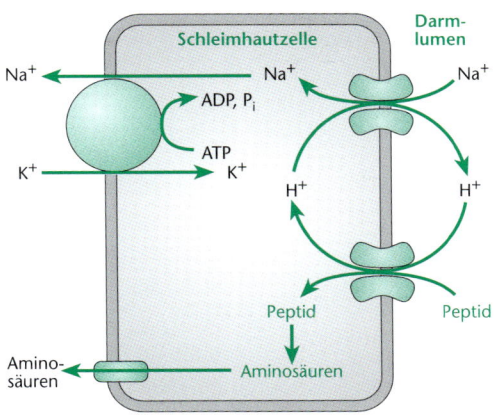

Abb. 15.5: Resorption von Peptiden im Darm [2]

Abbau:

- Proteine werden im Magen durch **HCl** denaturiert und mittels **Pepsin** in Polypeptide gespalten.
- Eine weitere Spaltung erfolgt im Darm durch Enzyme des Pankreas und des Bürstensaums:
  - **Exopeptidasen** spalten vom Ende der Peptide her AS ab: Carboxypeptidasen am C-terminalen, Aminopeptidasen am N-terminalen Ende
  - **Endopeptidasen** spalten innerhalb der Peptidkette
- So entstehen Oligopeptide und freie Aminosäuren.

Resorption:

- **Oligopeptide** werden zusammen mit H^+ entlang eines **Protonengradienten** transportiert. Der Konzentrationsgradient wird mittels eines Na^+/H^+-Austauschers aufgebaut, der H^+ aus der Zelle transportiert. Na^+ wird über die Na^+/K^+-ATPase nach extrazellulär gepumpt ($\nearrow$ Abb. 15.5).
- **Freie Aminosäuren** werden ähnlich wie Monosaccharide über **sekundär aktive Transportsysteme** in die Zelle aufgenommen.

Störung der Peptidspaltung in Dünndarmmukosazellen $\rightarrow$ **Sprue** (genetisch bedingt). Dabei ist v.a. die Spaltung von Gliadinen (Peptide des Glutens, ein Weizenprotein) betroffen. Es bilden sich Antikörper gegen Gliadine $\rightarrow$ Atrophie der Dünndarmzotten $\rightarrow$ Störung der Verdauung und Nährstoffresorption.

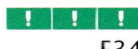
Lipide

Abbau

Resorption

Störungen

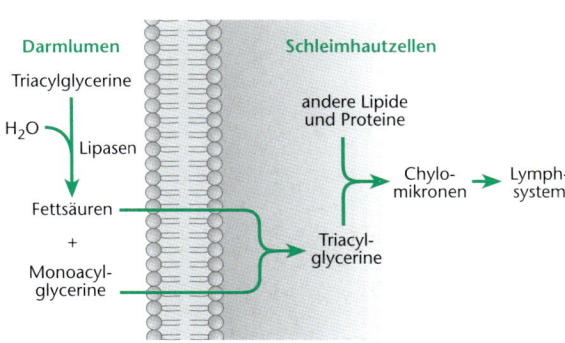

Abb. 15.6: Lipidresorption [6]

Abbau: Triacylglycerine werden durch **Lipasen** gespalten: 15 % durch die *Magenlipase*, der Rest durch die *Pankreaslipase* + *Colipase*

$\rightarrow$ β-Monoacylglycerine + Fettsäuren + Glycerin

Resorption:

- β-Monoacylglycerine bilden zusammen mit Gallensäuren **Mizellen**, die über den Bürstensaum in die Mukosazellen aufgenommen werden. Zusätzlich werden in Mizellen auch Fettsäuren, Cholesterine und fettlösliche Vitamine aufgenommen.
- Fettsäuren und Monoacylglyceride werden in der Mucosazelle wieder zu Triacylglycerinen zusammengesetzt, Cholesterin dagegen wird verestert.
- Die Triacylglycerine werden mit Cholesterinestern, Phospholipiden und ApoB$_{48}$ zu **Chylomikronen** verpackt, welche durch Exozytose von der Zelle freigesetzt werden und über Lymphgefäße ins Blut gelangen ($\nearrow$ Abb. 5.16).

Störungen:

- Resorptionsstörungen führen zu Fettstühlen (= **Steatorrhoe**)
- Störungen sind häufig bedingt durch eine zu niedrige Gallensäurekonzentration im Darm. Diese tritt entweder bei Abflussstörungen der Gallenflüssigkeit (Cholestase) oder bei Störung der Gallensäuresynthese auf.

15.3 Magen-Darm-Trakt

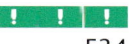

F34

Wasser- und Elektrolytresorption

Wasser

Calcium

Phosphat

Eisen

Verdauungsstörungen

Wasser- und Elektrolytresorption

Wasser:
- **Magen und Duodenum:** Ist der Speisebrei hyperton wird Wasser sezerniert, ist er hypoton wird HCO_3^- sezerniert.
- **Jejunum:** Hier wird die größte Menge des **Wasser**s resorbiert in Kopplung an:
  - Na^+-Transport, welches zusammen mit AS und Monosacchariden aufgenommen wird
  - HCO_3^--Transport.
- **Ileum, Colon:** Hier wird Wasser entlang eines osmotischen Gradienten, der durch aktiven Na^+-Transport entsteht, resorbiert.

Calcium: wird v.a. im **Ileum** über Calciumkanäle in die Mukosazelle aufgenommen und über eine Ca^{2+}-ATPase nach extrazellulär abgegeben. Treibende Kraft der Aufnahme ist der hohe Ca^{2+}-Konzentrationsgradient.

Phosphat: wird im Cotransport mit 2 Molekülen Na^+ im **Jejunum** aufgenommen.

Eisen: wird über einen Transporter v.a. im **Duodenum** als Fe^{2+} in die Mukosazelle aufgenommen und in der Zelle entweder als **Ferritin** gespeichert oder mittels Transferrin im Plasma transportiert.

Verdauungsstörungen:

- **Maldigestion:** Nährstoffe werden nicht mehr ausreichend durch Enzyme gespalten, z.B. bei Pankreasinsuffizienz.
- **Malabsorption:** Störung des Nährstofftransports vom Darm ins Blut, z.B. bei Sprue, M. Chrohn, Colitis ulcerosa.

Extrazelluläre Matrix

Bestandteile

Synthese

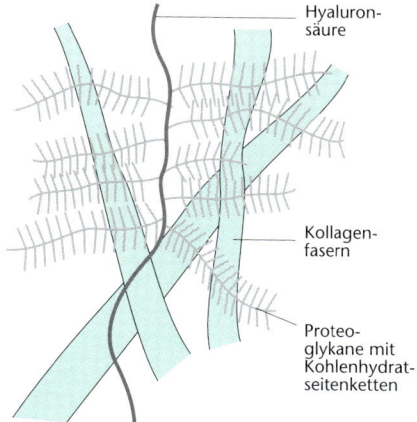

Hyaluron-säure

Kollagen-fasern

Proteo-glykane mit Kohlenhydrat-seitenketten

Abb. 15.7: Aufbau der extrazellulären Matrix [9]

Sie wird von Zellen des Binde- und Stützgewebes (Fibrozyten, Chondrozyten, Osteozyten, Endothelzellen, Mastzellen) gebildet. Das Binde- und Stützgewebe (extrazelluläre Matrix + Zellen) bildet im Körper Knochen, Knorpel, Sehnen und Bänder.

Bestandteile:

- **Kollagen:** wichtig für die mechanische Stabilität von Organen und Geweben
  - Typ I: in Haut, Sehnen, Knochen
  - Typ II: im Knorpel, Glaskörper
  - Typ III: in Gefäßwänden, Haut
  - Typ IV: in Basalmembranen
- **Elastin:** elastische Fasern in Gefäßwänden, Haut und Respirationstrakt
- **Proteoglykane:** Proteine mit Kohlenhydratseitenketten (= **Glykosaminoglykane**) aus repetitiven Disaccharideinheiten, v.a. in Knorpel und lockerem Bindegewebe
- **Hyaluronsäure:** Glykosaminoglykan, enthält kein Protein: N-Acetylglucosamin + Glucuronsäure β-glykosidisch verknüpft zu Disaccharideinheiten, im Glaskörper und der Synovialflüssigkeit
- **Fibronektin:** Glykoprotein, vernetzt v.a. Fibroblasten

Synthese:

- **Elastin:** Polymer aus Tropoelastineinheiten (v.a. aus hydrophoben AS). Zunächst wird Tropoelastin gebildet, von der *Lysyloxidase* werden die Lysinreste verändert, so dass Desmosin/ Isodesmosin entsteht, welches quer vernetzt wird.
  In einer elastischen Faser ist neben dem Elastin Fibrillin (Glykoprotein) enthalten.
- **Proteoglykane:** Zunächst wird der Proteinanteil gebildet. An die Hydroxylgruppe von Serinresten wird ein Tetrasaccharid geknüpft, an welches die *Glykosyltransferase* UDP-Monosaccharide anhängt.

15.4 Binde- und Stützgewebe

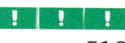

F18

Kollagen

Struktur

Synthese

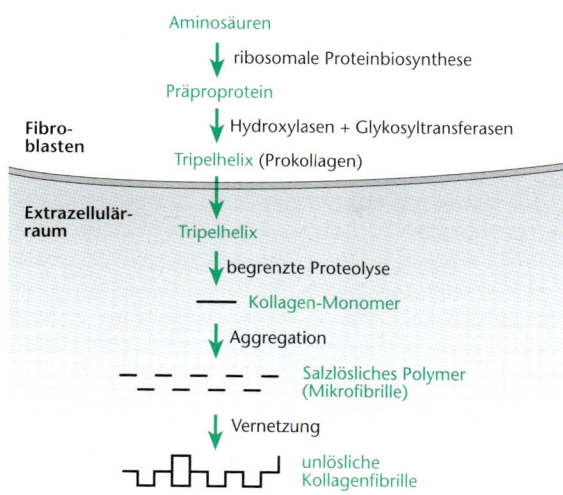

Abb. 15.8: Kollagen-Synthese [5]

Struktur: Kollagen besteht aus einer Polypeptidkette mit der Aminosäurensequenz (**Gly-X-Y**)$_n$ → es enthält ⅓ Glycin, ⅓ Prolin und Hydroxyprolin, ⅓ andere AS.

- **Fibrilläres Kollagen:** Typ I–III, 90 % des Gesamtkollagens im Körper.
  Seine Grundstruktur ist eine **Kollagenhelix**. Dabei lagern sich 3 Kollagenhelixstränge zu einer **Tripelhelix** zusammen. 5 Tripelhelicis bilden zusammen eine **Mikrofibrille**.
- **Nicht-fibrilläres Kollagen:** Typ IV

Synthese: in Fibroblasten und extrazellulär (↗ Abb. 15.8)
(1) Synthese eines **Präproproteins** (Protokollagen) am rauhen ER
(2) Hydroxylierung der Lysin- und Prolinseitenketten (Ascorbinsäure abhängig), z. T. Glykosylierungen
(3) Aus den Peptidketten bildet sich eine Tripelhelix, diese wird über Disulfidbrücken (N-, C-terminal) stabilisiert → **Prokollagen**.
(4) Transport der Tripelhelix in den Extrazellulärraum.
(5) Abspaltung N- und C-terminaler Propeptide (Proteolyse)
(6) Glykosylierung einzelner Hydroxylgruppen; dabei werden Disaccharide aus Glucose und Galactose angeknüpft
(7) Kollagen-Monomere lagern sich zu **Mikrofibrillen** zusammen (lösliches Polymer).
(8) Desaminierung der Lysylreste durch die *Lysyloxidase*. Dadurch entstehen reaktive Aldehydgruppen, die zur unlöslichen Quervernetzung der **Kollagenfibrille** führen.

15.4 Binde- und Stützgewebe

F18

Abbau der extrazellulären Matrix

Kollagen

Elastin

Proteoglykane

Erkrankungen

Abbau der extrazellulären Matrix

Kollagen: Abbau durch *Kollagenasen* (Zink-Proteasen, Matrix-Metalloproteasen). Diese werden von Fibroblasten und anderen Zellen als inaktive Proenzyme gebildet und im Extrazellulärraum durch Proteolyse aktiviert.

Elastin: Abbau durch *Elastasen*

Proteoglykane: Abbau durch *lysosomale Hydrolasen* (Sulfatidasen, Hexosaminidasen, Galaktosidasen) und *Peptidasen*.

Erkrankungen

- **Ehlers-Danlos-Syndrom:** Überdehnbarkeit der Haut, Überstreckbarkeit der Gelenke. Verschiedene Ursachen (→ 9 Typen), z.B. Typ IV: Defekt der Lysylhydroxylase mit gestörter Kollagenvernetzung
- **Osteogenesis imperfecta** („Glasknochenkrankheit"): gestörte Synthese von **Kollagen I** → führt v.a. zu brüchigen Knochen, schwachen Sehnen, dünner Haut
- **Skorbut:** Durch Mangel an Vitamin C (Ascorbinsäure) kommt es zu ungenügender Hydroxylierung bei der Kollagensynthese → Blutungen, Zahnausfall.
- **Marfan-Syndrom:** Defekt im Fibrillin-Gen (wichtig für elastische Fasern) → Hochwuchs, Linsenveränderungen

15.4 Binde- und Stützgewebe

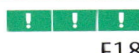

F18

Stützgewebe

Knochen

Knorpel

Zahnhartsubstanz

Knochen:
- **Bestandteile:**
  - 70% Calcium-Hydroxylapatit → dient als **Calcium-, Phosphatspeicher**
  - 10% Wasser
  - 20% extrazelluläre Matrix (v.a. Kollagen Typ I)
  - **Osteoblasten:** Knochenaufbau (→ Osteozyten = inaktive Form)
  - **Osteoklasten:** Knochen**abbau** („**kl**auen Knochen")
- **Knochenumbau:** erfolgt ständig durch Osteoklasten und Osteoblasten
  - Osteoblasten setzen nach Aktivierung IL 1 frei
  - IL 1 aktiviert die Osteoklasten → Knochenabbau, freiwerdendes Ca^{2+} wird nach extrazellulär transportiert und ans Blut abgegeben.
  - Osteoklasten aktivieren danach die Osteoblasten und sterben ab.
  - Osteoblasten bilden Kollagene und Proteoglykane zum Verschluss der Lücke im Knochen und lagern dort Calcium- und Phosphationen ein → Hydroxylapatit.

Knorpel: enthält keine Gefäße
- **Bestandteile:**
  - 70–80% Wasser
  - Proteoglykane, Hyaluronsäure (osmotisch wirksam)
  - Kollagen Typ II
  - Chondrozyten

Zahnhartsubstanz (Dentin)
- **Hauptbestandteile:** 75% Calcium-Hydroxylapatit, 11% sonstige Mineralien, 8% Kollagen, v.a. Typ I, 5% Wasser

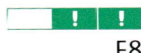

Aufbau

Proteine

Struktureinheiten

Fasertypen

Myoglobin

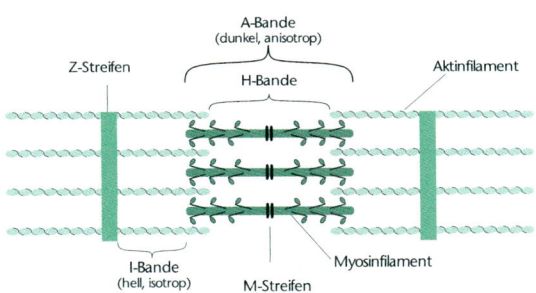

Abb. 15.9: Sarkomer (nicht kontrahiert) [1]

Proteine: Die Grundbausteine der Muskelzelle sind die Proteine **Aktin** und **Myosin** (**Myofilamente**). Durch eine regelmäßige Anordnung von dünnen (Aktin) und dicken (Myosin) Filamenten entsteht die **Querstreifung** (im Herz-, Skelettmuskel). Diese fehlt beim glatten Muskel.

Struktureinheiten (Auflistung von mikroskopisch nach makroskopisch): Myofilamente $\rightarrow$ Sarkomer $\rightarrow$ Myofibrille $\rightarrow$ Muskelfaser $\rightarrow$ Faserbündel $\rightarrow$ Muskel

Fasertypen: Man unterscheidet rote und weiße Fasern, die beide innerhalb eines Muskels vorkommen.

Fasertyp	Funktion	Kontraktion	Mitochondrien	Myoglobin	vorwiegender Energiegewinn
rot	Haltearbeit $\rightarrow$ Ausdauerleistungen	lang	viele	viel	**aerob:** β-Oxidation, Citratzyklus, Atmungskette
weiß	schnelle Bewegungen	kurz, schnell	wenige	wenig	**anaerob:** Glykolyse, Glykogenolyse

Myoglobin:
- **Struktur:** ähnlich dem Hämoglobin, es besteht aber nur aus einer Peptidkette (Monomer) $\rightarrow$ kein kooperativer Effekt. Im Unterschied zum Hb nimmt es schneller O_2 auf, kann diesen aber nur bei sehr niedrigem pO_2 wieder abgeben.
- **Funktion:** speichert O_2 und versorgt damit das Muskelgewebe.

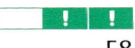
Kontraktion I

Myosin

Aktin

Mechanismus

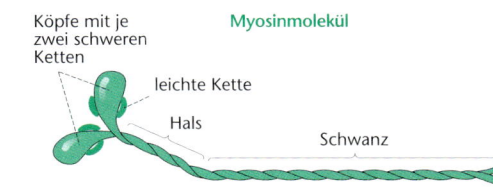

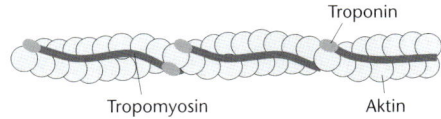

Abb. 15.10: Myosinmolekül, Aktinfilament [1]

Myosin:

- **Struktur:** Ein Myosinfilament setzt sich aus vielen Myosinmolekülen zusammen.
Die Moleküle bestehen je aus 2 schweren und 4 leichten Ketten und lassen sich in Kopf, Hals und Schwanz unterteilen (↗ Abb. 15.10).
- **Funktion:** Der Kopf besitzt die Aktivität einer **ATPase**. In weißen Fasern ist die Myosin-ATPase-Aktivität hoch → eine schnelle Kontraktion ist möglich. In roten Fasern ist die Aktivität niedrig.

Aktin:

- **Struktur:** Die Aktinfilamente bestehen aus zu Ketten zusammengesetzten Aktinmolekülen (**G-Aktin**).
Zwei Aktinketten sind in einem Filament miteinander verdreht und enthalten in den Furchen Tropomyosin, das im Ruhezustand die Myosinbindungsstelle blockiert, sowie Troponin (Komplex aus Troponin C, I, T) (↗ Abb. 15.10).

Mechanismus: Gleit-Filament-Theorie

- Ist kein ATP vorhanden, ist der Myosinkopf fest mit dem Aktinfilament verbunden (→ Querbrücke).
- Bindet ATP an den Myosinkopf, löst sich die Bindung („Weichmacherfunktion").
- Die Myosin-ATPase (*Cofaktor:* Mg^{2+}), aktiviert durch ein ankommendes AP, spaltet das ATP → ADP + P_i. Die Metabolite bleiben zunächst gebunden.
- Myosin bindet erneut an Aktin (möglich durch freigesetztes Ca^{2+}, ↗ Karte 266)
- Durch die **Freisetzung des P_i** bewegt sich der an Aktin gebundene Myosinkopf („Abknicken") und **verschiebt** das Aktin gegen das Myosin, sie gleiten ineinander.
- ADP wird freigesetzt, das Myosin bleibt am Aktin gebunden.

Kontraktion II

Funktion von Ca^{2+}

Relaxation

Funktion von Ca^{2+}: Kontraktionsauslösung

- eintreffendes AP → **ACh-Freisetzung** an der neuromuskulären Endplatte → **Depolarisation** → zytosolische Ca^{2+}-Konzentration ↑ durch:
  - Erhöhung der *Ca^{2+}-Permeabilität* → Einstrom von Ca^{2+} über Ca^{2+}-Kanäle
  - Weiterleitung der Depolarisation über transversale Tubuli zum *sarkoplasmatischen Retikulum* (SR) → Ca^{2+}-Freisetzung.
- **Quer gestreifter Muskel:**
  Ca^{2+} lagert sich an das **Troponin C**
  → Konformationsänderung und Verlagerung des **Tropomyosins**
  → Freigabe der Myosinbindungsstelle am Aktin
- **Glatter Muskel:**
  - Ca^{2+} bindet an **Calmodulin** → Aktivierung der **Myosinkinase** → Phosphorylierung und damit Aktivierung der Myosin-ATPase → Kontraktion
  - Die **Proteinkinase A** (PKA) setzt die Ca^{2+}-Affinität der Myosinkinase herab
    → Phosphorylierung der Myosin-ATPase ↓ → Relaxation
  - Die PKA wird durch cAMP aktiviert. Katecholamine bewirken über β-Rezeptoren eine Erhöhung des cAMP-Spiegels und damit eine Aktivitätssteigerung der Proteinkinase A, was zur Relaxation führt.

Relaxation:
Neben der Relaxation in der glatten Muskulatur durch Herabsetzen der Ca^{2+}-Affinität, kommt es durch *Senkung der Ca^{2+}-Konzentration* in beiden Muskelarten zur Relaxation.
Ca^{2+} wird mittels eines Na^+/Ca^{2+}-Antiporters (gekoppelt an eine Na^+/K^+-ATPase) aus der Zelle transportiert bzw. mittels einer Ca^{2+}-ATPase ins SR aufgenommen.

15.5 Muskulatur

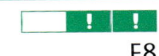

Energiestoffwechsel

Kreatinphosphat

Glucose und Glykogen

Fettsäuren und Ketonkörper

Substrate der einzelnen Muskelarten

Die Muskelkontraktion erfordert Energie in Form von ATP,
Kreatinphosphat: Synthese ↗ Kap. 15.1
- **Funktion:** Energielieferant zur Regeneration von verbrauchtem ATP bei kurzfristiger Belastung im Muskel .
- in Ruhe: Kreatin + ATP → Kreatinphosphat + ADP (mitochondriale *Kreatinkinase*)
- bei Belastung: Kreatinphosphat + ADP → Kreatin + ATP (*Kreatinkinase* im Zytosol)

Glucose und Glykogen: Energiegewinnung bei andauernder Arbeit. Der Abbau erfolgt:
- **Aerob:** Über die Glykolyse wird Glucose zu Pyruvat abgebaut, welches über Citratzyklus und Atmungskette zur ATP-Synthese genutzt wird.
Z.T. wird Pyruvat in der Muskulatur durch die Aufnahme von Aminogruppen aus dem AS-Stoffwechsel zu Alanin umgewandelt, welches von der Leber wieder zu Pyruvat und Stickstoff abgebaut wird. → **Alaninzyklus** (↗ Abb. 3.9, ↗ Kap. 3.3)
- **Anaerob:** Ist bei maximaler Arbeit zu wenig O_2 vorhanden, wird Glucose zu Lactat abgebaut, welches über das Blut zur Leber gelangt, wo es der Gluconeogenese dient. Hier entstandene Glucose wird über das Blut zurück zur Muskulatur transportiert → **Corizyklus** (↗ Abb. 3.9).

Fettsäuren und Ketonkörper: Bei Hunger und Ausdauerleistungen werden FS und Ketonkörper zur Energiegewinnung genutzt. Fettsäuren werden über die β-Oxidation abgebaut und wie Ketonkörper in Citratzyklus und Atmungskette oxidiert (↗ Kap. 5.5).

Substrate der einzelnen Muskelarten:
- **Skelettmuskel** und **Herzmuskel** gewinnen Energie durch die Verwertung von Glucose, Fettsäuren und Glykogen; der Herzmuskel kann auch Lactat verwerten.
- **Glatte Muskeln** verwerten ausschließlich Glucose und Fettsäuren.

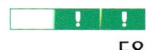

Erkrankungen

McArdle-Syndrom

Muskeldystrophie

Kardiomyopathie

Herzinfarktdiagnostik

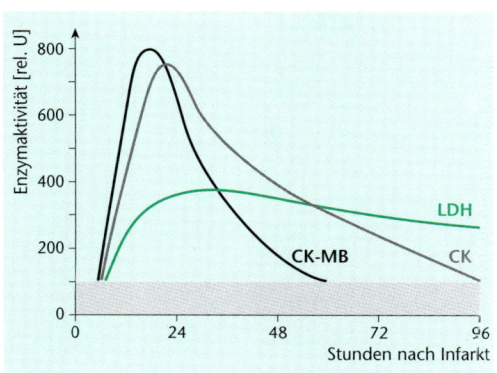

Abb. 15.11: Enzymaktivitäten im Serum nach einem Herzinfarkt [2]

McArdle-Syndrom: Glykogenspeicherkrankheit Typ IV mit Defekt der *Glykogenphosphorylase* → Vermehrung des Glykogens im Muskel, das aber nicht abgebaut werden kann → schnelle Ermüdbarkeit, Muskelschwäche und bei starker Belastung Lähmungserscheinungen.

Muskeldystrophie: Mutation im Dystrophin-Gen (Dystrophin verknüpft Proteine der extrazellulären Matrix mit Bestandteilen der Muskelzellen) → Muskelschwund

Kardiomyopathie: Die familiäre hypertrophe Variante ist bedingt durch Genmutationen im Myosin, Troponin oder Tropomyosin.

Herzinfarktdiagnostik: Bei der durch einen Herzinfarkt ausglösten Gewebsschädigung kommt es zur Freisetzung von herzspezifischen Enzymen ins Blut, die eine frühe Diagnose des Infarkts ermöglichen.
- **Lactatdehydrogenase (LDH):** es gibt 5 verschiedene Isoenzyme (LDH 1–5)
  - **LDH 1** und **2** v.a. im Herzmuskel
  - LDH 5 v.a. im Skelettmuskel
- **Kreatinkinase (CK):** 3 verschiedene Isoenzyme (CK-MM, -MB, -BB)
  - CK-MM v.a. im Skelettmuskel
  - **CK-MB** v.a. im Herzmuskel. Ist der Anteil der CK-MB größer als 6 % der Gesamt-CK gilt die Diagnose des Herzinfarkts als gesichert.
- **Kardiales Troponin T** und **I:** sind herzmuskelspezifisch und reagieren mit hoher Sensitivität und Spezifität auf einen Herzinfarkt.

Die Enzymdiagnostik ist v.a. in der Frühphase des Infarkts wichtig, da hier oft noch keine EKG-Veränderungen vorliegen, die Enzyme im Serum aber schon ab ~ 4 h nach dem Infarkt erhöht sind (↗ Abb. 15.11).

15.6 Fettgewebe

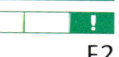

F2

Aufgaben

Lipogenese

Lipolyse

Weitere Funktionen

Lipogenese: Synthese von Triacylglycerinen (↗ Kap. 5.4)
- **Ablauf:** Aus **Lipoproteinen** (Chylomikronen, VLDL) werden extrazellulär durch die *Lipoproteinlipase* FS freigesetzt, welche nach Aufnahme ins Fettgewebe zu **Acyl-CoA** aktiviert werden. Durch Veresterung mit α-Glycerophosphat (gebildet aus Dihydroxyacetonphosphat aus der Glykolyse) entstehen Triacylglycerine.
- **Regulation:** stimuliert durch Insulin → Lipoproteinlipase ↑ , Glucose-Transport ins Fettgewebe ↑

Lipolyse: Abbau von Triacylglycerinen (↗ Kap. 5.4)
- **Ablauf:** Im Fettgewebe spaltet die *hormonsensitive Lipase* Triacylglycerine zu FS und Glycerin, welches übers Blut zur Leber transportiert wird (→ DAP → Glykolyse). Die FS gelangen übers Blut zu Fett-verstoffwechselnden Geweben.
- **Regulation:**
  - Glucagon, Katecholamine aktivieren die Proteinkinase A → aktiviert die Lipase
  - Insulin → Dephosphorylierung der Lipase → hemmt die Lipase

Weitere Funktionen: (↗ Kap. 5.1)
- **Hormonproduktion:**
  - **Estrogene** aus Androgenen (durch *Aromatasen*)
  - **Angiotensin II** über das Renin-Angiotensin-System
  - **Zytokine** (TNFα, TGFγ)
- **Energiespeicher:** ca. 93.000 kcal sind in den 8–10 kg Fettgewebe des Körpers gespeichert.
- **Wärmeisolation:** durch das subkutane Fettgewebe
- **Wärmeproduktion:** im braunen Fettgewebe (beim Säugling)
- **Schutzpolster:** zum Schutz von Organen (z. B. Niere), Druckpolster (Fußsohle)

Leptin

Synthese

Funktion

Adipositas

Leptin

Synthese: Leptin ist ein Peptidhormon, das im Fettgewebe synthetisiert wird.
- **Aktivierung:** durch Insulin, Glucocorticoide
- **Hemmung:** durch Catecholamine, Sexualhormone, Schilddrüsenhormone

Funktion:
- Konstanthaltung der Körperfettmasse (je mehr Fett der Körper enthält, desto mehr Leptin ist vorhanden)
- **Mechanismus:** Wechselwirkungen des Leptins mit Rezeptoren im Hypothalamus vermindern die Ausschüttung von Neurohormonen (v.a. Neuropeptid Y), die die Nahrungsaufnahme fördern.

Adipositas

Unter Adipositas versteht man eine über die Norm hinausgehende Vermehrung des Fettgewebes.
- **Ursachen:** genetische Faktoren (25–50%), Bewegungsmangel, zu hoher Lipidanteil der Nahrung
- **Pathogenese:** Die Leptinkonzentration im Blut ist aufgrund der größeren Körperfettmasse erhöht; vermutlich liegt aber eine Leptin-Resistenz im Hypothalamus vor, die zu einem gestörten Sättigungsgefühl führt.
- **Begleiterkrankungen:** Diabetes Typ II, Arteriosklerose, Hypertonie, Gallensteine

15.7 Nervensystem

Stoffwechsel

Myelin

Aktionspotential

Neurotransmitter

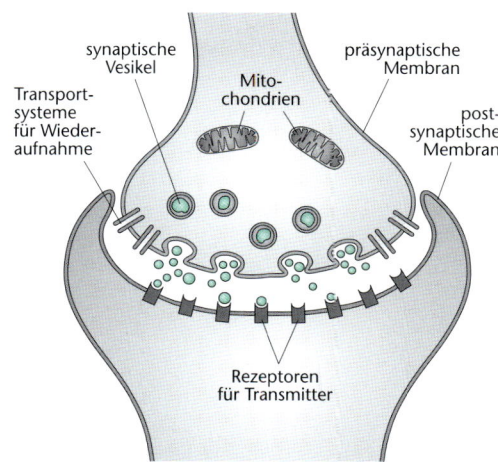

Abb.15.12: Synapse

Das ZNS deckt seinen Energiebedarf (20 % des Gesamtgrundumsatzes) mit der Verwertung von **Glucose**, welche zu $H_2O + CO_2$ oxidiert wird. im Hungerzustand kann das ZNS nach einer Anpassungszeit auch **Ketonkörper** verwerten, ⅓ des Energiebedarfs muss aber weiterhin mit Glucose gedeckt werden.

Myelin: Bestandteil der Markscheide eines Nervs, von Gliazellen gebildet
- **Aufbau:** 30 % Proteine, 70 % Lipide (**Cholesterin; Sphingolipide:** Cerebroside, Sulfatide; **Phospholipide:** Sphingomyelin, Phosphatidylcholin, -ethanolamin, -serin)

Aktionspotential:
- *Depolarisation* der Zelle durch Na^+-Einstrom
- *Repolarisation* der Zelle durch K^+-Ausstrom und mittels der Na^+/K^+-ATPase

Neurotransmitter: sind wichtig für die *Signalübertragung* zwischen Zellen an Synapsen. Sie werden präsynaptisch mittels Exozytose durch ein eintreffendes AP ($\rightarrow Ca^{2+}$-Einstrom) freigesetzt und binden postsynaptisch an Rezeptoren. Im synaptischen Spalt verbleibende Neurotransmitter werden präsynaptisch wieder aufgenommen oder abgebaut. Wichtige Neurotransmitter sind:
- **Acetylcholin:** motorische Endplatte; parasympathische, präganglionäre Synapsen
- **Noradrenalin:** postganglionäre sympathische Synapsen, Hypothalamus
- **Serotonin:** Hypothalamus, Ncl. caudatus, Epiphyse
- **Dopmanin:** Corpus striatum, Putamen, Ncl. caudatus
- **GABA:** RM (Purkinje-Zellen), Kortex ⎫
- **Glycin:** RM, Stammhirn ⎬ hemmende Wirkung

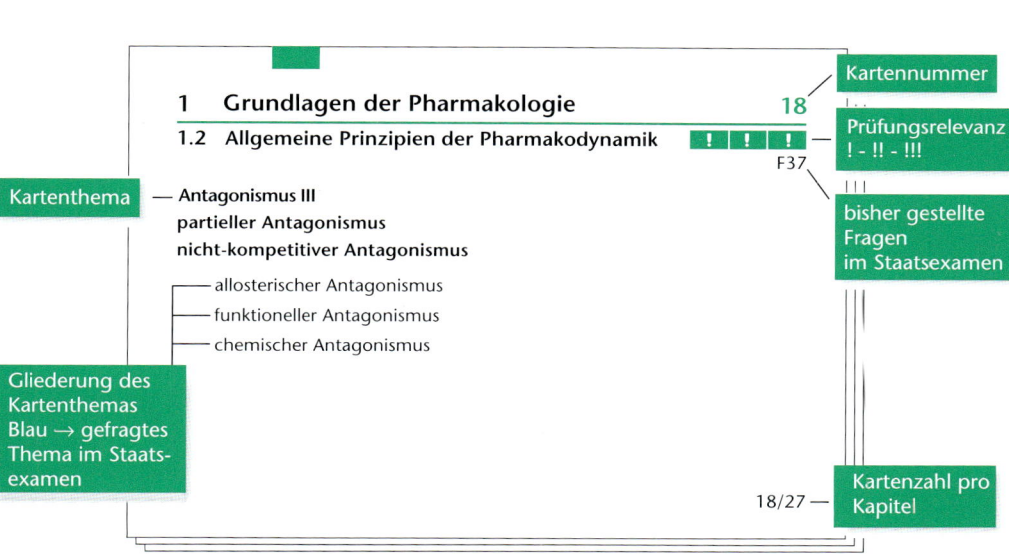

Kartennummer

1 Grundlagen der Pharmakologie 18

1.2 Allgemeine Prinzipien der Pharmakodynamik ! ! !

F37

Prüfungsrelevanz
! - !! - !!!

bisher gestellte Fragen im Staatsexamen

Kartenthema — Antagonismus III
partieller Antagonismus
nicht-kompetitiver Antagonismus

allosterischer Antagonismus
funktioneller Antagonismus
chemischer Antagonismus

Gliederung des Kartenthemas
Blau → gefragtes Thema im Staatsexamen

18/27 —

Kartenzahl pro Kapitel

Benutzerhinweise

Der Aufbau der Karten ist eng am GK1 und an den vom IMPP gestellten Fragen orientiert. Die prüfungsrelevanten Themen sind auf der Vorderseite farbig gekennzeichnet.

Die Unterkapitel (z.B. 9.2 Rückenmark) sind nach ihrer Relevanz im Physikum eingeteilt:

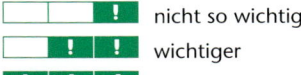

nicht so wichtig

wichtiger

sehr wichtig

Direkt darunter ist die Anzahl der bisher gestellten Fragen im Physikum angegeben (z.B. F3).

Die Kartennummer steht rechts oben auf der Karte, die Anzahl der Karten pro Kapitel ist rechts unten angegeben (z.B. 3/25 → 3. Karte von 25 in Kapitel 9). So findet man sich leicht zurecht.

Nun kann's losgehen!
Viel Spaß beim Lernen mit den Karten und viel Glück bei der Prüfung!

Abkürzungsverzeichnis

1,25-D3	Calcitriol (= 1,25-Cholecalciferol)	CK	Kreatinkinase
A	Adrenalin	Co	Coenzym
AAK	Autoantikörper	CoA	Coenzym A
Ach	Acetylcholin	CPS	Carbamylphosphatsynthetase
ACTH	adrenocorticotropes Hormon	CRH	Corticotropin-Releasing-Hormon
ADH	antidiuretisches Hormon	CTP	Cytosintriphosphat
	(= Vasopressin)	D.i.	Diabetes insipidus
ADP	Adenosindiphosphat	D.m.	Diabetes mellitus
Ag	Antigen	DAG	Diacylglycerin
Ak	Antikörper	DAP	Dihydroxyacetonphosphat
ALA	Aminolävulinsäure	DNA	Deoxyribonucleinsäure
AMP	Adenosinmonophosphat	dNTPs	deoxy-Nucleotide als
ANF	atrialer natriuretischer Faktor		Sammelbegriff für dATP, dGTP,
	(= Atriopeptin)		dCTP, dTTP
ANP	atriales natriuretisches Peptid	DOPA	Dihydroxyphenylalanin
AP	Aktionspotential	EDTA	Ethylendiamintetraacetat
AS	Aminosäure	ER	endoplasmatisches Retikulum
ATP	Adenosintriphosphat	F-2,6-bP	Fructose-2,6-bisphosphat
BE	base excess (= Basenüberschuss)	F-6-P	Fructose-6-Phosphat
bp	Basenpaar	FAD	Flavinadenindinukleotid
C2	Alkohol (Ethanol)	FMN	Flavinmononukleotid
cAMP	cyclisches AMP	Fru	Fructose
CCK	Cholecystokinin	FS	Fettsäure
cDNA	complementäre DNA	FSH	follikelstimulierendes Hormon

GABA	gamma-Aminobuttersäure		IMP	Inosinmonophosphat
Gal	Galaktose		INF	Interferon
GG	Gleichgewicht		IP	isoelektrischer Punkt
GIP	gastrisches inhibitorisches Peptid		IP3	Inositoltriphosphat
GHRH	Growth-Hormon-Releasing-Hormon		IRS	Insulin-Rezeptor-Substrat
GIT	Gastrointestinaltrakt		KG	Körpergewicht
Gluc	Glucose		KH	Kohlenhydrat
GLUT	Glucosetransporter		KHK	koronare Herzkrankheit
GMP	Guanosinmonophosphat		KM	Knochenmark
GnRH	Gonadotropin-Releasing-Hormon		LCAT	Lecithin-Cholesterin-Acyl-Transferase
GOT	Glutamat-Oxalacetat-Transaminase		LDH	Lactatdehydrogenase
GPT	Glutamat-Pyruvat-Transaminase		LDL	low-density Lipoprotein
GSH	Glutathion		LH	luteinisierendes Hormon
GSSG	Glutathiondisulfid		LH-RH	luteinisierendes Hormon-Releasing-Hormon
GTP	Guanosintriphosphat			
Hb	Hämoglobin		LK	Lymphknoten
HDL	high-density Lipoprotein		MAO	Monoaminoxidase
HF	Herzfrequenz		Met-Hb	methyliertes Hämoglobin
HHL	Hypophysenhinterlappen (Neurohypophyse)		MG	Molekulargewicht
			mRNA	messenger-RNA
HMG-CoA	β-Hydroxy-β-Methyl-Glutaryl-CoA		MW	Mittelwert
hnRNA	heterogene nukleäre RNA		MWG	Massenwirkungsgesetz
HVL	Hypophysenvorderlappen (Adenohypophyse)		NA	Noradrenalin
			NADH	Nikotinamidadenindinucleotid
IDL	intermediate-density Lipoprotein		NADPH	Nikotinamidadenindinucleotidphosphat
IGF	Insulin-like Growth-Faktor			
IL	Interleukin		NANA	N-Acetyl-Neuraminsäure

NNM	Nebennierenmark	snRNA	small-nuclear RNA
NNR	Nebennierenrinde	SR	sarkoplasmatisches Retikulum
P	Phosphat	SRH	Somatotropin-Releasing-Hormon
PAF	Platelet-Activating-Factor		(= Somatoliberin = GHRH)
PALP	Pyridoxalphosphat	SRIH	Somatotropin-Releasing-Inhibiting-
PDK1	PIP3-Dependent-Kinase		Hormon (= Somatostatin)
PEP	Phosphoenolpyruvat	S-S	Disulfidbrückenbindung
PI3	Phosphatidylinositol-3-Phosphat	STH	Somatotropin
PIH	Prolaktin Release Inhibiting Hormon	TAG	Triacylglycerin
PIP3	Phosphatidylinositol-3,4,5-Phosphat	THF	Tetrahydrofolsäure
PK A	Proteinkinase A	TIM	Triosephosphatisomerase
PKU	Phenylketonurie	TNF	Tumor-Nekrose-Faktor
PL A2	Phospholipase A2	TPP	Thiaminpyrophosphat
PL C	Phospholipase C	TRH	Thyrotropin-Releasing-Hormon
PP	Pyrophosphat	tRNA	transfer-RNA
PRPP	Phosphoribosyl-pyrophosphat	TSH	Thyreotropin
PTH	Parathormon	TTPs	Thymintriphosphat
Rib	Ribose	UE	Untereinheit
RNA	Ribonucleinsäure	VLDL	very-low-density Lipoprotein
RR	Riva Rocci (Abk. für Blutdruck)	ZNS	zentrales Nervensystem
rRNA	ribosomale-RNA		
SAM	S-Adenosyl-Methionin		
	(Methylgruppendonor)		

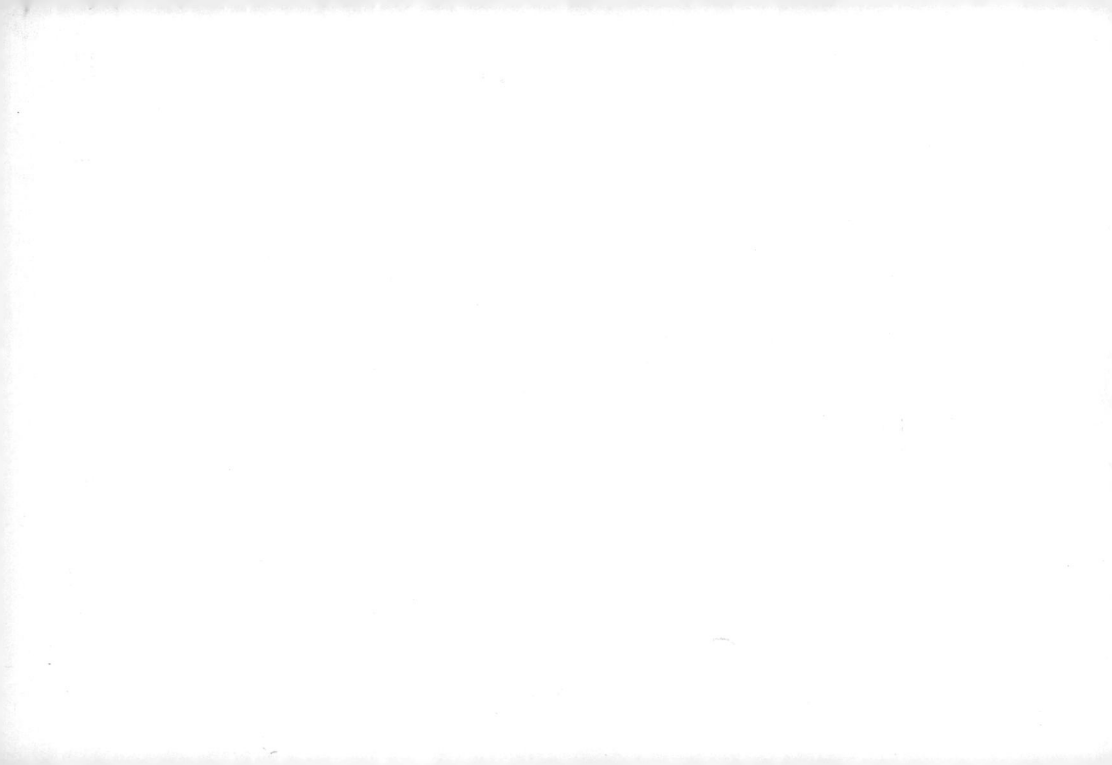

Tafel 6.1 Harnstoffzyklus

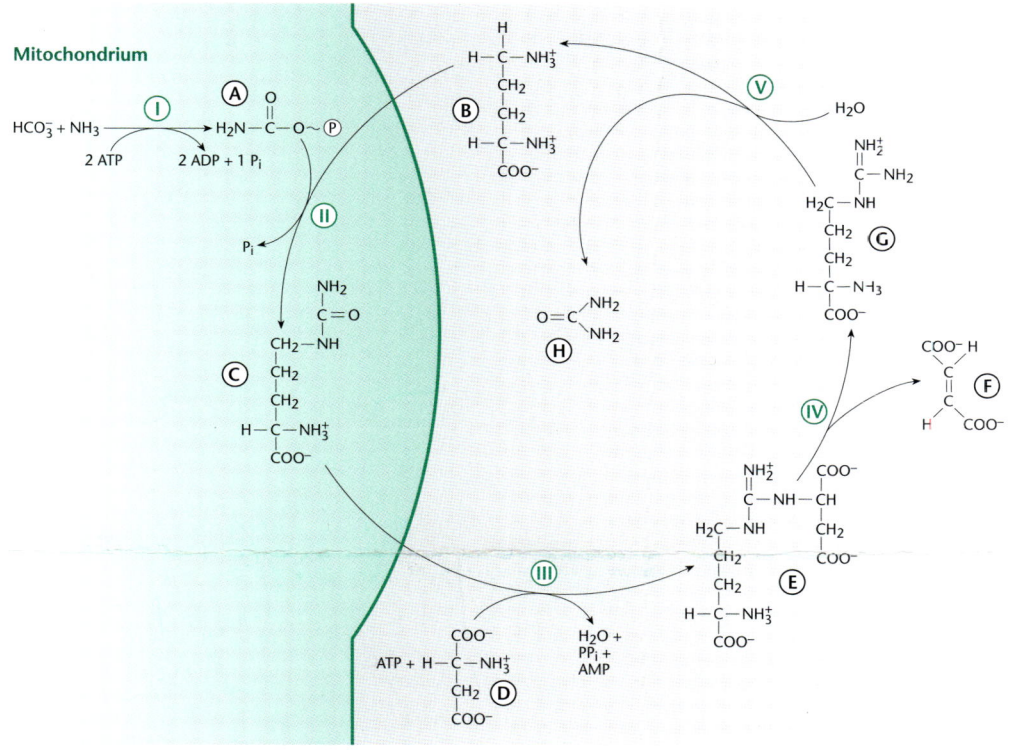

Reaktionspartner
- Ⓐ Carbamylphosphat
- Ⓑ Ornithin
- Ⓒ Citrullin
- Ⓓ Aspartat
- Ⓔ Argininosuccinat
- Ⓕ Fumarat
- Ⓖ Arginin
- Ⓗ Harnstoff

Enzyme
- Ⓘ Carbamylphosphatsynthetase I
- ⒾⒾ Ornithintranscarbamylase
- ⒾⒾⓘ Argininosuccinatsynthase
- ⒾⓋ Argininosuccinase
- Ⓥ Arginase

Tafel 7.1: Pyrimidinsynthese [1]

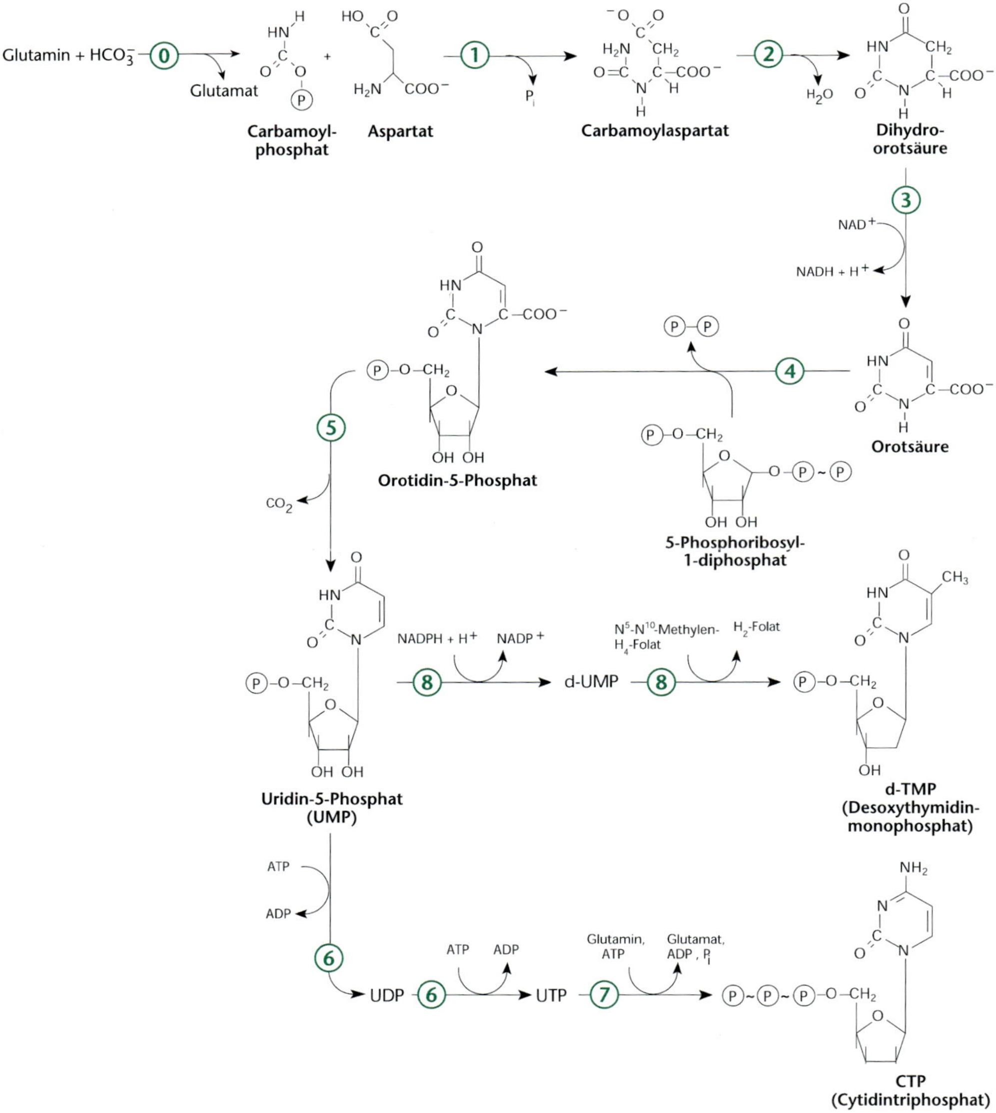

Glutamin + HCO$_3^-$ — **0** → Carbamoyl-phosphat + Aspartat — **1** → Carbamoylaspartat — **2** → Dihydro-orotsäure

Glutamat

Carbamoyl-phosphat   **Aspartat**   **Carbamoylaspartat**   **Dihydro-orotsäure**

3 NAD$^+$ → NADH + H$^+$

Orotsäure

4 P–P

5-Phosphoribosyl-1-diphosphat

Orotidin-5-Phosphat

5 CO$_2$

Uridin-5-Phosphat (UMP)

8 NADPH + H$^+$ → NADP$^+$ → d-UMP — **8** N^5-N^{10}-Methylen-H$_4$-Folat → H$_2$-Folat → **d-TMP (Desoxythymidin-monophosphat)**

6 ATP → ADP

6 ATP → ADP
UDP — **6** → UTP — **7** → CTP

Glutamin, ATP → Glutamat, ADP, P$_i$

CTP (Cytidintriphosphat)

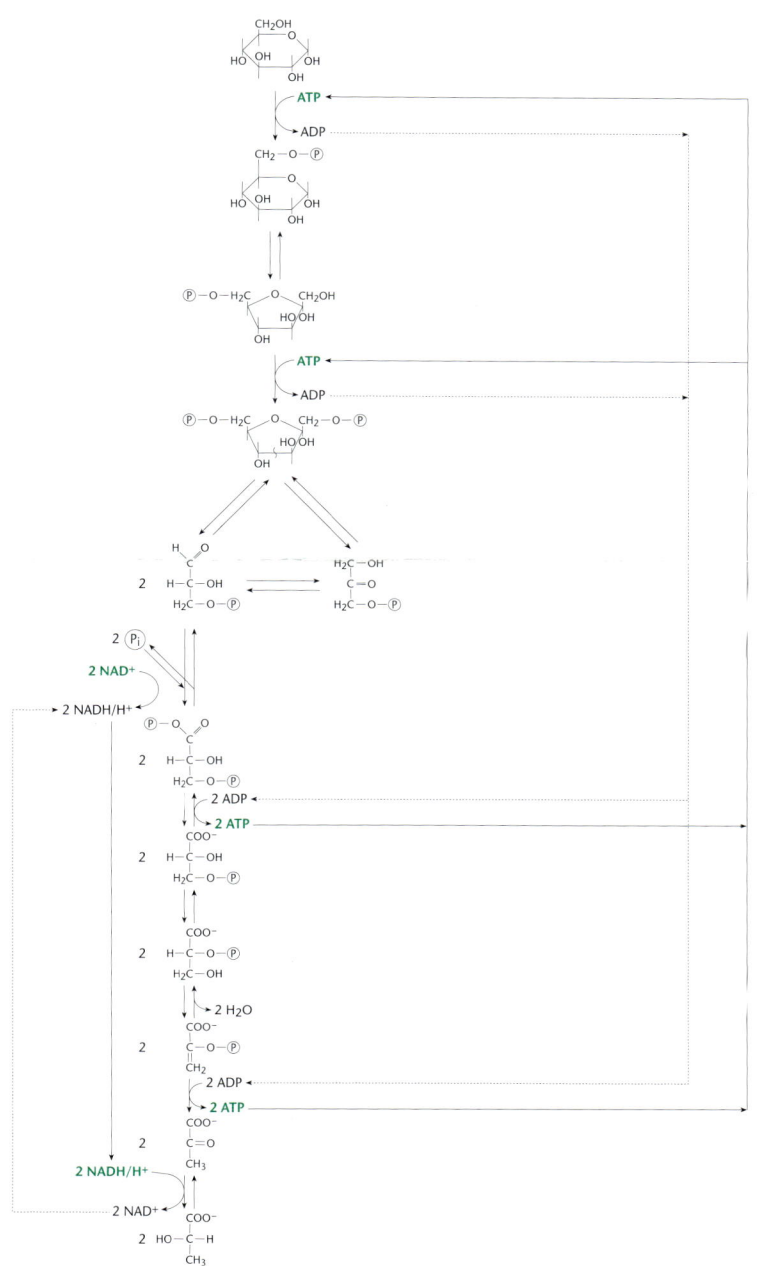

Tafel 3.1: Glykolyse

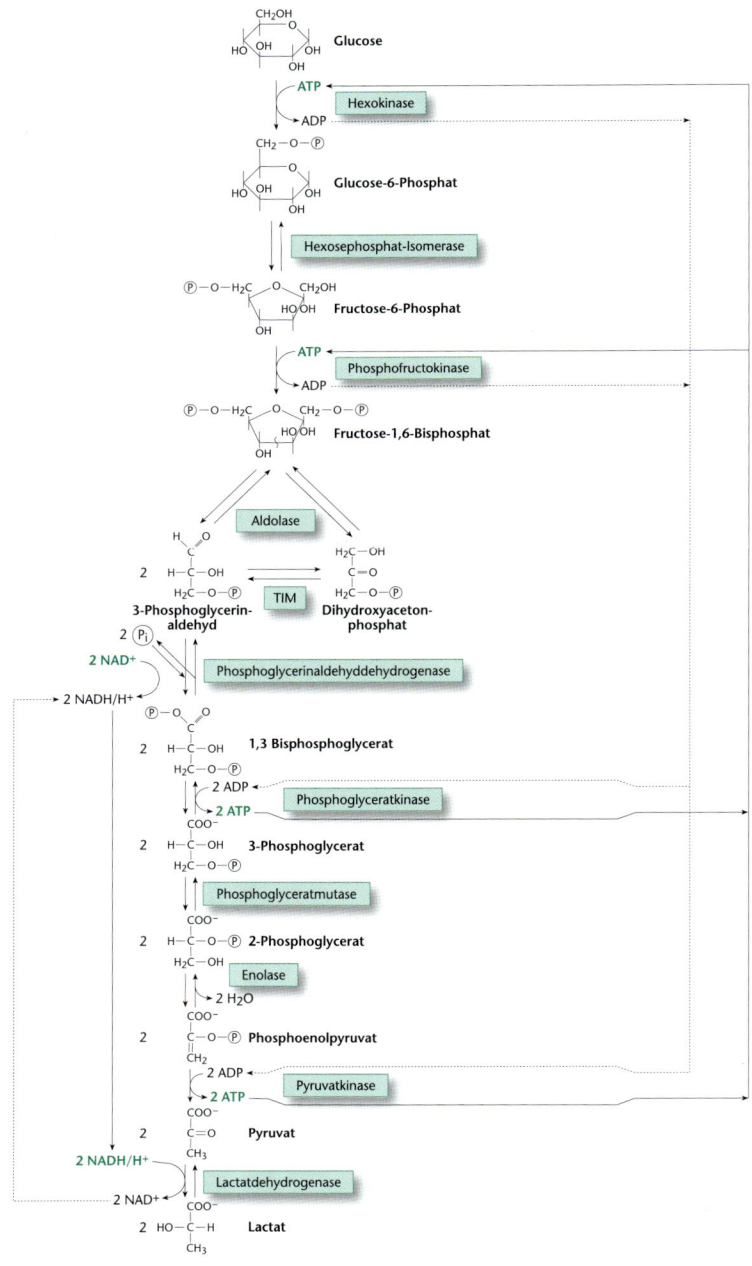

Tafel 3.2: Pentosephosphatweg (irreversibler Teil)

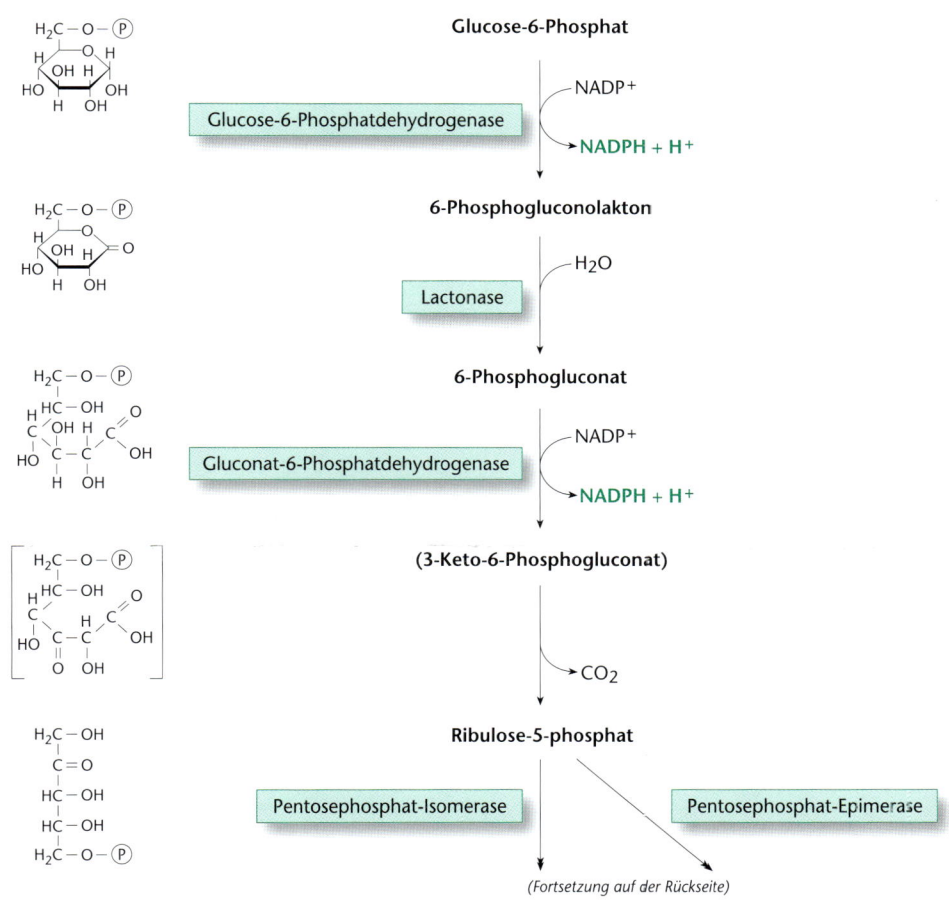

Glucose-6-Phosphat

Glucose-6-Phosphatdehydrogenase

NADP+

NADPH + H+

6-Phosphogluconolakton

Lactonase

H₂O

6-Phosphogluconat

Gluconat-6-Phosphatdehydrogenase

NADP+

NADPH + H+

(3-Keto-6-Phosphogluconat)

CO₂

Ribulose-5-phosphat

Pentosephosphat-Isomerase

Pentosephosphat-Epimerase

(Fortsetzung auf der Rückseite)

Tafel 3.2: Pentosephosphatweg (reversibler Teil)

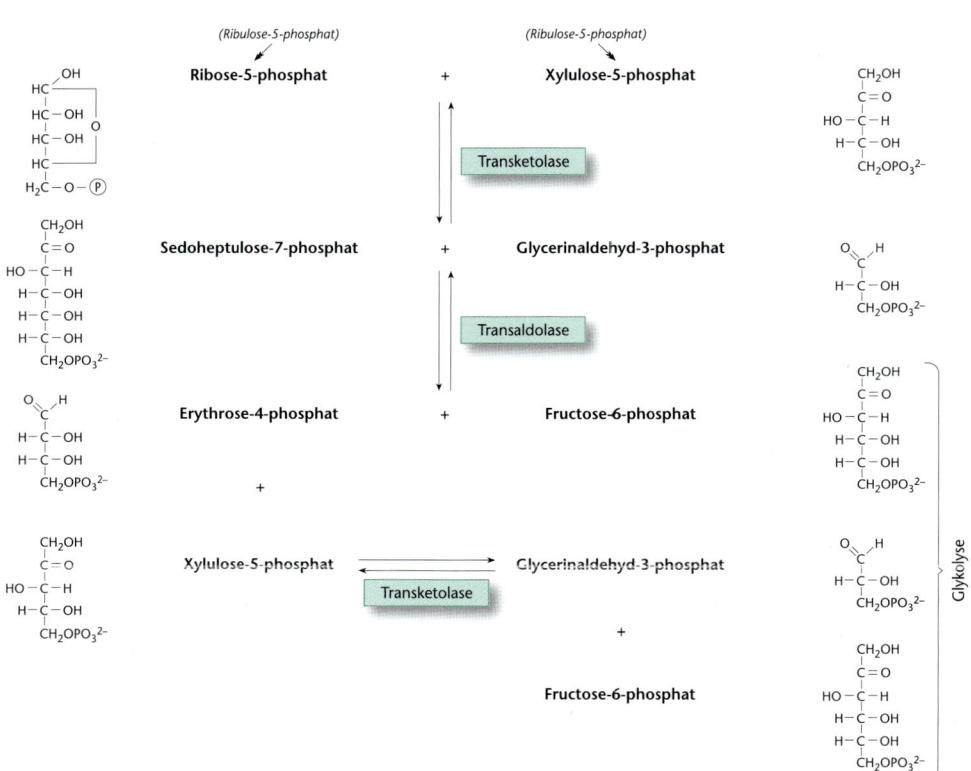

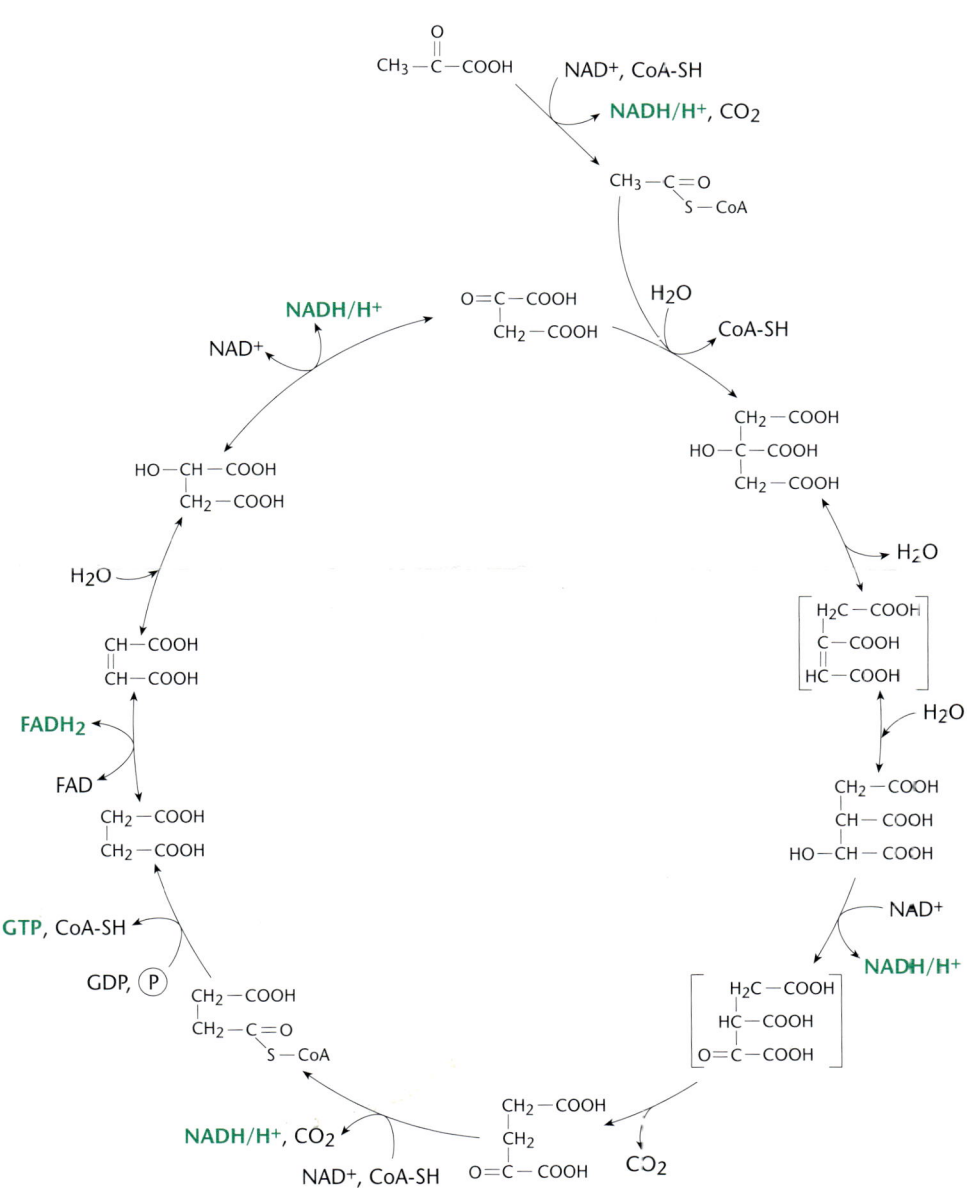

Tafel 4.1: Citratzyklus

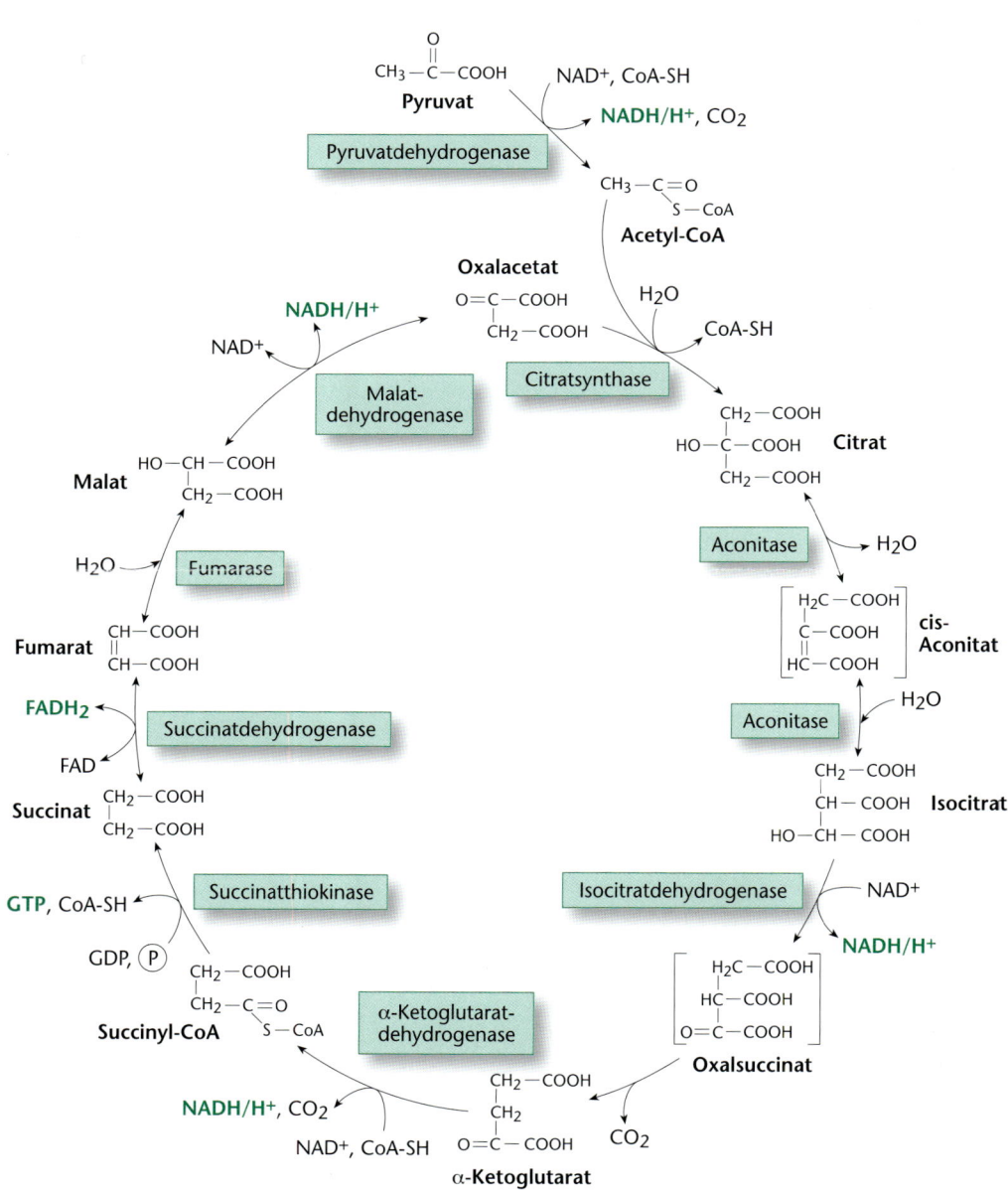